Weichteilrheumatismus und andere Schmerzsyndrome des Bewegungsapparates

Weichteilrheumatismus und andere Schmerzsyndrome des Bewegungsapparates

Diagnose – Therapie – Prävention

Von Robert P. Sheon · Roland W. Moskowitz ·
Victor M. Goldberg

Übersetzt und bearbeitet von G. Vetter

Springer-Verlag Berlin Heidelberg GmbH

Titel der amerikanischen Originalausgabe:
Soft tissue rheumatic pain: Recognition, Management, Prevention
Lea & Febiger
Philadelphia, Pennsylvania, U.S.A.

CIP-Kurztitelaufnahme der Deutschen Bibliothek
Sheon, Robert P.:
Weichteilrheumatismus und andere Schmerzsyndrome des Bewegungsapparates: Diagnose – Therapie – Prävention / von Robert P. Sheon; Roland W. Moskowitz; Victor M. Goldberg. Autoris. Übers. von G. Vetter. – Darmstadt: Steinkopff, 1983.
Einheitssacht.: Soft tissue rheumatic pain ‹dt.›

ISBN 978-3-642-85332-6 ISBN 978-3-642-85331-9 (eBook)
DOI 10.1007/978-3-642-85331-9

NE: Moskowitz, Roland W.:; Goldberg, Victor M.:

Ursprünglich erschienen bei Dr. Dietrich Steinkopff Verlag, GmbH & Co. KG, Darmstadt 1983
Softcover reprint of the hardcover 1st edition 1983

Verlagsredaktion: Juliane Weller – Herstellung: Heinz J. Schäfer

Vorwort des Übersetzers

Die Probleme des Weichteilrheumatismus und anderer Schmerzsyndrome des Bewegungsapparates sind alltäglich, und fast jeder Arzt hat damit zu tun, besonders Allgemeinmediziner, Rheumatologen, Orthopäden, Internisten, Neurologen und Psychiater – aber auch die anderen theoretischen und praktischen Fächer.

Wenn man es genau nimmt, so ist die Diagnose wegen der besonderen Vielfalt der Möglichkeiten oft recht schwierig. Es müssen viele Differentialdiagnosen erwogen werden, die unter Umständen einen erheblichen Aufwand erforderlich machen. Die sozialmedizinische Bedeutung dieser Krankheitsgruppe ist außerordentlich, und das Sozialprodukt wird durch Arbeitsausfälle dieser Art mehr geschmälert als durch Streiks und Arbeitszeitverkürzungen.

Es leidet aber auch die Lebensqualität der Betroffenen, da Hartnäckigkeit, Dauer und Rückfallfreudigkeit weichteilrheumatischer Beschwerden erheblich sind.

Führendes Symptom ist in der Regel nicht die Funktionsstörung, sondern der Schmerz – und dieser ist ein eminent subjektives Symptom. Es scheint, daß sich in unserer Zivilisation der Trend fortsetzt, daß immer mehr Menschen von immer mehr Schmerzkrankheiten betroffen werden.

Die schier unübersehbare Fülle der oft stark schillernden Schmerzbilder des Weichteilrheumatismus reicht von einer definierten, lokalisierten und sich selbst limitierenden Bursitis bis zur Fibrositis generalisata oder zur idiopathischen Schmerzkrankheit.

Die diagnostische und therapeutische Problemlösung bedarf daher auch der Klarstellung biomechanischer Fragestellungen ebenso wie der manchmal fast nur intuitiv zu erfassenden Komplexität eines neurotischen Arrangements, in dem der hilflose, leidende Mensch in seiner ganzen Schicksalhaftigkeit die Hauptrolle spielt.

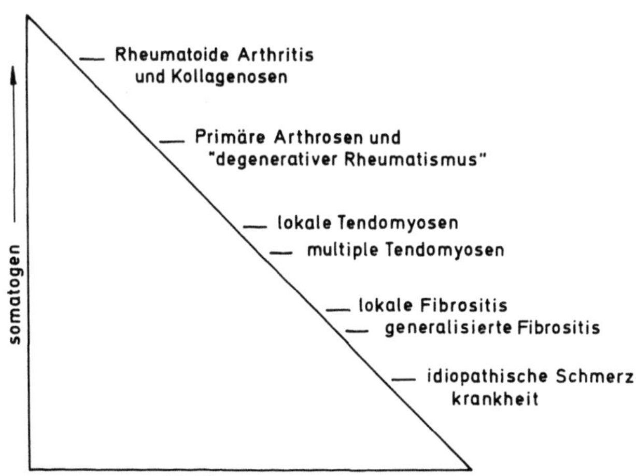

Das psychosomatische Dreieck „rheumatologischer" Krankheiten (G. Vetter, variiert nach Moll und Weintraub).

Der Bewegungsapparat ist ebenso Schauplatz von physikalischen Abläufen und Stoffwechselvorgängen wie auch von seelischer Haltung und Beweglichkeit. So wird der Weichteilrheumatismus zu einem besonderen Kapitel der Psychosomatik, und ich denke, daß das „psychosomatische Dreieck der Rheumatologie" die Sachverhalte sinnfällig vor Augen führt (Abb. 1).

Die Therapie ist mehr als anderswo eine „Behandlung". Am Therapieplan sind aber nicht nur ärztliche Therapeuten, sondern auch Arbeitsmediziner, Sportärzte, Soziologen, Psychologen und Physiotherapeuten beteiligt – und nicht selten – auch Außenseiter aller Art, Wunderheiler und Quacksalber.

Die Lektüre des Buches von Robert P. Sheon, Roland W. Moskowitz und Victor M. Goldberg hat mich deshalb gefesselt, weil es nach meiner Meinung den Autoren gelungen ist, den so komplizierten und schwierigen Sachverhalt des Weichteilrheumatismus und anderer Schmerzsyndrome des Bewegungsapparates klarzulegen, indem sie das jeweils Typische und Wesentliche einer solchen Entität auf einfache Weise herausstellen und abgrenzen, was zu einer individuellen Diagnose führen muß.

Sie geben aber auch dem Schmerzproblem im engeren und im weiteren Sinne genügend Raum, was notwendig ist, um den derzeitigen Kenntnisstand zu verbreiten, der sich ja so rasch so erheblich verbessert hat.

Andererseits bedienen sich die Therapieempfehlungen eines nüchternen Pragmatismus, der bei aller Regelhaftigkeit die pathophysiologischen Umstände des gegebenen Falles besonders berücksichtigt. Der Arzt wird darauf hingewiesen, daß er in der jeweils geeigneten Form die Verantwortlichkeit für Gesundheit und für Lebensqualität wieder an den Patienten zurückgeben muß, nachdem er ihm Wesen und Ursache seiner Störungen hinreichend dargestellt hat.

Es gibt von deutschsprachigen Autoren eine Reihe von hervorragenden Darstellungen der Gesamtproblematik und auch spezieller Kapitel des Weichteilrheumatismus. Trotzdem erscheinen mir Konzept und Darstellungsweise des vorliegenden Buches so überzeugend und zeitgemäß, daß ich es für richtig hielt, seinen Inhalt durch die Übersetzung ins Deutsche einem breiten Publikum zugängig zu machen.

Der Text wurde hier und da überarbeitet und von einigen Amerikanismen befreit. Dabei wurden die spezifischen, medizinischen, sozialen und psychologischen Gegebenheiten der Bedürfnisse und Notwendigkeiten des deutschsprachigen Kulturraumes möglichst berücksichtigt.

Bensheim-Auerbach, im September 1983 G. Vetter

Hinweise auf die deutsche Literatur zum Weichteilrheumatismus

1. Beck, D.: Psychosomatische Aspekte des „Weichteilrheumatismus" Fortbildk. Rheumatol., 1: Der Weichteilrheumatismus, 166–177. Basel, Karger (1971).
2. Fricke, R. (Hrsg.): Erkrankungen extraartikulärer Bindegewebe (colloqu. rheumat. geigy 14). München, Banaschewski (1983).
3. Hassler, R.: Limbische und diencephale Systeme der Affektivität und Psychomotorik. In: Muskel und Psyche, Symposium Wien, 3–33. Basel, Karger (1964).
4. Jung, A.: Die Tendinosenkrankheit als psychosomatisches Problem. Z. Rheumatol., **15,** 136–140 (1976).
5. Kaiser, H.: Rheuma – ein Symptom. Basel, Editiones Roche (1982).
6. Knoepfel, H.-K.: Die unorganisierte Krankheit. Jb. Psychoanal. **13,** 288–300.
7. Labhardt, F., Müller, W.: Psychosomatische Aspekte rheumatologischer, insbesondere weichteilrheumatischer Erkrankungen. Kassenarzt: 2955 (1977).
8. Mathies, H. (Hrsg.): Geschichte. Psychosomatische Probleme, Therapienebenwirkungen. (colloqu. rheumat. geigy). München, Banaschewski (1978).
9. Mathies, H. (Hrsg.): Rheumatologie C. (Handbuch der inneren Medizin Bd. 6, Teil 2). Berlin, Heidelberg, New York, Springer (1983).
10. Mathies, H. (Hrsg.): Weichteilrheumatismus (colloqu. rheumat. geigy 10). München, Banaschewski (1981).
11. Moll, W.: Der Weichteilrheumatismus oder Formenkreis der extraartikulären Rheumaerkrankungen. Sonderdruck aus: Vorträge der IV. Medicenale (1974).
12. Müller, W. et al.: Die generalisierte Tendomyopathie. Intern. Welt **7,** 268–277(1981).
13. programmed (Hrsg.): Weichteilrheumatismus. p-med 20, 5 (1980).
14. Seidel, A.: Beschwerden am Bewegungsapparat ohne ausgeprägten organischen Befund. Z. allg. Med. **51,** 1356 (1975).
15. Tschabitscher, H., Czerwenka-Wenkstetten, H.: Affekt und Muskelspannung. In: Muskel und Psyche; Symposium Wien 1963, 59–73. Basel, Karger (1964).
16. Vetter, G.: Das idiopathische Schmerzsyndrom (I.S.S.) Meth. and Find. Expl. Clin. Pharmacol. 4 (7), 525–528 (1982).
17. Vetter, G.: Das psychovegetative Syndrom der Wirbelsäule. Sonderdruck: VI. Europ-Kongreß f. Rheum. Lissabon (1967).
18. Vetter, G.: Das unspezifische Schmerzsyndrom des Bewegungsapparates (USB, „Fibrositis-Syndrom") als Problem der endogenen Schmerzmodulation. Verh. Dtsch. Ges. Rheumatol. (1981).
19. Weintraub, A.: Psychorheumatologie. Basel, Karger (1983).
20. Weintraub, A. et al.: Psychosomatische Schmerzsyndrome des Bewegungsapparates. Basel, Schwabe (1975).
21. Weintraub, A.: Vertebragene Syndrome aus psychosomatischer Sicht. Fortbildk. Rheumatol. 1: Der Weichteilrheumatismus 206–216. Basel, Karger (1971).

Inhaltsverzeichnis

Einleitung

Es ist die Absicht des Buches, praktische Anleitungen zur Erkennung und Behandlung des Weichteilrheumatismus zu geben, der sich hier meist in umschriebener Form als Tendinitis, Bursitis, Fasziitis, in Engpaßsyndromen, in Bandscheibenbeschwerden oder anderen strukturellen Veränderungen am Bewegungsapparat darstellt, aber auch Schmerzsyndrome mehr allgemeiner Art – wie das Fibrositissyndrom – einschließt. Diese Störungen haben ganz verschiedene Ursachen wie Trauma, Spasmus, Entzündung, Degeneration oder kongenitale Abnormalitäten.

Es wird eine praxisnahe Darstellung versucht. Hilfsursachen wird nachgegangen. Es werden therapeutische Standardverfahren angegeben, falls es solche gibt. Im übrigen wird auf empirische Erfahrungen zurückgegriffen, wobei die Gesichtspunkte Sicherheit und Wirksamkeit maßgebend sind. In vielen Fällen ist es nötig, den Patienten zu einer verständnisvollen Kooperation zu bewegen, und – wo immer möglich – wird versucht, die funktionelle Prognose anzugeben. Öfter sieht man sich zu einem gestuften Behandlungsprogramm genötigt, und man darf nach einem Fehlschlag nicht aufgeben. Vor allem muß immer wieder versucht werden, kausale Faktoren im Therapieprogramm zu berücksichtigen.

Die Schwierigkeit des Problems liegt oft in der unbekannten oder multikausalen Genese, und prospektive Untersuchungen werden dadurch behindert, daß oft gleichzeitig mehrere Manifestationen beim gleichen Patienten auftreten, so daß die Zahl der kausalen Variablen ins Unübersichtliche steigt. So sind über 150 schmerzhafte oder funktionsstörende „Syndrome“ beschrieben, wie z. B. die „Geldbeutelischias“ des Mannes oder die „Handtaschenkrankheit“ der Frau, da diese Attribute unserer Zivilisation manchmal recht schwergewichtig sind, zumal Damenhandtaschen nicht selten bis zu 5 kg wiegen. So reicht also die ganze Skala dieser Affektionen zu einer lokalen Überlastungserscheinung, die schließlich den fehlerhaften Zirkel Schmerz–Krampf–Schmerz einleitet. Daneben steht die Tatsache, daß auch Systemkrankheiten ähnliche Beschwerden und Erscheinungen auslösen können. Das Vertrautsein mit der topographischen Anatomie und die Erforschung aller Lebensumstände und Gewohnheiten des Patienten führen aber in der Regel doch auf den rechten Weg.

Die Bedeutung des Weichteilrheumatismus in der Gesellschaft

Funktionsstörungen des Bewegungsapparates einschließlich der Manifestation des Weichteilrheumatismus sind eine der Hauptursachen von Arbeitsunfähigkeit und Frührente. Ein Drittel der solchermaßen Invaliden ist jünger als 45 Jahre. Die Erkrankungen des Bewegungsapparates haben in dieser Hinsicht Vorrang vor den Kreislauferkrankungen, den Nervenleiden und den Neoplasien. In den letzten Jahren haben diese Krankheiten um 24 % zugenommen. 15 bis 25 % der Diagnosen der niedergelassenen Ärzte betreffen den Bewegungsapparat. Auch die Abteilung Physiotherapie der Mayo-Klinik gibt an, daß sie zu 30 % von Patienten mit

Skelett- und Muskelerkrankungen beansprucht wird. Allein diese sozialmedizinischen Tatsachen rechtfertigen einen verstärkten Kampf gegen diese ,,Rheumaleiden", und hierfür ist eine sichere Diagnostik und die Einleitung gezielter Therapiemaßnahmen unerläßlich.

Erkennung des Myofaszialschmerzes

Erkennung und Behandlung des Myofaszialschmerzes ist Kunst und Wissenschaft gleichermaßen. Der Ausdruck beinhaltet einen regionalen Muskel-Knochen-Schmerz in Verbindung mit einem Druckschmerz (*,,trigger zone"*). Dieser Druckpunkt ist ein durch Palpation abgrenzbarer, druckschmerzhafter Teil eines Muskels oder einer Faszie. Druck auf diesen Punkt löst in einem Zielgebiet *(Referenzzone)* ausstrahlende Schmerzen aus, wobei eine anatomische Verbindung bestehen kann oder auch nicht [7–9] (Tafeln I, II). Die Trigger zone kann entstehen durch ein akutes Trauma, durch wiederholte Mikrotraumen im täglichen Leben oder durch chronische Anspannung, wie sie sitzende Lebensgewohnheiten mit sich bringen. Solche myofaszialen Druckpunkte können aber auch bei entzündlichen Systemerkrankungen oder Infektionskrankheiten auftreten. Sichtbare Schwellung ist selten.

Travell [8] und Bonica [9] haben die Bedeutung dieser Störfelder betont, und sie sind der Meinung, daß die Chronifizierung häufig durch den Circulus vitiosus Schmerz–Spasmus–Schmerz entsteht.

Zur Diagnose ist eine sehr sorgfältige Schmerzanalyse notwendig, wobei unterschieden werden muß, ob der Schmerz am Tag oder in der Nacht stärker ist und welchen Charakter er hat (Brennen, Ziehen, Reißen, Taubheitsgefühl usw.). Voreingenommenheit ist einer klaren Sicht im Wege. Objektive Schwellungszustände müssen von der Sensation einer Schwellung unterschieden werden. Auch die anatomischen Gegebenheiten sind zu berücksichtigen, und es ist zu klären, ob eine artikuläre, eine periartikuläre oder mehr diffuse Schwellung vorliegt. Wenn eine Bewegungseinschränkung besteht, so muß geklärt werden, ob sie dauernd oder nur zeitweise vorhanden ist.

Von besonderer Bedeutung ist auch die Frage, ob eine lokale Überbeanspruchung vorhanden ist oder ob äußere Einwirkungen stattgefunden haben. Der Allgemeinzustand des Patienten muß berücksichtigt werden, und es ist immer wieder zu überlegen, ob es sich nicht auch um die nur spärlich vorhandenen Zeichen einer Systemkrankheit oder auch einer Arzneimittelnebenwirkung handeln kann. Nicht zuletzt muß auch dem Gesamtverhalten, der Haltung, der Bewegung und der Beweglichkeit, der Motivation und der seelischen Verfassung gebührende Berücksichtigung gewidmet werden.

Die spezielle Diagnostik wird in jedem Kapitel ihre Darstellung erfahren. Gezielte Tests reproduzieren häufig die Symptome. Der Arzt sollte beobachten, wie sich der Patient bei den Verrichtungen des täglichen Lebens verhält: beim Sitzen, beim Aufstehen, beim Gehen und beim Bücken. Er muß Feingefühl bei der Palpation anwenden, um festzustellen, ob und wo umschriebene Druckpunkte vorhanden sind und wie der Spannungszustand der Muskulatur lokal und allgemein ist. Besonders wichtig ist auch die Abklärung der Frage, ob eine Hypermobilität

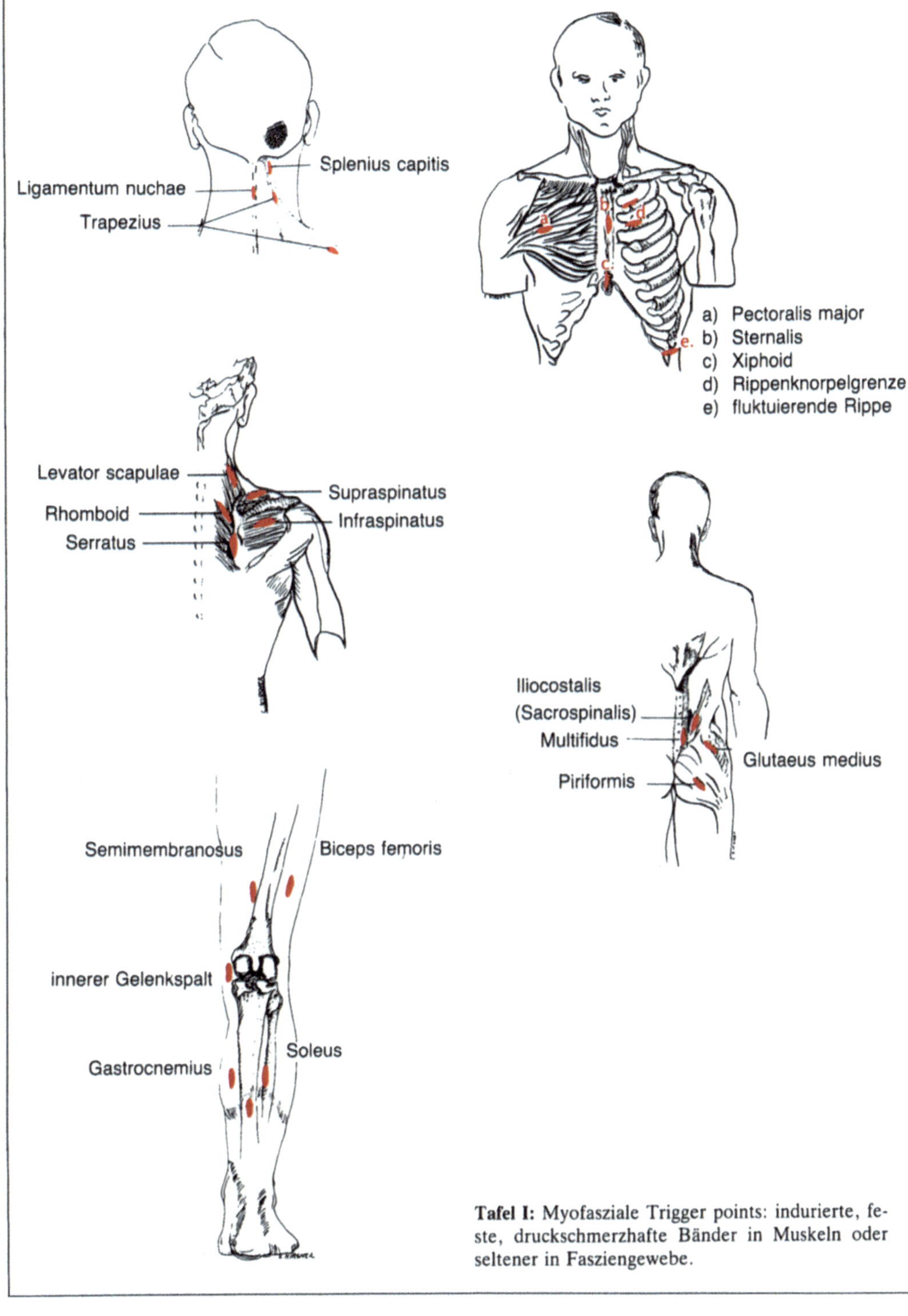

Tafel I: Myofasziale Trigger points: indurierte, feste, druckschmerzhafte Bänder in Muskeln oder seltener in Fasziengewebe.

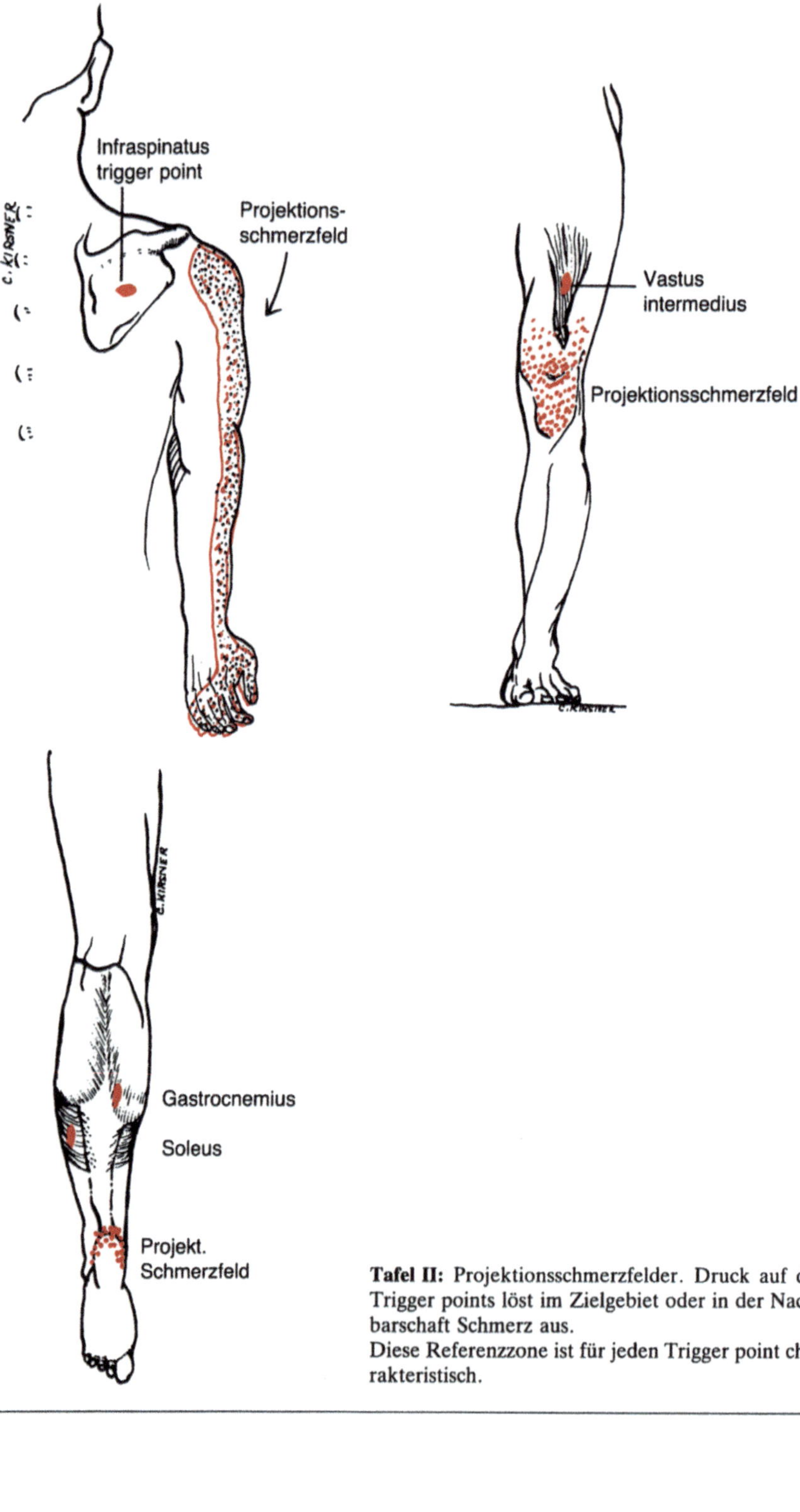

Tafel II: Projektionsschmerzfelder. Druck auf die Trigger points löst im Zielgebiet oder in der Nachbarschaft Schmerz aus.
Diese Referenzzone ist für jeden Trigger point charakteristisch.

der Gelenke besteht. Auch kleine Gelenkergüsse können mit diffiziler Technik noch gut erkannt werden.

Am Beispiel der Migräne könnte man die ganze Vielfältigkeit des myofaszialen Schmerzes darstellen. Hier wie dort ist eine sorgfältige Anamnese, eine Beurteilung von Lokalisation, Qualität und Dauer der Schmerzen notwendig; es muß nach Begleitsymptomen und Allgemeinerscheinungen gefragt werden und auch danach, was die Beschwerden verschlimmert oder bessert. So läßt sich eine mehr oder weniger spezifische Behandlung finden, die dann auch effektiv ist. Die erfolgreiche Einwirkung auf das Schmerzsyndrom ist oft auch ein gutes diagnostisches Kriterium.

Hilfreiche Hinweise.

1. Die feinfühlige Hand des Untersuchers verschafft oft brauchbarere Informationen als Röntgenbilder.
2. Arthrotische Veränderungen auf Röntgenfilmen stehen häufig nicht mit dem Schmerzsyndrom im Ursachenzusammenhang.
3. Lokalisierte Knochen-Muskel-Schmerzen können eine andere Krankheit überlagern oder von ihr überlagert sein.
4. Wenn eine Morgensteife nicht in der Hauptsache Hände und Füße betrifft, so ist die Diagnose einer rheumatoiden Arthritis unwahrscheinlich.
5. Wenn der Schmerz so schwer ist, daß die Gliedmaßen nicht berührt werden können („Touch-me-not-Syndrom") und wenn spastische Zustände in der Muskulatur nicht nachgewiesen werden, so liegt fast regelmäßig eine psychogene Ursache vor.
6. Schmerzen, die ein Körperviertel betreffen (Quadranten-Syndrom), sind selten psychogener Natur.
7. Die Gebärden des Patienten beim Hinsetzen, Aufstehen, Gehen und beim Vorwärtsbeugen erlauben oft auf Blick eine Entscheidung, welche basalen Strukturen alteriert sind. Auch Überbelastungserscheinungen können so erkannt werden (Abb. 1).
8. Medikamente sind der am wenigsten wichtige Teil des Behandlungsplanes. Ausgleichsgymnastik, Vermeidung von Fehl- und Überbelastung bringen oft mehr nachhaltige Hilfe als Pillen.

Sechs Grundsätze für die Behandlung von myofaszialen Schmerzen

Schon bei dem ersten Besuch des Patienten können häufig sechs Punkte für den Behandlungsplan aufgestellt werden, oft sogar bevor Röntgen- oder Laborbefunde vorliegen:

1. Schließe eine Systemerkrankung aus.
2. Erkenne und eliminiere verschlimmernde Einwirkungen.
3. Erkläre dem Patienten sein Problem.
4. Erkläre ihm Selbsthilfeübungen durch geeignete Instruktionen.
5. Stille seine Schmerzen.
6. Gib ihm Auskunft über den mutmaßlichen Verlauf.

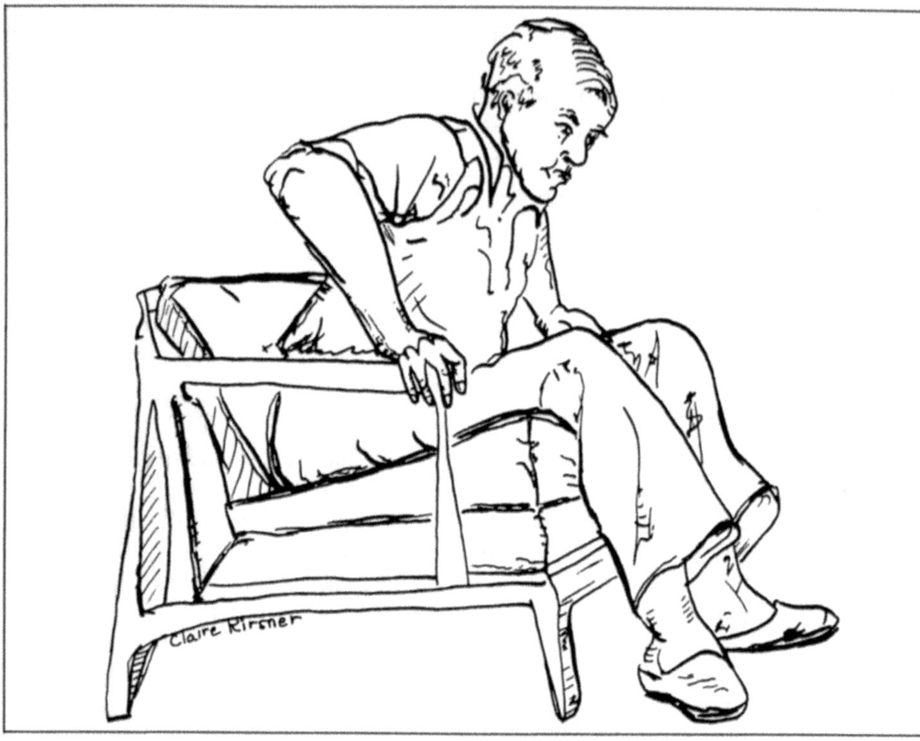

Abb. 1. Ein Patient steht vom Sessel auf und macht folgende Fehler: Er stützt sich mit den Händen von der Lehne ab, wodurch er den M. quadriceps schwächt und den Karpaltunnel belastet. Der Sessel ist zu niedrig und übermäßig gepolstert, der Nacken ist ohne Unterstützung. Hausschuhe begünstigen die Metatarsalgie.

Differentialdiagnose Systemkrankheit

Schaffe Dir und dem Patienten Gewißheit, daß eine ernste Systemkrankheit nicht vorliegt. Es müssen u. a. ausgeschlossen werden: Bindegewebskrankheiten (Kollagenosen), Diabetes mellitus, Schilddrüsenfunktionsstörungen, Neoplasien und Medikamentennebenwirkungen. Die Behandlung kann schon begonnen werden, noch bevor diese Fragen erschöpfend geklärt sind. Röntgenbilder bringen häufig nur wenig Informationen; sie können zurückgestellt werden, bis Erfolg oder Mißerfolg des Behandlungsprogrammes bewertet werden können. Teure, zeitraubende oder gefährliche Verfahren wie Angiographien u. ä. sollten erst dann in Betracht gezogen werden, wenn sie klinisch gerechtfertigt sind. Es sind Verfahren der II. Wahl. Diagnostische Maßnahmen der I. Wahl sind Routinetests im Labor, so Blutstatus, Blutsenkung, Urinuntersuchung und ein kleines Standardprogramm von Serumanalysen. Röntgenbilder aus Fremdinstituten können herangezogen werden, wenn sie erst kürzlich angefertigt wurden.

Literatur zur Einleitung

1. Hench, P. K.: Nonarticular rheumatism. In: Rheumatic Diseases. Diagnosis and Management. Edited by W. A. Katz. Philadelphia, J. B. Lippincott (1977).
2. Cailliet, R.: Soft Tissue Pain and Disability. Philadelphia, F. A. Davis (1977).

3. Reynolds, M. D.: Prevalence of rheumatic diseases as causes of disability and complaints by ambulatory patients. Arthritis Rheum. **21,** 377–382 (1978).
4. Department of Health, Education and Welfare, Pub. No. (NIH) 78–318, 70–73 (Tables 1, 2) (1977).
5. Lipscomb, P. R.: Foreword. In: Musculoskeletal Disorders. Edited by R. D. D'Ambrosia. Philadelphia, J. B. Lippincott (1977).
6. Stonnington, H. H.: Tension myalgia. Mayo Clin. Proc. **52,** 750 (1977).
7. Edeiken, J., C. C. Wolferth: Persistent pain in the shoulder region following myocardial infarction. Am. J. Med. Sci. **191,** 201–210 (1936).
8. Travell, J., S. H. Rinzler: The myofascial genesis of pain. Postgrad Med. **11,** 425–434 (1952).
9. Bonica, J. J.: Management of myofascial pain syndromes in general practice. JAMA **164,** 732–738 (1957).
10. D'Ambrosia, R. D. (ed.): Musculoskeletal Disorders. Philadelphia, J. B. Lippincott (1977).
11. Fowler, W. M., R. G. Taylor: Differential diagnosis of muscle diseases. In: Musculoskeletal Disorders. Edited by R. D. D'Ambrosia. Philadelphia, J. B. Lippincott (1977).
12. Kendall, H. O., F. P. Kendall, D. A. Boynton: Posture and Pain. Huntington, N. Y., Robert E. Krieger (1970).
13. Sheon, R. P.: Regional soft tissue pain syndromes. Postgrad Med. **68,** 143–157 (1980).
14. Saper, J. R.: Migraine I; classification and pathogenesis. JAMA **239,** 2380–2383 (1978).
15. Kirsner, A. B., R. P. Sheon: Regional rheumatic syndrome (including bursitis, tenosynovitis, tendinitis and ganglia). Primer on the Rheumatic Disease, Eighth Ed. in press.
16. Raskin, N. H., S. Prusiner: Carotidynia. Neurology **27,** 43–46 (1977).
17. Gomersall, J. D., A. Stuart: Amitriptyline in migraine prophylaxis. J. Neurol. Neurosurg. Psychiatry **36,** 684–690 (1973).
18. Halpern, L. M.: Analgesic drugs in the management of pain. Arch. Surg. **112,** 861–869 (1977).
19. Duthie, A. M.: The use of phenothiazines and tricyclic antidepressants in the treatment of intractable pain. S. Afr. Med. J. **51,** 246–247 (1977).
20. Beaumont, G.: The use of psychotropic drugs in other painful conditions. J. Int. Med. Res. **4** [Suppl. (2)] 56–57 (1976).
21. DeJong, R. H.: Central pain mechanisms. JAMA **239,** 2784 (1978).
22. Clark, D. D., J. H. Ricker, M. S. MacCollum: The efficacy of local steroid injection in the treatment of stenosing tenovaginitis. Plast. Reconstr. Surg. **51,** 179–180 (1973).
23. Phalen, G. S.: Soft tissue affections of the hand and wrist. Hosp. Med. **7,** 45–59 (1971).
24. Moskowitz, R. W.: Clinical Rheumatology. Philadelphia, Lea & Febiger (1975).

1 Kopf und Nacken

Schmerzen im Bereich des Kopfes oder des Nackens sind häufig, sie können verschiedene Strukturen betreffen und verschiedene Ursachen haben. Nicht selten liegen auch Kombinationen mehrerer Schmerzbilder vor. Deshalb ist eine sorgfältige Untersuchung mit Identifikation der Trigger points notwendig. Aus der Wirkung der dann durchzuführenden gezielten Injektionen ergeben sich unter Umständen weitere differentialdiagnostische Schlüsse.

Die Dysfunktion des Kiefergelenkes

Schmerzzustände im Kiefergelenkbereich sind häufig funktioneller Natur und werden durch Spannung bei Streß oder Angst ausgelöst [1, 2]. Seltener liegen dem Beschwerdebild organische Ursachen wie Subluxation, Trauma, systemische Entzündung, Infektion oder Neoplasie zugrunde [3, 4]. Bemerkenswert ist die häufig negative Korrelation einer Mitbeteiligung der Kiefergelenke bei der primären Arthrosekrankheit, und auffällig ist auch, daß die Kiefergelenkarthrose in der Regel nicht mit Bißabnormalitäten parallelgeht [2]. Die Schmerzen können in den Unterkiefer, aber auch in Ohr und Nacken ausstrahlen.

Betroffen sind vor allem junge Frauen mittleren Lebensalters [2, 7]. Gelenkknirschen oder Krachen, dysharmonische Kieferbewegungen und Einschränkungen der Beweglichkeit können das Beschwerdebild begleiten. Manchmal wird auch Druckgefühl im Ohr oder Ohrensausen wahrgenommen, häufig sind auch Zähneknirschen und Krampfbiß, nicht selten während des Schlafes.

Die Beschwerden verschlimmern sich oft beim Kauen und beim Gähnen, manchmal sogar auch beim Sprechen.

Die Betroffenen leiden zehnmal häufiger an Migräne als die Durchschnittsbevölkerung [2].

Die physikalische Untersuchung besteht in der Beobachtung des Bewegungsablaufes und der Palpation der Kiefergelenke während der Funktion. Auch die Untersuchung des M. pterygoideus ist nötig, der etwa zwischen letztem Mahlzahn und Gaumenbogen getastet werden kann. Da die Untersuchung manchmal sehr schmerzhaft ist, muß man den Patienten bitten, nicht reflektorisch zuzubeißen (Abb. 1.1).

Ätiologie. Bei der Ursachenforschung müssen vor allem Okklusionsstörungen berücksichtigt werden, die ihrerseits zu seitendifferenten Spannungen im Masseter führen können [4]. Meist sind ältere Menschen betroffen [2]. Das Costen-Syndrom besteht in Kiefergelenksschmerz mit Bewegungsbehinderung, in Hörverlust und Kopfschmerzen [8]. Seine Eigenständigkeit ist im Lichte der hier vorgetragenen modernen Auffassungen nicht mehr gerechtfertigt, so daß auf diesen Begriff verzichtet werden kann. Nerven der Kieferregion können auch nach zahnärztlichen Eingriffen, nach chiropraktischen Manipulationen, aber auch durch Muskelermüdung und durch Krampf hervorgerufen werden.

Wie gesagt, lassen sich bei solchen Patienten oft seelische Konfliktsituationen nachweisen, doch zeitigt Psychotherapie alleine meist nur unbefriedigende Ergebnisse.

Die Röntgenbefunde, die in arthrotischen Veränderungen oder Erosionen bestehen können, korrelieren oft nicht mit den klinischen Symptomen [6], und im Langzeitverlauf können bei geeigneter Behandlung klinische und radiologische Befunde Besserung erfahren, und die Prognose der Kiefergelenkveränderungen ist in der Regel abhängig vom Verlauf der myofaszialen Störung.

Die Differentialdiagnostik verlangt eine ausführliche internistische und rheumatologische Gesamtuntersuchung, da auch bei solch lokalisierten Beschwerden an Systemkrankheiten gedacht werden muß.

Bei Aufstellung des Behandlungsplanes haben Zahnarzt und gegebenenfalls Kieferorthopäde mitzuwirken, da nicht selten spezielle Hilfsmittel wie eine Kunst-

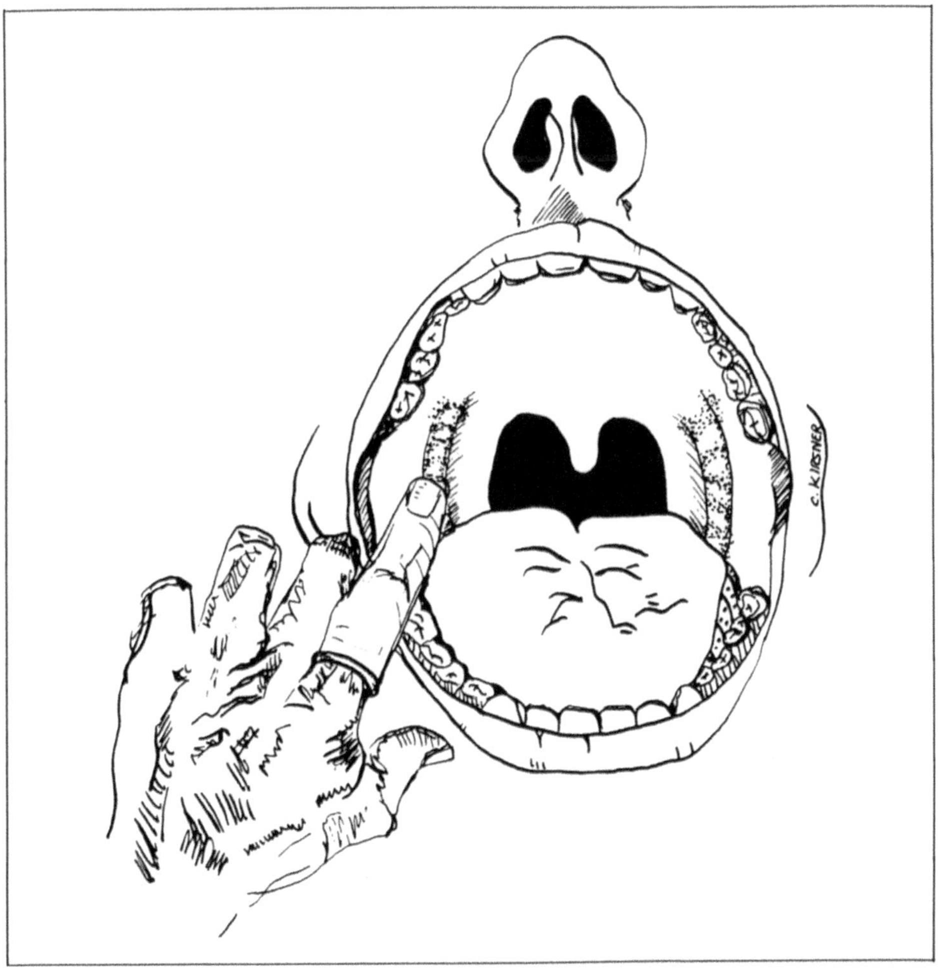

Abb. 1.1. Der mit Gummischutz versehene Zeigefinger betastet den M. pterygoideus medialis im Bereich des vorderen Gaumenbogens. Ein Seitenvergleich ist nötig, um das Schmerzfeld zu identifizieren.

stoffbeißplatte notwendig werden (Abb. 1.2) [2, 5, 7, 12]. Es muß geprüft werden, ob falsche Haltungs- oder Schlafgewohnheiten muskuläre Verspannungen im Nackenbereich auslösen können, die dann abgestellt werden müssen.

Behandlung. Wichtig ist das isometrische Kiefertraining: Der Patient öffnet den Mund etwa um 3 cm und stützt das Kinn auf seine Faust. Jetzt drückt er den Unterkiefer gegen die fest gestellte Faust, so daß keine Bewegung eintritt. Diese Übung dauert jeweils zehn Sekunden und wird etwa sechs Mal wiederholt. Dann wird in ähnlicher Weise die Faust an jeder Seite an das Kinn angelegt und sinngemäß wieder gegen die unbeweglich stehende Faust für zehn Sekunden gedrückt.

Verlauf. In den ersten Wochen kann für die Nacht jeweils ein Entspannungsmittel verordnet werden.

Im allgemeinen kommt man mit diesen Maßnahmen zu befriedigenden Ergebnissen. In hartnäckigen Fällen empfiehlt sich eine gezielte Injektion eines Kortikosteroid-Procain-Gemisches in das Kiefergelenk (Abb. 1.3), was oft zu einer raschen Schmerzlinderung führt; während vom Bio-feed-back-Training günstige Einflüsse nicht beobachtet werden konnten [13], kann eine geeignete Psychotherapie von großem Nutzen sein. Trizyklische Antidepressiva bringen oftmals nachhal-

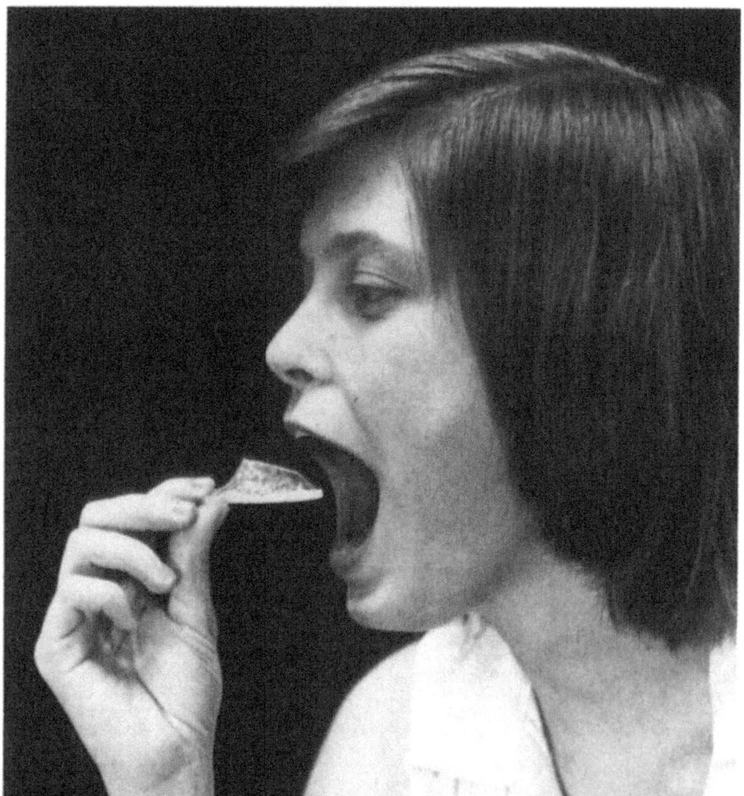

Abb. 1.2. Eine Kunststoffplatte wird gebraucht, um den Krampfbiß zu vermeiden und die Kaumuskeln zu entlasten.

tige Besserung, doch müssen alle Maßnahmen in einem sinnvollen Verbund ablaufen.

Im Falle der Mitbeteiligung des Kiefergelenkes an einer systemischen Gelenkkrankheit können vereinzelt gezielte Injektionen durchgeführt werden. Besser als die Verordnung einer Kunststoffbeißplatte ist hier der Gebrauch von Korkstücken in Größen bis zu 5 cm Durchmesser. Sie werden mehrmals täglich zwischen die Frontzähne eingesetzt, wobei nach und nach zu größeren Kalibern übergegangen werden kann. Man erreicht in der Regel innerhalb von zehn Tagen eine Funktionsverbesserung und ein Nachlassen der Schmerzen.

Behandlung der schmerzhaften Kieferfunktionsstörungen

1. Infektionen und Entzündungen müssen ausgeschlossen werden.
2. Man muß nach Hilfsursachen suchen, so z. B. nach Spasmen oder Ermüdung der Muskulatur, Okklusionsstörungen, Angst oder Streß.
3. Nächtliches Krampfbeißen muß durch kieferorthopädische Maßnahmen verhindert werden.
4. Zahnärztliche Mitwirkung ist anzuraten.
5. Isometrisches Training der Kaumuskulatur sollte betrieben werden.
6. Wenn nötig, sollten zur Nacht Muskelrelaxantien, Sedativa oder trizyklische Antidepressiva verabreicht werden. Bei hartnäckigen Beschwerden Injektion eines Kortikoid-Procain-Gemisches in das Kiefergelenk.

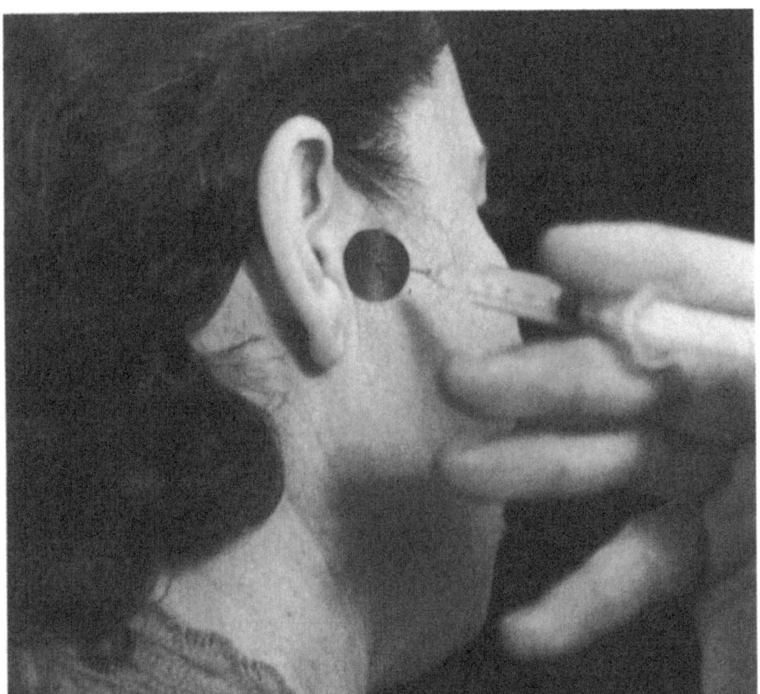

Abb. 1.3. Die Injektion des Kiefergelenkes geschieht bei geöffnetem Mund mit kleiner Nadel und 1 ml Flüssigkeit.

Gefäßbedingte Nacken- und Gesichtsschmerzen
Karotidynie

Junge und mittelalte Männer und Frauen, die eine persönliche oder familiäre Migränebelastung angeben, klagen häufig über andauernde oder intermittierende Schmerzen über einem Kiefergelenk mit Ausstrahlung entlang des Unterkiefers oder zu einem Ohr. Dieser Schmerz wird entweder als andauernd dumpf oder intermittierend klopfend empfunden. Diese Patienten waren oft in ergebnisloser Behandlung beim Zahn- oder HNO-Arzt. Ein Spannungskopfschmerz kann gleichzeitig bestehen. Sehstörungen liegen nicht vor. Die Kaubewegung ist normal. Die physikalische Untersuchung zeigt eine Empfindlichkeit und manchmal auch eine tastbare Schwellung der Arteria carotis externa [15]. Ein leichter Druck auf diesen Bereich reproduziert oder intensiviert den Nacken- und Gesichtsschmerz (Abb. 1.4). Untersuchung und Vergleich der Karotiden beider Seiten bestätigt dann die einseitige Schwellung oder Empfindlichkeit des betroffenen Gefäßes. Es existieren sehr häufig auch Trigger points im Bereich des M. trapezius und der hinteren Nackenmuskulatur. Oft sind Schläfenmuskeln und Masseter diffus druckempfindlich [14–17].

Ätiologie. Früher vermutete man einen überlangen Processus stylomastoideus als Ursache dieses Schmerzsyndroms. Heute ist man der Meinung, daß die Karotidynie ein Migräneäquivalent darstellt [15–17]. Dies wird auch dadurch wahrscheinlich, daß Medikamente, die in der Therapie oder Prophylaxe der Migräne verwendet werden, auch bei diesem Schmerzsyndrom Wirkung zeigen.

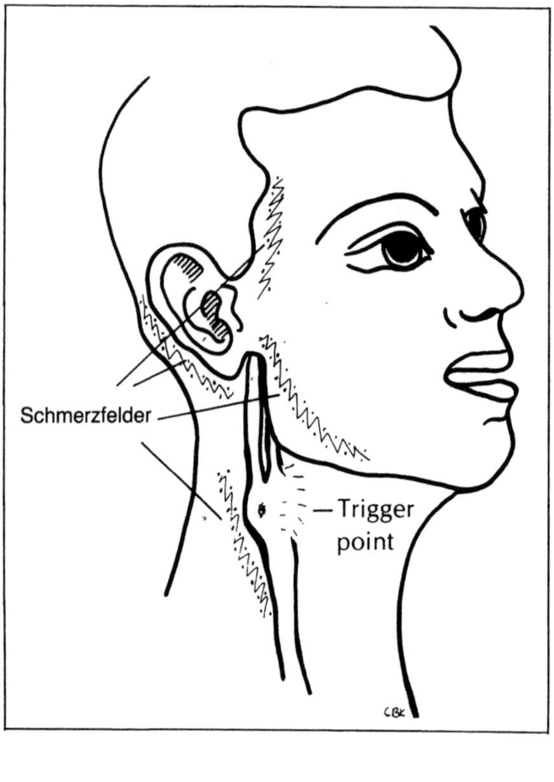

Abb. 1.4. Der Trigger point der Arteria carotis liegt dicht unterhalb der Bifurkation. Die Projektionsfelder sind entsprechend markiert.

Labor- und Röntgenuntersuchungen. Von diesen Methoden ist keine Einsicht zu erwarten. Auch die Blutsenkungsreaktion ist normal und spricht somit gegen eine Polymyalgia rheumatica oder eine andere Arteriitis. Der röntgenologische Nachweis von degenerativen Veränderungen an der Halswirbelsäule steht in keiner Ursachenbeziehung zu dem Schmerz und muß als Zufallsbefund angesehen werden.

Differentialdiagnose. Immer muß an entzündliche oder infektiöse Veränderungen in der Mundhöhle oder im Rachen, auch an Neoplasien oder Tumoren der

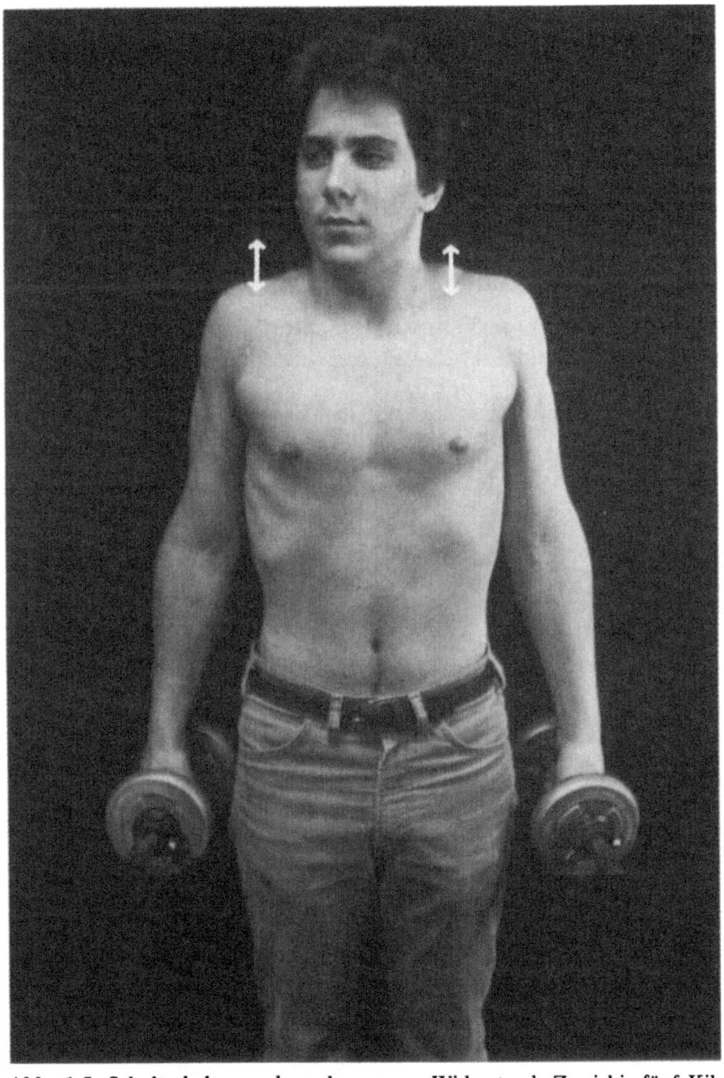

Abb. 1.5. Schulterheben und -senken gegen Widerstand. Zwei bis fünf Kilogramm werden auf die Schulter gelegt oder in der Hand gehalten. Die Schulter wird auf- und abwärts geführt oder vorwärts und rückwärts rotiert. Die Bewegungen geschehen langsam und werden eine bis zwei Minuten lang durchgeführt.

Gefäßwände, aber auch an das Kiefergelenk-Dysfunktionssyndrom gedacht werden [18].

Behandlung. Von besonderer Wichtigkeit ist auch hier die volle Information des Patienten und seine aktive Einbeziehung in den Therapieplan. Er kann durch Überstreckung der HWS die Beschwerden auslösen oder verschlimmern. Nicht selten lassen sich auch Druckpunkte im Trapezius und an den hinteren Halsmuskeln feststellen. In diesen Fällen bringen gezielte Injektionen rasche Besserung. Ein aktives Übungsprogramm mit Schulterrollen und Kräftigung der Nackenmuskulatur wird eingeleitet (Abb. 1.5 und 1.6). In hartnäckigen Fällen können Antidepressiva hilfreich sein, und nicht selten sind Migränemittel auch bei diesem Schmerzsyndrom wirksam [15, 16].

Verlauf und weitere Empfehlungen. Meist gelingt es mit den geschilderten Maßnahmen, das Beschwerdebild zu beherrschen, die Therapie muß aber für etwa drei Monate fortgesetzt werden. Die Bewegungsübungen sollen zweimal täglich über mehrere Monate betrieben werden. Übungen in Bauchlage können sich ungünstig auswirken, weil die Überstreckung der Halswirbelsäule die Beschwerden begünstigt.

Zervikale Fibrositis (Zervikalsyndrom)

Chronischer Schmerz der Nackenmuskeln verschlechtert sich beim Sitzen oder während des morgendlichen Aufstehens. Die Beschwerden bessern sich mit der

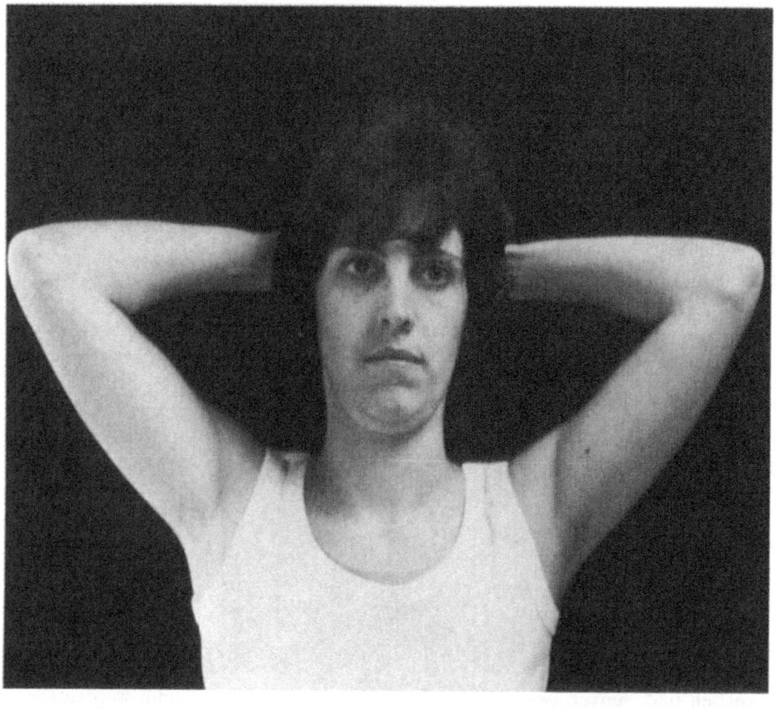

Abb. 1.6. Übungen zur Kräftigung der Nackenmuskulatur: Ein isometrischer Effekt kommt zustande, wenn der Patient mit dem Rücken zur Wand sitzt oder steht und den Kopf zunehmend stärker in die gefalteten Hände drückt, die ihrerseits passiven Widerstand leisten.

Bewegung, sie können als isoliertes Syndrom auftreten oder auch als Teil einer mehr generalisierten Fibrositis (20). Typisch ist die Verschlimmerung des Schmerzes nach der Ruhe. Häufig besteht ein Spannungskopfschmerz; Taubheitsgefühl, Schwäche, Flimmern vor den Augen werden nicht berichtet. Die aktive Beweglichkeit kann eingeschränkt sein, die passive ist aber frei. Der neurologische Befund ist normal, Druckpunkte werden im Trapezius und in den Nackenmuskeln gefunden. Manchmal ist auch das lig. nuchae druckdolent und bewegungsempfindlich [21] (Abb. 1.7). Das Zervikalsyndrom kann auch posttraumatisch auftreten, dann kommt es häufig zu akuten Exazerbationen, bevor sich ein mehr chronisches Schmerzsyndrom entwickelt [22].

Labor- und Röntgenuntersuchungen. Eine sorgfältige Röntgenuntersuchung der HWS ist notwendig, wobei die Untersuchung in drei Ebenen und sowohl in Flexion als auch in Extension durchgeführt werden muß. Die Atlas-Dens-Beziehungen kommen am besten auf der Zielaufnahme durch den geöffneten Mund zur Darstellung. Muskelspasmen heben die physiologische Lordose auf. Skelettveränderungen wie Neoplasien und Osteoporose, Ostitis deformans können ausgeschlossen werden. Degenerative Veränderungen sind altersabhängig, meistens ohne Ursachenbeziehung zum Schmerzbild.

Differentialdiagnose. Schmerz und Nackensteife, die nach Ruhigstellung auftreten und durch Bewegung gebessert werden, haben selten eine ernste Ursache. Eine differentialdiagnostische Abgrenzung ist aber notwendig gegenüber dem Kieferge-

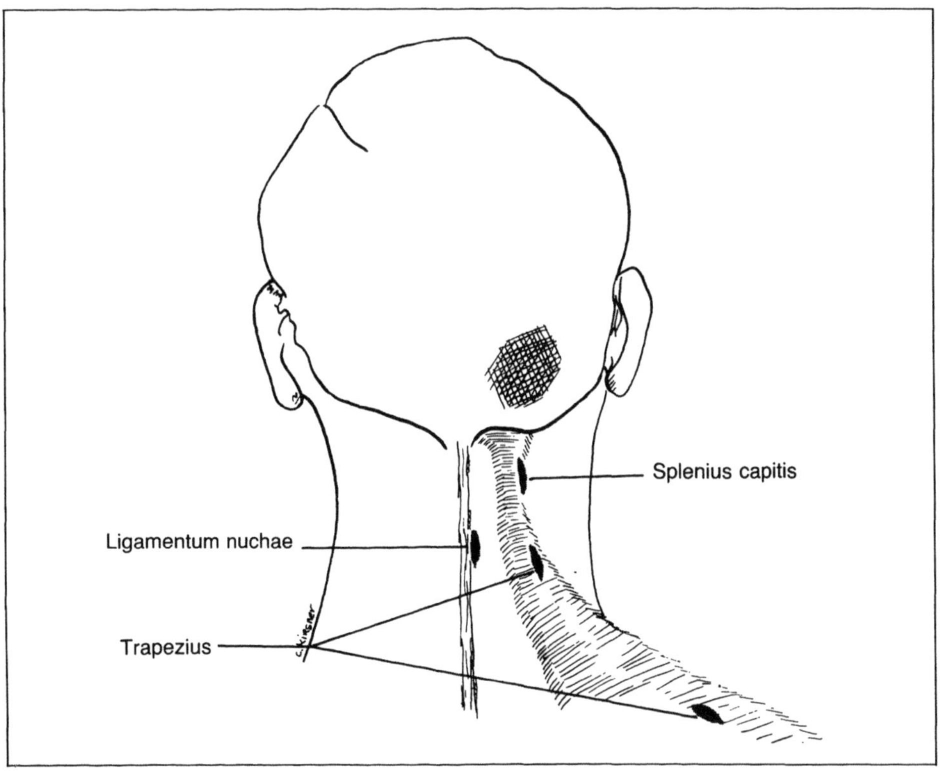

Abb. 1.7. Myofasziale Trigger points in der Nackenregion.

lenksyndrom, Zwerchfell- oder Hiatushernien, Herz- und Kreislauferkrankungen sowie organischen, neurologischen Störungen [22]. Der psychogene Nackenschmerz pflegt episodisch aufzutreten und erfährt durch Bewegung keine Besserung. Es besteht keine Verhältnismäßigkeit zu den klinischen Befunden, und Druckschmerz wird auch außerhalb der typischen Trigger points angegeben. In solchen Fällen muß auch die Psychotherapie zur Lösung von häufig anzutreffenden Lebensproblemen angeboten werden. Eine ausgeprägte Schwäche der Nackenmuskulatur, verbunden mit rascher Ermüdung, legt den Verdacht auf eine Hypothyreoidose oder eine Polymyositis nahe [23].

Behandlung. Längerdauernde Ruhigstellung der Wirbelsäule, insbesondere auch bei beruflichen Aktivitäten, sollte vermieden werden, und alle 30 Minuten sollte der Kopf in allen Ebenen bewegt werden. Besonderer Beachtung bedürfen die Schlafgewohnheiten (siehe auch Abb. 7.7 und [24]). Die Infiltration der Trigger points im Trapezius (Abb. 1.8) und in der Nackenmuskulatur (Abb. 1.9) mit einer Steroid-Procain-Kombination kann schon beim ersten Besuch des Patienten durchgeführt werden [20].

Bewegungsübungen mit Mobilisierung des Trapezius und Streckung der Nakkenmuskeln helfen mit, Rückfälle zu verhüten [25]. Schulterrollen bei Belastung

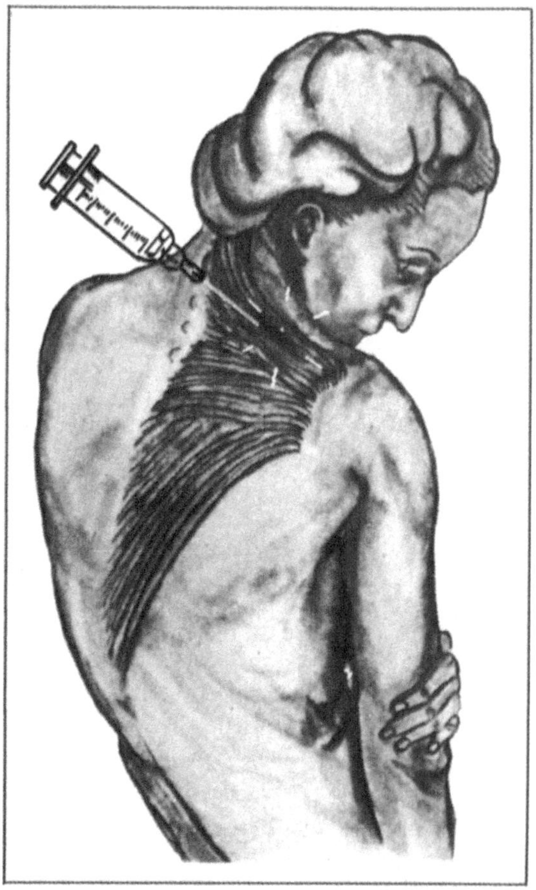

Abb. 1.8. Injektion eines Trigger points im Trapeziusrand.

mit 5 bis 10 Pfundgewichten in den Händen kräftigen die Schultermuskulatur, die Auf- und Abwärtsbewegungen erfolgen langsam und werden mehrfach im Abstand von 1 bis 2 Minuten wiederholt (Abb. 1.5). Kräftigung der Nackenmuskulatur ist nach eigenen Erfahrungen von besonderem Nutzen. Der Patient steht mit dem Rücken zur Wand und hat die Hände hinter dem Kopf gefaltet. Er nimmt dann seinen Kopf kraftvoll zurück, so als ob er Hände und Wand durchbrechen wolle (Abb. 1.6). Dieses isometrische Muskeltraining wird 60 s lang, mindestens zweimal täglich, durchgeführt. Von besonderem Nutzen kann auch eine Extensionsbehandlung, etwa in der Glissonschlinge, sein (Abb. 1.10). Voraussetzung ist ein Röntgenbild der Halswirbelsäule, das keine Gegenindikation bietet. 5 kg Belastung versuchen eine sichtbare Distraktion der Wirbelkörper. 15 kg Belastung können die Wirbelkörper destrahieren und darüber hinaus Adhäsionen zwischen den Duralblättern lösen [22]. Solche Extensionen sollten zweimal täglich für 5 bis 10 Min. durchgeführt werden. Man beginnt mit 4 bis 7 kg und steigert die Belastung allmählich, bis Besserung eintritt. Extensionen bis zu 10 kg Belastung

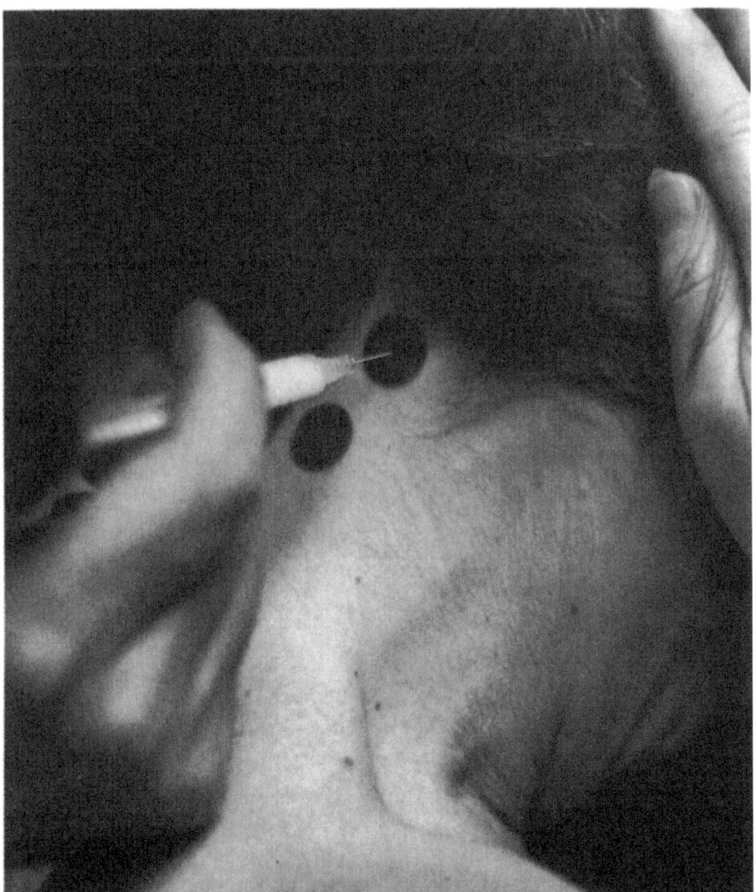

Abb. 1.9. Einspritzung eines zervikalen Druckpunktes im Bereich einer Muskelinsertion.

werden gewöhnlich gut vertragen. An die Extension schließt sich ein Übungsprogramm für die Nackenmuskeln an.

Verlauf und weitere Ratschläge. Bei den genannten Maßnahmen pflegt sich innerhalb von 1 bis 2 Wochen eine Besserung einzustellen. In hartnäckigen Fällen müssen die Behandlungen aber fortgesetzt werden. Überwachung durch einen Physiotherapeuten ist wünschenswert. Bei sich hinschleppenden Fällen sollte auch hier ein trizyklisches Antidepressivum vor allem zur Nacht gegeben werden. Auch das entspannende Biofeedback hat Befürworter gefunden [13] (siehe Kap. 13).

Einklemmung der 5. Zervikalnervenwurzel

Kompressionen der unteren zervikalen Nervenwurzeln können zu Schmerzen in der Schultergegend und zu Bewegungseinschränkungen führen. Ein dumpfes Schmerzgefühl über der Schulter, zunächst intermittierend, später andauernd,

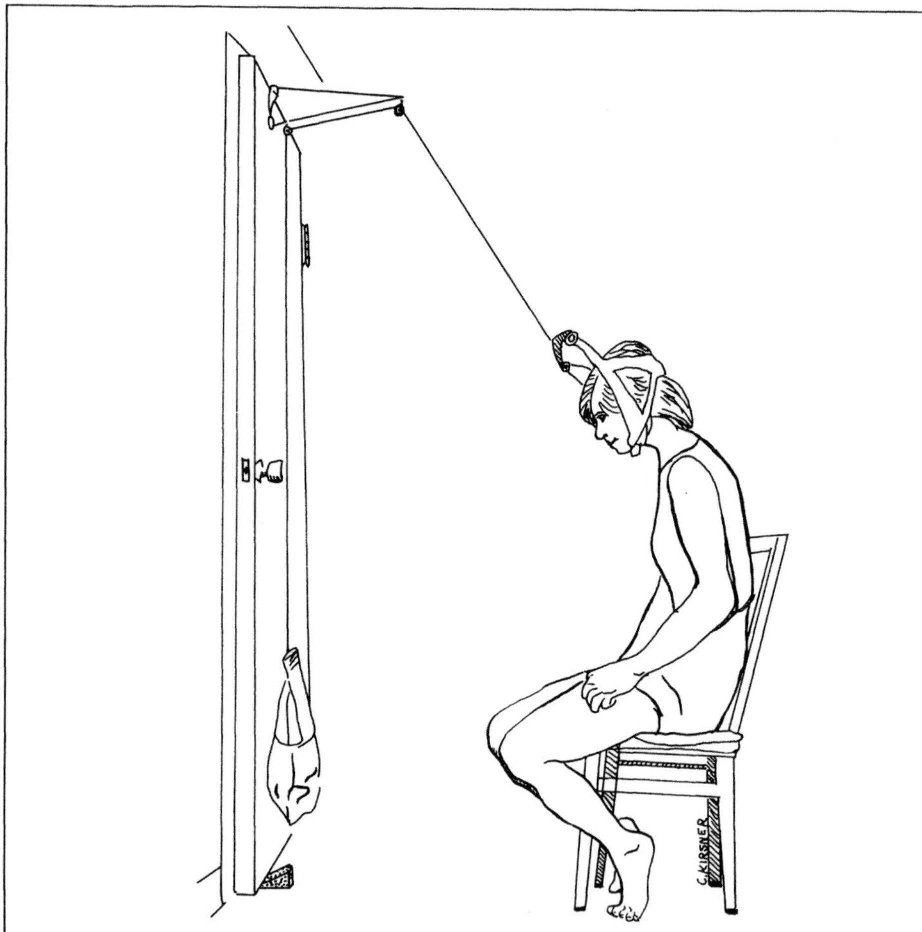

Abb. 1.10. Extension der HWS mit um 15 bis 25° geneigtem Kopf. Die Dauer beträgt 5 bis 15 Minuten bei zweimaliger Anwendung am Tage.

kann durch eine nervale Irritation von C 5 infolge Bandscheibendegeneration oder Trauma hervorgerufen werden. Husten, Niesen oder Hyperextension des Nackens können den Schmerz verschlimmern. Nacken- und Armbewegung sind normal möglich. Zwei Untersuchungsmethoden haben sich hier als aussagekräftig erwiesen, und zwar der Spurlingsche Handgriff und die Prüfung der Vibrationsempfindlichkeit. Der Spurlingsche Handgriff ist der Versuch, den Schmerz durch direkte Kompression der Nervenwurzel zu reproduzieren (Abb. 1.11). Der Untersucher nimmt seine Hände auf den Kopf des sitzenden Patienten und dreht ihn leicht nach der schmerzhaften Seite. Dabei wird das Kinn gleichzeitig ausgedreht, so daß der

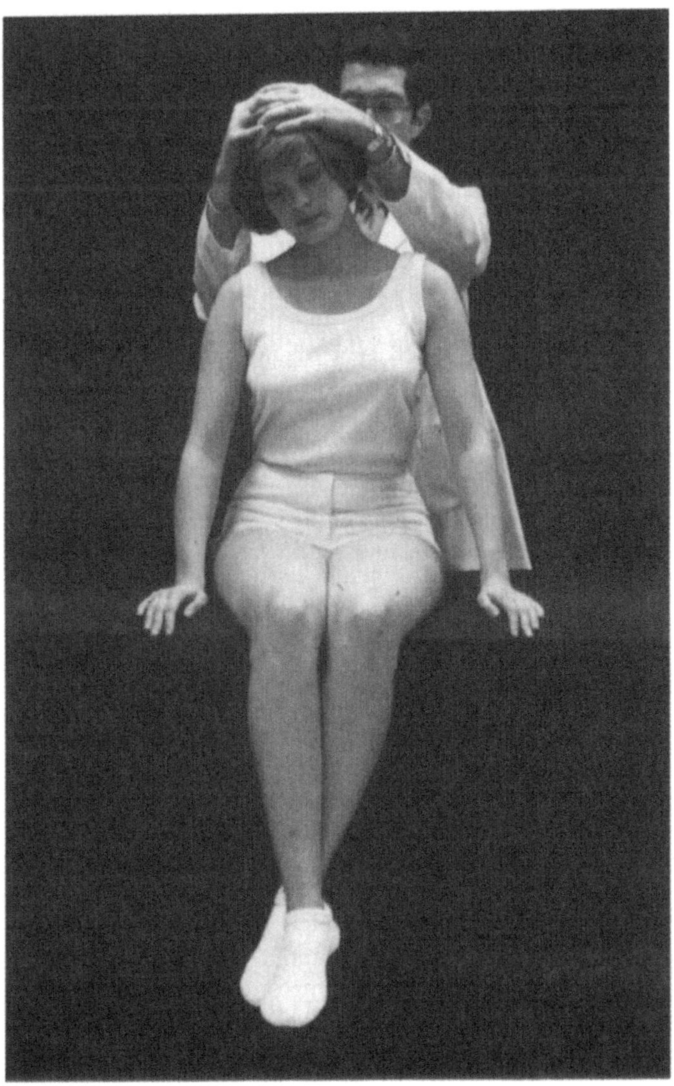

Abb. 1.11. Der Spurling-Test: Der leicht geneigte und gedrehte Kopf wird achsengerecht für 10 Sekunden nach unten gedrückt, um einen Schmerz auszulösen, der von der Einklemmung eines Zervikalnerven resultiert.

Kopf in eine leichte Winkelstellung gebracht wird, wobei das Ohr des Patienten der schmerzenden Schulter zugeneigt wird. Jetzt erfolgt ein kaudalwärts gerichteter Druck auf den Kopf des Patienten mit etwa 10 kg Belastung für etwa 10 s (s. Abb. 1.11). Der Schmerz wird dann vor allem in der Schultergegend reproduziert und verstärkt. Vibration und Nadelstiche werden besonders über dem Deltoideus nur herabgesetzt empfunden. Eine Muskelatrophie kommt selten vor, die Muskelkraft ist gewöhnlich erhalten, wenn der Patient bald in ärztliche Behandlung kommt. Die passive Beweglichkeit der Schulter ist nicht eingeschränkt, eine Schwellung liegt nicht vor.

Die Röntgenuntersuchung muß eine Schrägaufnahme einschließen, um die Intervertebrallöcher darzustellen. Die röntgenologischen Veränderungen korrelieren oft nicht mit dem klinischen Befund. Elektrophysiologische Untersuchungen lassen Abweichungen häufig nicht erkennen, besonders dann, wenn die Untersuchung im ersten Monat nach Beschwerdebeginn durchgeführt wird.

Die Therapie beginnt damit, daß der Patient über zweckmäßige Sitz- und Schlafstellungen informiert und angewiesen wird, durch Bauchlage Extensionen der HWS zu vermeiden [27]. Antalgisch wirkt eine flache Rückenlage mit angewinkelten Knien, die durch Kissen unterstützt werden. Mit einer Nackenrolle aus einem Handtuch oder einer Halskrause wird der Nacken unterstützt [24]. Entspannend auf den lokalen Muskeltonus wirken feuchte Wärme und Kortikoid-Procain-Gemisch-Injektionen in die Druckpunkte sowie die beschriebenen Übungen zur Kräftigung der Nackenstreckmuskeln. Extensionen können mehrfach täglich durchgeführt werden, auch auf motorisierten Extensionstischen [22, 28].

Milde Myotonolyse, besonders in Verbindung mit gezielter Physiotherapie, ist zu empfehlen. Auch vom isometrischen Muskeltraining sollte freizügig Gebrauch gemacht werden. Das Tragen von stabilisierenden Verbänden (Schanzsche Krawatte) muß unter Umständen monatelang fortgesetzt werden, es schützt vor allem vor weiteren Gewalteinwirkungen.

In der Regel kommt man mit diesen Maßnahmen zurecht, so daß auch spezielle Untersuchungen wie EMG-Ableitungen nicht notwendig sein dürften. Gewöhnlich beginnt man mit gezielter Krankengymnastik und schließt nach einigen Wochen die Extensionsbehandlung an. Nur 1 % dieser Patienten benötigen chirurgische Hilfe.

Die zervikothorakale interspinale Bursitis

Wenn sich ein Schmerz in der hinteren Mittellinie etabliert, so muß daran gedacht werden, daß er auch von Schleimbeuteln ausgehen kann, die sich zwischen den Dornfortsätzen finden [29, 29a]. Der Schmerz ist meist konstant, dumpf und in der Regel zwischen C 7 und Th 1 lokalisiert. Die Patienten haben dann meist auch eine Dorsalkyphose. Der Schmerz verschlimmert sich in Ruhe oder verringert sich während des Übungsprogramms.

Bei der physikalischen Untersuchung findet sich eine Druckschmerzhaftigkeit direkt über der Dornfortsatzreihe im Bereich der unteren H- und oberen BWS. Manchmal kann man auch eine Weichteilschwellung hier heraustasten. Die Beweglichkeit ist in der Regel nicht eingeschränkt. Mit einer Röntgenuntersuchung müssen Osteoporose oder andere Knochenprozesse ausgeschlossen werden.

Die Behandlung besteht auch hier in gezielten Injektionen in die betroffenen Schleimbeutel, wobei man einen lateralen Einstechpunkt wählt. Die schon früher genannte Physiotherapie mit Kräftigung der Nackenstrecker sollte auch hier eingesetzt werden. Der Patient sollte sich bemühen, Hyperextensionen zu vermeiden (Abb. 1.12).

Der Spannungskopfschmerz

Die Betroffenen beschreiben ihren Schmerz als dumpf, quälend oder gelegentlich auch klopfend, vor allem in den Augenhöhlen, in der Stirn oder auf der Scheitelhöhe in Verbindung mit einem Spannungsgefühl in der Nackenmuskulatur. Im Gegensatz zu Migränekopfschmerzen dauern diese Beschwerden tage- oder sogar wochenlang an.

Die Beschwerden können ausgelöst werden durch eine Zwangshaltung bei der Arbeit, durch eine lange Autofahrt oder auch, wenn beim Einschlafen in einem Sessel der Kopf nach vorne fällt. Manche Patienten pflegen in Bauchlage zu

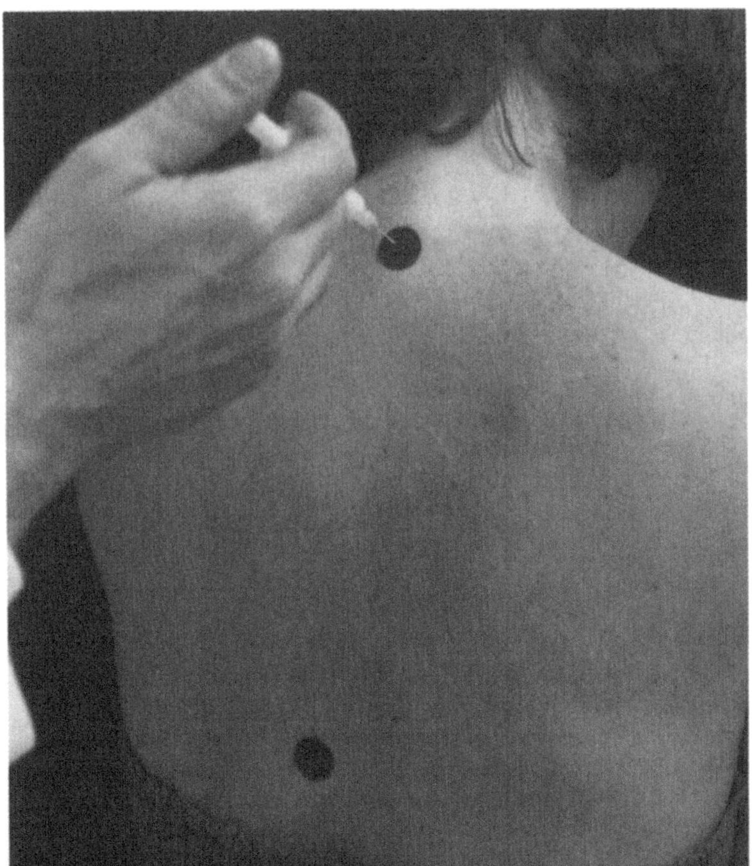

Abb. 1.12. Injektion eines intraspinalen Schleimbeutels: Man verwendet eine kleine Nadel und bis zu 2 ml Flüssigkeit. Der Einstichwinkel beträgt 45°.

schlafen, wodurch sie ihre Halswirbelsäule in Hyperextension bringen [24]. Auch handwerkliche Arbeiten oberhalb des Kopfes sind gelegentlich anzuschuldigen. Manchmal werden Augensymptome wie Lichterscheinungen oder Nebelsehen geäußert, niemals aber ein Skotom.

Die unmittelbare körperliche Untersuchung ergibt eine normale passive Beweglichkeit der HWS in allen Ebenen. Druckpunkte werden am Trapeziusrand, aber auch in der Nackenmuskulatur aufgefunden. Im übrigen sind die klinischen Befunde und die Laborergebnisse normal.

Werden entzündliche Veränderungen festgestellt, so muß bei älteren Menschen vor allem an eine Polymyalgia rheumatica mit Riesenzellenarteriitis gedacht werden. Die Röntgenuntersuchung der HWS deckt altersgemäße regressive Veränderungen auf, was aber nicht den Schluß rechtfertigt, daß diese Veränderungen Ursachen der Beschwerden seien [18].

Die Behandlung besteht auch hier im Ausgleich von Fehlhaltungen, besonders infolge unzweckmäßiger Schlafgewohnheiten. Als Unterstützung im Nacken kommen nur ein dünnes Kissen oder eine Nackenrolle in Frage [24]. Bei beruflich notwendigen körperlichen Zwangshaltungen müssen Pausen eingelegt werden.

Das übrige Therapieprogramm besteht in Kräftigungsübungen für die Nacken- und Schultermuskulatur, die zweimal täglich ausgeführt werden müssen. (Siehe auch den Abschnitt zervikale Fibrositis).

Frauen mit Hängebrüsten sollen einen gutsitzenden Büstenhalter mit breiten elastischen Trägern gebrauchen, um Zugwirkung auf den M. trapezius zu vermeiden (Abb. 1.13, 1.14). Es empfehlen sich lokale Infiltrationen üblicher Art und

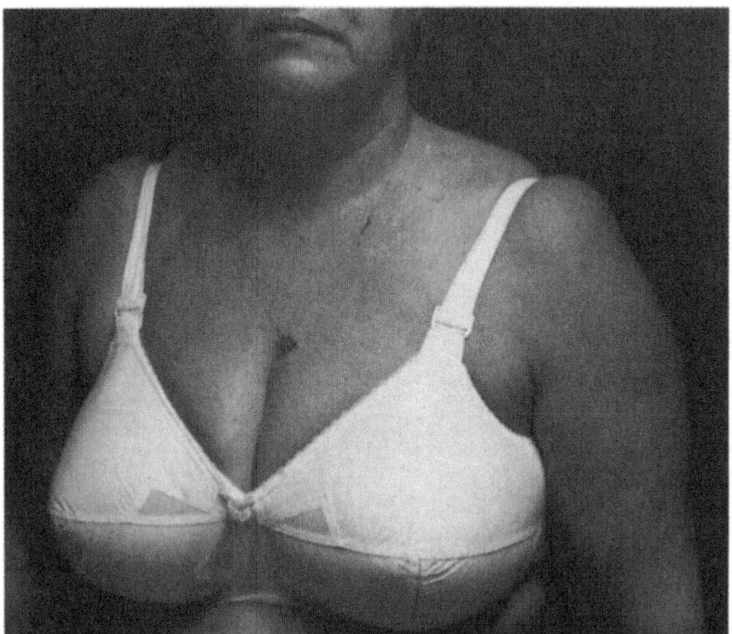

Abb. 1.13. Schlechtsitzender Büstenhalter, der nur wenig Halt gibt und an schmalen Bändern Schulterzug ausübt.

wenn nötig, ein Sedativum oder Relaxans vor dem Schlafengehen. Man darf mit einer Besserung der Beschwerden in wenigen Tagen rechnen, aber das Physiotherapieprogramm und die Korrektur der lokalen Fehlbelastung müssen langzeitig praktiziert werden.

In hartnäckigen Fällen kommen eine Extensionsbehandlung (Abb. 1.10) und Amitriptylin sowie der Gebrauch von Biofeedback-Entspannung in Frage [19, 30, 31] (siehe Kap. 13).

Die Subokzipitalneuralgie

Schmerzen am unteren Rand der Hinterhauptschuppe mit zeitweiser Exazerbation und auch Parästhesien sind typisch für eine Irritation der sensiblen Wurzel des II. Hirnnerven. Die Beschwerden können auch in größere Abschnitte des Schädels ausstrahlen. Auch hier können lokale Überbelastungen eine ursächliche Rolle spielen. Die Beschwerden können aber auch durch ein Trauma ausgelöst werden, oft in Kombination mit degenerativen Veränderungen im Bereich des Atlanto-Axialgelenkes [32].

Gezielter Druck auf die Hinterhauptbasis kann den Schmerz reproduzieren oder verstärken.

Die Physiotherapie deckt sich weitgehend mit den vorerwähnten Maßnahmen und führt meist rasch zu Erfolgen. Sollten aber die Beschwerden hartnäckig andauern, so sind Zielaufnahmen des oberen Kopfgelenkes notwendig, weil sich hier – selten – anatomische Veränderungen finden können, die unter Umständen chirurgischer Maßnahmen bedürfen.

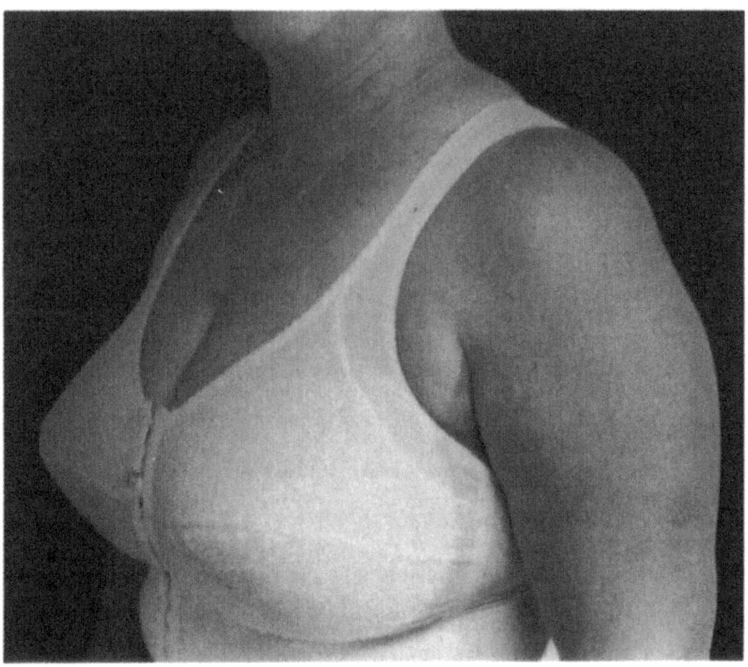

Abb. 1.14. Gutsitzender Büstenhalter mit breiten, elastischen Trägern und guter Unterstützung.

Literatur zu Kapitel 1

1. Schwartz, L.: Disorders of the Temporomandibular Joint: Diagnosis, Management, Relation to Occlusion of Teeth. Philadelphia, W. B. Saunders (1959).
2. Zarb, G. A., J. E. Speck: The treatment of temporomandibular joint dysfunction: A retrospective study. J. Prosthet. Dent. **38,** 420–432 (1977).
3. Sharav, Y.: The myofascial pain dysfunction syndrome – A common expression to various etiologies. Israel J. Dent. Med. **26,** 11–15 (1977).
4. Guralnick, W., L. B. Kaban, R. G. Merrill: Temporomandibular joint afflictions. N. Engl. J. Med. **299,** 123–129 (1978).
5. Mayne, J. G., G. S. Hatch: Arthritis of the temporomandibular joint. J. Am. Dent. Assoc. **79:** 125–130 (1969).
6. Toller, P. A.: Use and misuse of intraarticular corticosteroids in treatment of temporomandibular joint pain. Proc. R. Soc. Med. **70,** 461–463 (1977).
7. Pinals, R. A.: Traumatic arthritis and allied conditions. In: Arthritis and Allied Conditions. 9th Ed. Edited by D. J. McCarty. Philadelphia, Lea & Febiger (1979).
8. Costen, J. B.: A syndrome of ear and sinus symptoms dependent upon disturbed function of the temporomandibular joint. Ann. Otol. Rhinol Laryngol **43:** 1–15 (1934).
9. Freese, A. S.: Costen's syndrome: A reinterpretation. AMA Arch. Otol. **70,** 33–38 (1959).
10. Small, E. W.: An investigation into the psychogenic bases of the temporomandibular joint myofascial pain dysfunction syndrome. In: Advances in Pain Research and Therapy. Vol. 1. Edited by J. J. Bonica, D. Albe-Fessard. New York, Raven Press (1976).
11. Marbach, J. J.: Arthritis of the temporomandibular joints. Am. Fam. Physician **20,** 131–139 (1979).
12. Greene, C. S., D. M. Laskin: Splint therapy for the myofascial pain dysfunction syndrome: A comparative study. J. Am. Dent. Assoc. **84,** 624–628 (1972).
13. Peck, C. L., G. H. Kraft: Electromyographic biofeedback for pain related to muscle tension. Arch. Surg. , 889–895 (1977).
14. Lovshin, L. L.: Vascular neck pain – a common syndrome seldom recognized. Cleve Clin. Q **27,** 5–13 (1960).
15. Lovshin, L. L.: Carotidynia. Headache **17,** 192–195 (1977).
16. Fay, T.: Atypical facial neuralgia, a syndrome of vascular pain. Ann. Otol. **41,** 1030–1062 (1932).
17. Raskin, N. H., S. Prusiner: Carotidynia. Neurology **27,** 43–46 (1977).
18. Goodman, B. W. Sr.: Temporal arteritis. Am. J. Med. **67,** 839–852 (1979).
19. Couch, J. R., D. K. Seigler, R. Hassanein: Amitriptyline in the prophylaxis of migraine. Neurology **26,** 121–127 (1976).
20. Moskowitz, R. W.: Clinical Rheumatology. Philadelphia, Lea & Febiger (1975).
21. Cyriax, J.: Tectbook of Orthopaedic Medicine. I. Diagnosis of Soft Tissue Lesions. 7th Ed. London, Bailliere Tindall (1978).
22. Jackson, R.: The Cervical Syndrome, Springfield, IL., Charles C. Thomas (1978).
23. Katz, A. L., D. Pate: Floppy head syndrome. Arthritis Rheum **23,** 131–132 (1980).
24. Kraus, H.: Clinical Treatment of Back and Neck Pain. New York, McGraw-Hill (1970).
25. Brown, B. R.: Diagnosis and therapy of common myofascial syndromes. JAMA **239,** 646–648 (1978).
26. Spurling, R. G., W. B. Scoville: Lateral rupture of the cervical intervertebral discs. Surg. Gynecol. Obstet. **78,** 350–358 (1944).
27. British Association of Physical Medicine: Pain in the neck and arm: A multicentre trial of the effects of physiotherapy. Br. Med. J. **1,** 253–258 (1966).
28. Honet, J. C., K. Puri: Cervical radiculitis: Treatment and results in 82 patients. Arch. Phys. Med. Rehabil. **57,** 12–16 (1976).
29. Anderson, J. E.: Grant's Atlas of Anatomy. 7th Ed. Baltimore, Williams & Wilkins (1978).

29a. Bywaters, E. G. L.: Tendinitis and bursitis. Clin. Rheum. Dis. **5,** 883–927 (1979).

30. Gomersall, J. D., A. Stuart: Amitriptyline in migraine prophylaxis. J. Neurol. Neurosurg. Psychiatry **36,** 684–690 (1973).
31. Saper, J. R.: Migraine. II: Treatment. JAMA **239,** 2480–2484 (1978).
32. Turek, S. L.: Orthopaedics: Principles and Their Application. 3rd Ed. Philadelphia, J. B. Lippincott (1977).

2 Das Syndrom der oberen Thoraxapertur

Wenn die klassische Triade Gefühllosigkeit, Schwäche und Schwellungsgefühl an einem Arm oder beiden oberen Gliedmaßen auftritt, so muß der Verdacht auf eine mechanische Einwirkung auf das neurovaskuläre Bündel im Bereich der oberen Thoraxapertur entstehen. Die Symptome sind häufig nur vage und die äußerlichen Befunde normal. Deswegen ist eine gezielte Untersuchungstechnik notwendig und manchmal auch ein gezielter Behandlungsversuch (diagnosis ex juvantibus).

Das Syndrom der oberen Thoraxapertur und verwandte Zustände

Eine intermittierende Obstruktion des neurovaskulären Bündels der oberen Extremität führt sowohl zu neurologischen als auch zu gefäßbedingten Beschwerden. Es stellen sich dann Parästhesien, Schmerzen und nicht selten auch ein Schwellungsgefühl am Arm oder an der Hand, einseitig oder an beiden Armen, dar. Manchmal wird auch über Schwäche der Hand, über Brustkorbschmerzen [1] und seltener über unbestimmte Beschwerden im gesamten Schultergürtel geklagt.

Charakteristisch sind die intermittierenden Schmerzzustände und Parästhesien, die häufig dem Ausbreitungsgebiet des Nervus ulnaris folgen oder die die ganze Hand oder den Unterarm betreffen [2, 3]. Vaskuläre Störungen äußern sich in Kältegefühl oder Kongestion der ganzen Hand, manchmal mit Hervortreten der Venen auf dem Handrücken. Die gemeinsame Ursache liegt in einer Kompression des neurovaskulären Bündels bei seinem Weg durch den Zervikoaxillarkanal, der drei Abschnitte umfaßt. Es handelt sich hierbei um das Halsdreieck zwischen den Scalenusmuskeln, um den Kostoklavikularraum und um die Loge des M. pectoralis minor unter diesem Muskel [4, 5] (Abb. 2.1).

Die manchmal etwas schwer durchsichtige Symptomatik hat denn auch verschiedene Bezeichnungen gefunden, so z. B. Kostoklavikularsyndrom [6], das Hyperabduktionssyndrom (O'Wright) [7, 8], das Scalenus-anticus- und das Halsrippensyndrom. Nach vielen chirurgischen Erfahrungen liegen meist multiple Engpässe vor, und deswegen spricht man am besten vom Syndrom der oberen Thoraxapertur *(„thoracic outlet syndrome")*.

Ätiologie. Häufig finden sich anatomische Anomalien wie Halsrippen mit oder ohne röntgenoptisches Ligament, Anomalie der ersten Rippe, Elongation eines Halswirbelquerfortsatzes, Hypertrophie des M. omohyoideus oder Scalenus anticus und auch ein poststenotisches Aneurysma der Arteria subclavia [7].

Roos beschreibt chirurgische Befunde bei 232 Patienten [9]. 27 von ihnen hatten Halsrippen oder Anomalien des Schlüsselbeins, andere anatomische Veränderungen einschließlich zervikaler Ligamente wurden in 22 Fällen gefunden, Hyperplasie der 1. Rippen in drei Fällen. In den verbleibenden 81 % der Kranken konnten aber anatomische Varietäten nicht nachgewiesen werden.

Halsrippen sind häufig, sie können – müssen aber nicht – das Thoracic-outlet-Syndrom auslösen. Oft finden sich auch rein funktionelle Veränderungen infolge Altersvorgängen, die beispielsweise mit einem veränderten Muskelvolumen zusammenhängen können [3, 4, 8].

Gleichzeitig kann ein Karpaltunnelsyndrom bestehen [3, 10], wie ja bekanntermaßen dieser Engpaßschmerz auch retrograde neurologische Symptome auslösen kann. Die Patienten klagen manchmal nur über Schwellungen der Hand, Schwäche im Arm, Schulterschmerzen oder nächtliche Parästhesien, die nur durch Elevation und Hyperabduktion des Armes gebessert werden können: Alle diese Beschwerden können auch durch das Karpaltunnelsyndrom ausgelöst werden [10].

Hat sich ein solcher Verdacht ergeben, so muß die spezielle Diagnostik fortgesetzt werden, und eine gezielte anästhetische Injektion in den Karpaltunnel kann zur Klärung der Sachlage beitragen.

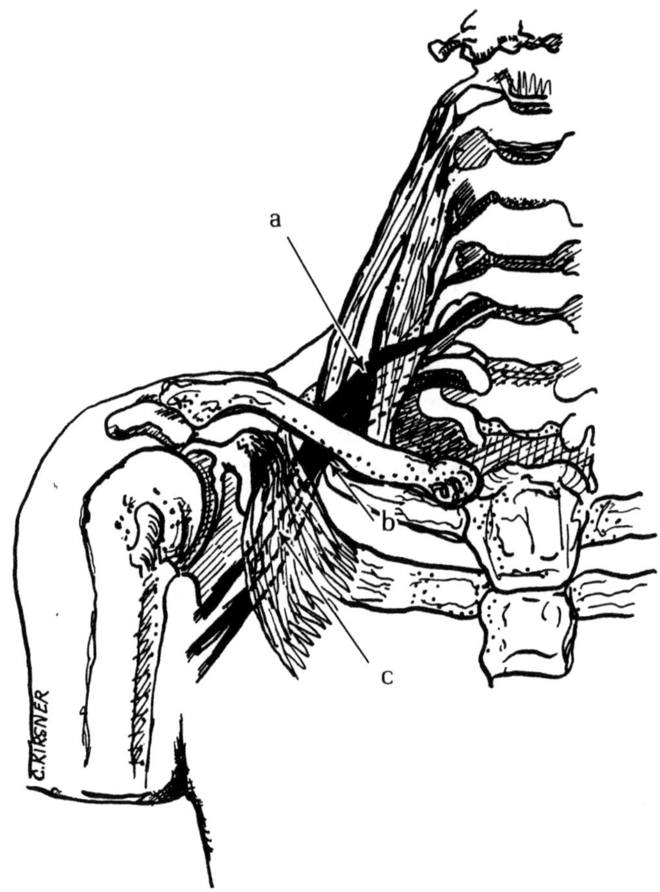

Abb. 2.1. Die obere Thoraxapertur (thoracic outlet): Das Gefäßnervenbündel passiert drei Engstellen, nämlich das Spatium triangulare zwischen den Skalenusmuskeln (a), das Spatium costoclaviculare (b) und den Raum unterhalb des M. pectoralis minor.

Untersuchung. Wichtig ist eine sorgfältige Erhebung der Anamnese und eine exakte physikalische Diagnostik. In der Serie von Dale und Lewis [3] klagen alle 149 Patienten über Schmerzen in den oberen Gliedmaßen; 58 % litten an intermittierenden Parästhesien, 23 % berichteten über motorische Inkoordination, und nur 16 % hatten eine Schwellung im Bereich der oberen Extremitäten.

Auch hier ist die Arbeitsanamnese von großer Bedeutung: Maler, Schweißer, Postboten und Automechaniker, die oft mit den Armen über dem Kopf arbeiten, bekommen nicht selten ein Hyperabduktionssyndrom. Auch schlechte Schlafgewohnheiten und Haltungsstörungen mit fallenden Schultern können ein solches Schmerzbild provozieren. Bei der unmittelbaren körperlichen Untersuchung ist es daher nötig, den ganzen Menschen zu beobachten, besonders auch seine Gesamthaltung. Bei Frauen mit schweren Hängebrüsten und schmalen Büstenhalterträgern können Strangulationen entstehen (s. o.). Schlaffer Muskeltonus kann zu

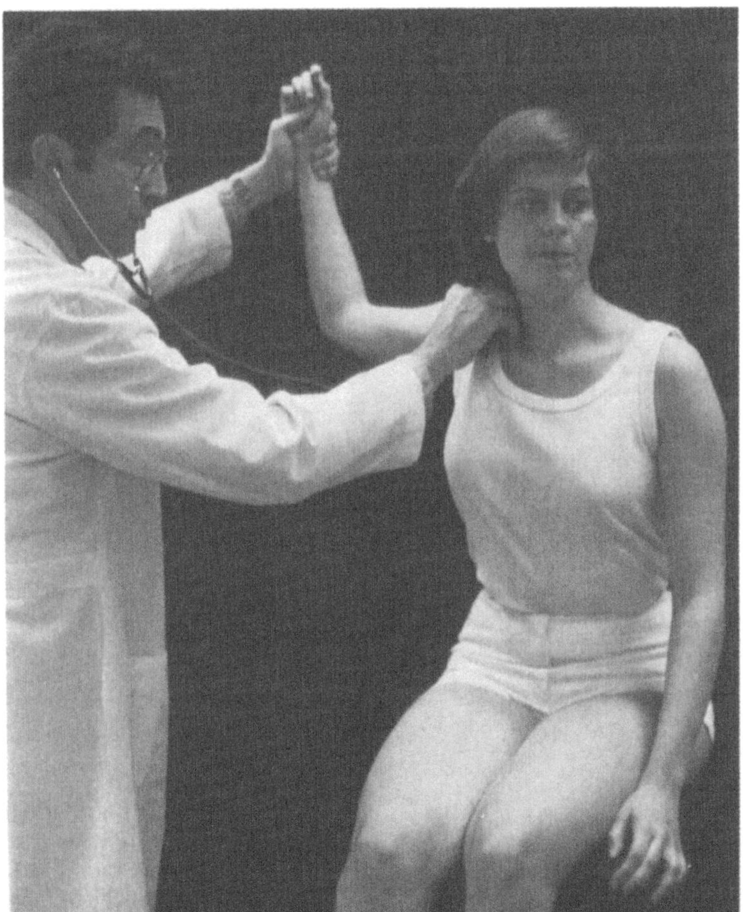

Abb. 2.2. Der modifizierte Adson-Test führt zu einer Kompression des Gefäßnervenbündels durch den M. scalenus anticus, was eine Abschwächung des Radialispulses und ein Stenosegeräusch über den Achselgefäßen auslöst.

hängenden Schlüsselbeinen Anlaß geben. Palpation und Auskultation des Kostoklavikularraumes führt manchmal zur Diagnose einer Halsrippe, eines Tumors, eines Aneurysmas oder anderer anatomischer Abnormalitäten.

Unter den Provokationsmethoden sind vor allem der Adson-Test, das Kostoklavikularzeichen [11] und die Hyperabduktionsprobe zu erwähnen.

Der modifizierte *Adson-Test* wird am sitzenden Patienten ausgeführt: Er läßt die Arme seitlich hängen. Der Radialispuls wird an typischer Stelle ertastet, und es wird mit dem Stethoskop nach Strömungsgeräuschen in der Supraklavikulargrube gefahndet [12]. Jetzt macht der Patient den Valsalva-Versuch bei völlig gestrecktem und erhobenem Arm sowie mit Drehung des Kopfes zur untersuchten oder auch zur entgegengesetzten Seite [7, 8] (Abb. 2.2). Die Absicht des Testes ist es, den M. scalenus anticus zu spannen, und der Versuch fällt positiv aus, wenn der Radialispuls sich abschwächt, ein Geräusch über den Axillargefäßen erscheint oder der Patient Zunahme der Parästhesien angibt.

Dem Wesen nach ähnlich ist der *Kostoklavikulartest:* Der Patient rotiert die Schultern rück- und abwärts, wobei die geklagten Beschwerden verstärkt werden (Abb. 2.3). Bei der *Hyperabduktionsprobe* führt der Proband die Arme seitlich im

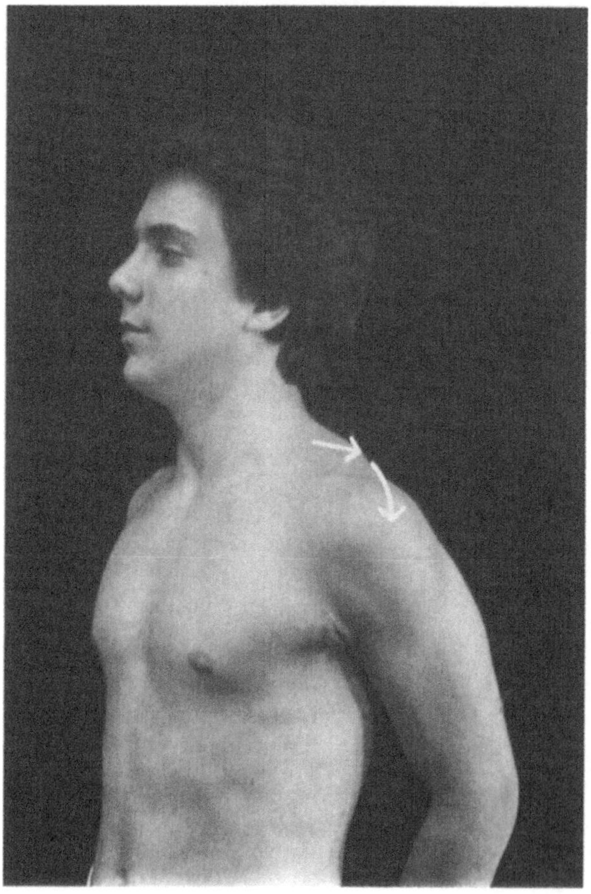

Abb. 2.3. Das Kostoklavikularzeichen reproduziert den Schmerz und vermindert die Pulsamplitude im Spatium costoclaviculare. Das Tragen von schweren Rucksäcken ist eine häufige Ursache der Beschwerden.

Kreis über den Kopf und faltet die Hände (Abb. 2.4). Jetzt wird das neurovaskuläre Bündel unterhalb der Insertion der Vene des M. pectoralis minor am Processus coracoides unter Druck gesetzt [7].

Differentialdiagnostisch ist hier auch das *Spurlingsche Zeichen* zu erwähnen, das im 1. Kapitel dargestellt ist (Abb. 1.11) und das positiv ist, wenn eine zervikale Nervenwurzel komprimiert wird. Man muß noch wissen, daß auch bei 38 % beschwerdefreier Personen ein positiver *Adson-Test* gefunden wird. Das Kostoklavikularzeichen ist in 68 % falsch positiv und der Hyperabduktionstest in 54 % [10]. Die Unterscheidung kann nur dadurch getroffen werden, daß beim Vorliegen eines

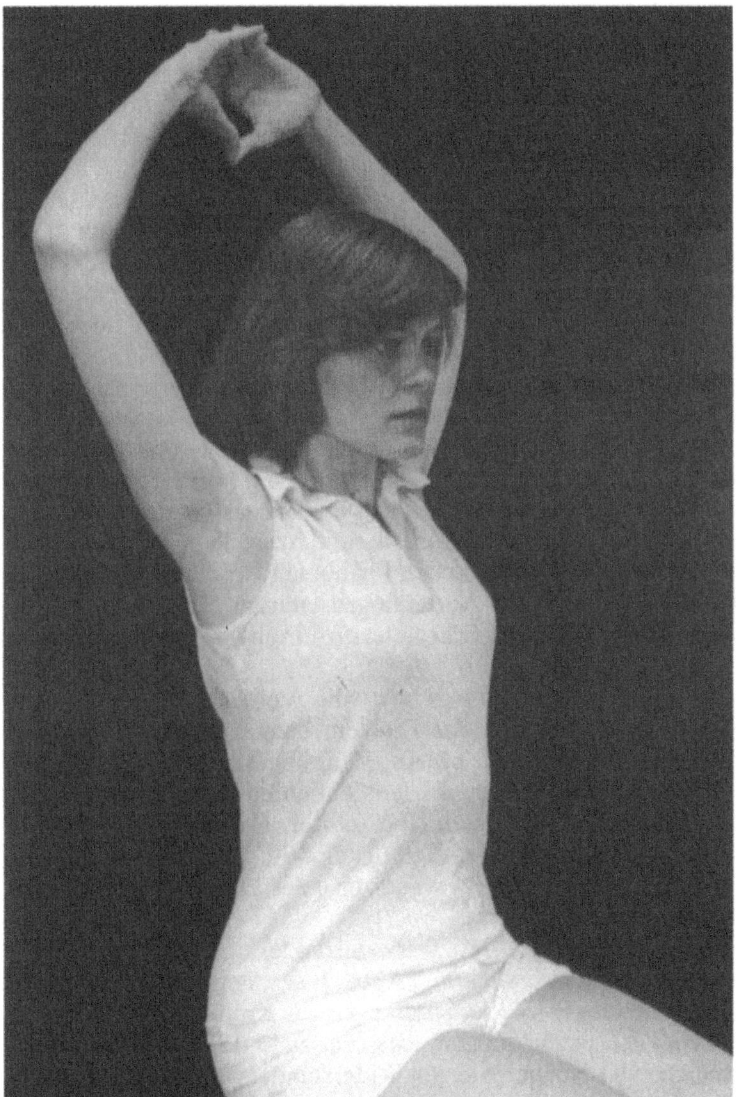

Abb. 2.4. Das Hyperabduktionszeichen führt zu einer Kompression unterhalb der Insertion des M. pectoralis minor am Processus coracoideus und löst so entsprechende Beschwerden aus.

entsprechenden Störmechanismus das Testergebnis beliebig häufig reproduziert werden kann.

Röntgen- und Laboruntersuchungen. Röntgenaufnahmen des Thorax und der HWS sind notwendig, um tumoröse Veränderungen, Halsrippen oder andere Skelettanomalien auszuschließen. Eine erhöhte Blutsenkung könnte ein Hinweis auf entzündliche oder neoplastische Veränderungen sein. Wenn ausgeprägte klinische Erscheinungen insbesondere auch Stauungen vorliegen, müssen gegebenenfalls Angiographien oder elektroneurophysiologische Untersuchungen in Betracht gezogen werden [3]. Bei hartnäckigen Verläufen kann die Nervenleitgeschwindigkeit einen akuten Indikator für den Therapiefortschritt bedeuten. Normalerweise liegt die Nervenleitgeschwindigkeit im N. ulnaris zwischen 68 und 75 m/s, während beim Thoracic-outlet-Syndrom gewöhnlich Verzögerungen festgestellt werden. Fallen die Werte unter 60 m/s ab, ist meist eine chirurgische Intervention nötig [2]. Sonst können EMG-Befunde aber nur in 40 % die Diagnose fördern, dies vor allem beim Karpaltunnelsyndrom [3].

Invasive Gefäßdiagnostik der Venen und Arterien sind angezeigt, wenn durch die klinischen Untersuchungen ein solches Gefäßleiden (Aneurysma, Thrombose) [10] wahrscheinlich gemacht werden muß. In den meisten Fällen sind solche Methoden aber überflüssig. Beim zervikalen Bandscheibenvorfall kann eine zervikale Myelographie weiterhelfen. Man muß sich aber klarmachen, daß auch diese Spezialuntersuchungen fehlerhafte Ergebnisse liefern können.

Differentialdiagnose. Wie gesagt, muß an ein Nervenwurzelkompressions-Syndrom durch Bandscheibenvorfälle, an das Karpaltunnelsyndrom mit retrograder Symptomatologie, an periphere Neuropathien, an Syringomyelie und progressive Muskelatrophie, an die Algoneurodystrophie, an Thrombose oder Entzündung des Gefäßbaums, aber auch an Tumoren, speziell an das Pancoast-Syndrom, gedacht werden [2, 14]. Eine reine Gefäßsymptomatik mit Schwellungszuständen der oberen Extremitäten oder dem Raynaudschen Phänomen ist selten. Immerhin ist dann auch die Riesenzellarteriitis, das Aortenbogensyndrom (Takayasu) und die Thrombose der Vena subclavia (Paget-Schroetter-Syndrom) in Erwägung zu ziehen [2, 4].

Behandlung. Schon beim ersten Besuch muß die Verdachtdiagnose gestellt werden, und man muß dem Patienten das Problem darstellen, damit er selber Ursachenfaktoren erkennen und abstellen kann. Vor allem sind Schlafgewohnheiten eingehend zu erforschen, die ja meist dem Patienten nicht ohne weiteres bewußt sind. Eingefahrene Gewohnheiten sind schwer zu korrigieren, und die Fantasie des Therapeuten hat ein weites Betätigungsfeld. Beispielsweise ist bei Frauen mit schweren Hängebrüsten die Beschaffung eines zweckmäßigen Büstenhalters oft das Therapeutikum schlechthin.

Druckpunkte finden sich entlang des Trapeziusrandes, sie werden mit der steroidhaltigen Anästhesielösung infiltriert (Abb. 1.8). Von ganz besonderer Wichtigkeit sind krankengymnastische Behandlungen zur Kräftigung der betroffenen Muskulatur und zum Ausgleich von Haltungsschäden [3, 15]. Hier können von Nutzen sein: Anhebungen der Schultern gegen Widerstand, isometrisches Training der Nackenmuskulatur und tonische Brustwanddehnungen. Es gilt, die Vorwärtsbeugehaltung des Kopfes zu korrigieren und die Pektoralismuskulatur zu stärken. Bei den Schulterübungen können Gewichte von 2 bis zu 5 kg in jeder Hand oder auch kreuzweise gebraucht werden, wobei die Schultern nach hinten rotiert oder langsam auf und ab bewegt werden. Diese Übungen werden öfter wiederholt und zweimal täglich wird das Programm abgewickelt (Abb. 2.5).

Das isometrische Muskeltraining wird mit gefalteten Händen am Hinterkopf und Vor- und Rückwärtsbewegungen des gebeugten Ellbogens durchgeführt, wobei sich der Kranke auch an eine Wand anlehnen kann. Das Kinn nimmt eine Neutralstellung ein. Die Position wird für 10 bis 30 s gehalten und drei- bis zehnmal wiederholt. Auch diese Methode wird zweimal täglich ausgeführt (Abb. 2.6). Brustkorbdehnungen werden vervollständigt durch die „Ecke-Steh-Übung",

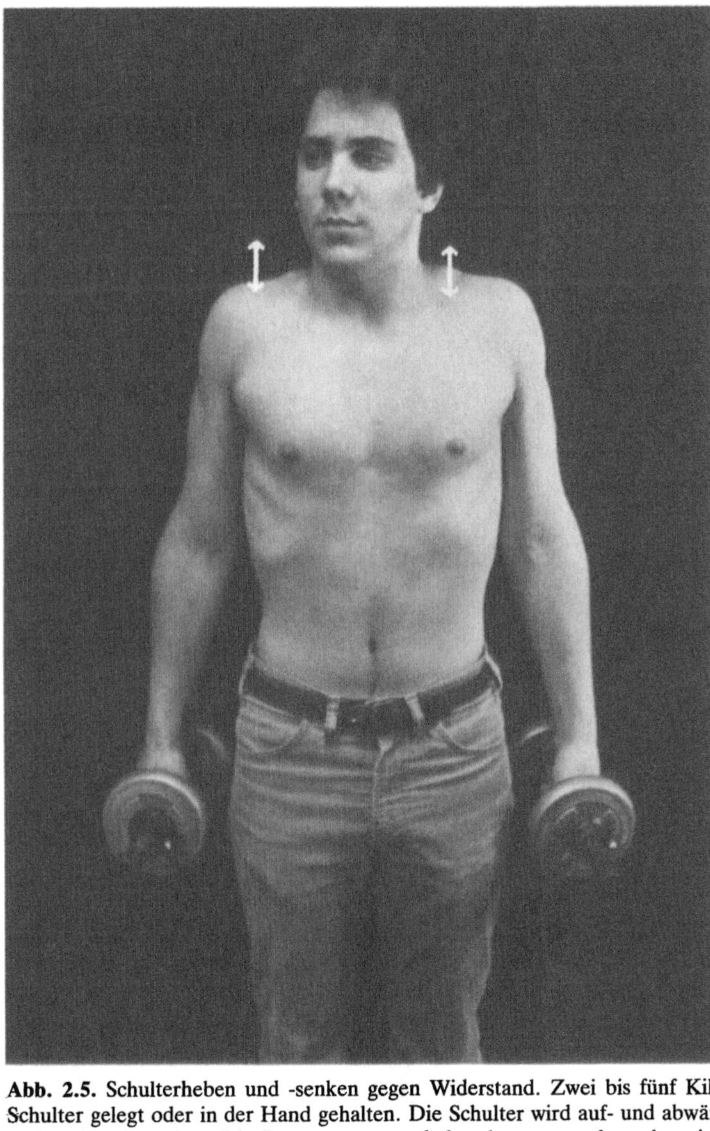

Abb. 2.5. Schulterheben und -senken gegen Widerstand. Zwei bis fünf Kilogramm werden auf die Schulter gelegt oder in der Hand gehalten. Die Schulter wird auf- und abwärts geführt oder vorwärts und rückwärts rotiert. Die Bewegungen geschehen langsam und werden eine bis zwei Minuten lang durchgeführt.

wobei der Patient mit etwa 60 cm Abstand mit dem Gesicht zu einer Wandecke steht. Er stützt sich mit den Handinnenflächen in Schulterhöhe an der Wand ab. Kopf und Kinn stehen in Neutralstellung [16]. Der Brustkorb gleitet dann langsam in Richtung Ecke (Abb. 2.7). Diese Position wird 10 bis 30 s eingehalten und drei- bis zehnmal wiederholt, das Programm wird zweimal täglich ausgeführt. Manchmal muß man für ein bis zwei Wochen ein Relaxans oder ein Sedativum vor dem Einschlafen geben [3].

Verlauf und weitere Empfehlungen. Mit den genannten Maßnahmen kann man in 50 bis 80% der Fälle gewöhnlich innerhalb von sechs Wochen Besserung bringen (3, 7, 9, 10). Morgensteife und Parästhesien sowie Kongestionen im Handbereich sind die ersten Zeichen der Besserung. Weniger als 5% unserer Patienten bedürfen chirurgischer Behandlung.

Vor einer chirurgischen Intervention müssen folgende Fragen abgeklärt sein:

1. Ist ein Karpaltunnelsyndrom oder ein zervikaler Bandscheibenvorfall ausgeschlossen?
2. Liegt ein jüngeres Röntgenbild der Brustorgane zum Tumorausschluß vor?

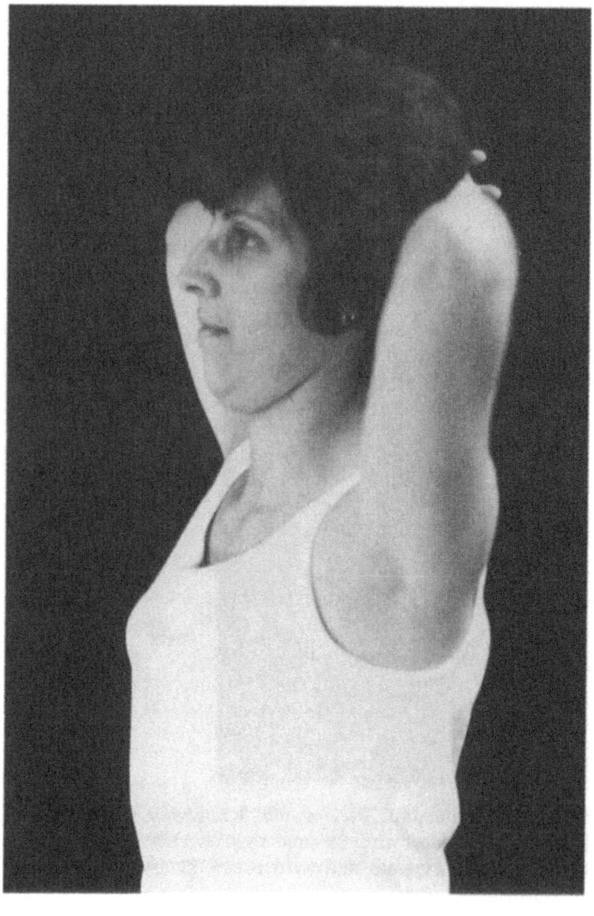

Abb. 2.6. Isometrisches Nackentraining mit neutraler Kinnstellung. Die Hände sollten den Kopf nicht nach vorwärts drükken, sondern lediglich eine Rückwärtsbewegung vermeiden.

3. Ist an alle Überbelastungsfaktoren bzw. Überlastungserscheinungen gedacht worden?
4. Ist der Patient kooperativ, insbesondere in bezug auf sein Übungsprogramm?

Bei der Operation wird manchmal eine Kompression in Höhe der 2. Rippe gefunden [9]. Das Verfahren der Wahl ist die Resektion der 1. Rippe, um hier Platz für das neurovaskuläre Bündel zu schaffen. Die operative Therapie ist nicht immer hilfreich, insbesondere dann nicht, wenn der Kranke wieder in die pathogenen Zwangshaltungen mit Abduktion zurückkehrt. Durchschnittlich aber kann der Chirurg in ca. 80% der Fälle Hilfe bringen, wenn auch über geringere Erfolge berichtet wird [17, 18].

Die Algoneurodystrophie (AND)

Die AND ist typischerweise durch einen klopfenden, brennenden Schmerz, der sich diffus verteilt, durch lokales Ödem oder Erythem charakterisiert. Häufig

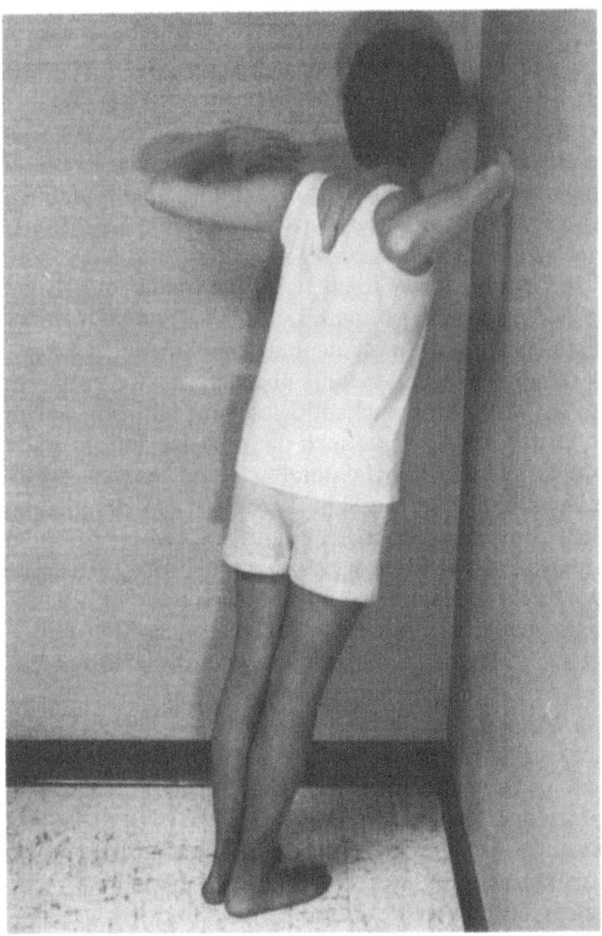

Abb. 2.7. „Abdrückübung" in der Zimmerecke: Der Patient steht 60 cm von der Zimmerecke entfernt und legt die Hände 40 bis 50 cm von der Ecke in Schulterhöhe so an die Wand, daß sie nach innen zeigen. Die Kinnstellung ist neutral. Der Brustkorb wird sanft in die Ecke gedrückt, bis ein Spannungsgefühl im großen Brustmuskel eintritt.

besteht eine Empfindlichkeit gegenüber Berührung und Kälteeinwirkung. Farbe und Hauttemperatur sind oft verändert, das Beschwerdebild kann an den oberen oder den unteren Extremitäten auftreten. Es werden drei Stadien unterschieden: Im frühen Stadium klagen die Betroffenen über Hyperästhesie, Hyperalgesie, umschriebenes Ödem oder Erythem und über veränderte Hauttemperaturen. Das Stadium II etabliert sich etwa drei bis sechs Monate später, es kommt dann zur Zunahme des lokalen Ödems, zu Hautverdickung, zu Gelenkkapselschwellung, zu Muskelatrophie und auch zu Pigmentverschiebungen. Im III. Stadium der Erkrankung ist die Symptomatik allgemein verschlimmert, es kommt zu Bewegungsbehinderung der benachbarten Gelenke, zu einer wächsernen Hautbeschaffenheit und zu Nagelveränderungen mit Brüchigkeit und Einrissen [19–23]. Die Nomenklatur ist sehr uneinheitlich, und es werden noch folgende Begriffe verwendet:

Kausalgie, Causalgia minor, Schulter-Hand-Syndrom, Schulter-Hand-Syndrom-Variante, Sudecksche Atrophie, akute Knochenatrophie, Algoneurodystrophie.

Das Beschwerdebild entwickelt sich häufig im Anschluß an einen Unfall oder einen chirurgischen Eingriff, manchmal auch nach Gefäßproblemen wie Herzinfarkt oder Schlaganfall. Nach einer Statistik von Pak an 140 Patienten gingen dem Schmerzbild 40 % Weichteilverletzungen voraus, in 25 % Knochenbrüche, 20 % ereigneten sich postoperativ, 12 % als Folgezustand eines Myokardinfarkts, und in 3 % war ein Schlaganfall vorausgegangen. Bei 37 % wurden zum Zeitpunkt des Beginns ausgeprägte seelische Störungen festgestellt [24]. Myofasziale Trigger points sind sehr häufig im Bereich der traumatischen Einwirkung oder auch im Schultergürtel und im Trapeziusrand [25, 26]. Auch wenn nur eine Extremität betroffen erscheint, so kann nicht selten bei genauer Beobachtung eine symmetrische Synovitis entdeckt werden [22, 27]. Der Ellbogen ist gewöhnlich ausgespart.

Ätiologie. Die Wahrscheinlichkeit, daß eine Störung des zentralen Nervensystems bei der Entstehung der AND eine Rolle spielt, wird unterstützt durch die Tatsache, daß eine halbseitige Blockade des sympathischen Nervensystems eine bilaterale Besserung der veränderten Hautpotentiale und der Schmerzschwelle auslöst [25]. Diese Besserung dauert 48 Stunden und überdauert also den rein pharmakologischen Effekt, den die Anästhesie zustande gebracht hat. Außerdem verschwinden die myofaszialen Druckpunkte sogar auch dann, wenn die Blockade des sympathischen Nervensystems auf der kontralateralen Seite gesetzt wurde. Man kommt nicht aus ohne die Annahme einer Feed-back-Schleife mit Beteiligung der Haut, afferenten Impulsen zum Zentralnervensystem, die dann auf dem Rückweg zu sympathischen Impulsen an der Haut wirksam werden [25]. Veränderungen der „gate controls“ (Melzack und Wall) sind wahrscheinlich [20, 21, 28, 29]. (Siehe auch Kapitel 13). Ein sich selbst unterhaltender Kurzschluß zwischen Schmerzfasern und sympathischen Nervenanteilen kommt auf diese Weise zustande.

Labor- und Röntgenuntersuchungen. In frühen Stadien werden keinerlei Abweichungen vom Normalen objektiviert. Nach der 6. Woche kann eine erhöhte Speicherung von Technetium 99 m pertechnetat (99 m TcO_4) in den peripheren Gelenken der betroffenen Extremität festgestellt werden [30, 31]. Blutsenkung und andere Entzündungsreaktionen können in späteren Stadien auftreten. Im Stadium III zeigen die Röntgenaufnahmen der betroffenen Gliedmaßen eine fleckige Osteoporose, die offenbar durch einen erhöhten Blutfluß in den beteiligten Extremitätenabschnitten hervorgerufen wird [30]. Ein anerkannter Test ist die Grenzstrangblockade, und zwar sowohl für die Diagnose als auch für die Therapie. Es kommt zu einem augenblicklichen, wenn auch nur vorübergehenden Verschwinden der Schmerzen und der Dysästhesien. Zum Ausschluß einer beginnenden Kollagenose sind immunologische Untersuchungen erforderlich. Eine Röntgenaufnahme der Lungen kann ein Neoplasma der Lungenspitze der betroffenen Seite ausschließen, die Bestimmung der Nervenleitgeschwindigkeit im EMG kann zur Differenzierung des Thoracic-outlet- und des Karpaltunnelsyndroms beitragen.

Differentialdiagnose. In frühen Stadien kann die AND eigentlich nur vermutet werden. Der eigenartige Charakter der subjektiven Symptomatologie mit brennendem Schmerz, Parästhesien und veränderter Hauttemperatur allerdings ist verdächtig. Natürlich muß man auch an kleinere radikuläre Läsionen im Zervikalbereich, an ein Pancoast-Syndrom, eine Vaskulitis, eine rheumatoide Arthritis, eine periphere Neuropathie, an thrombotische Veränderungen, an eine arterio-venöse Fistel und an eine progressive systemische Sklerose sowie an ein Angioödem denken.

Behandlung. Die vier möglichen Therapieformen richten sich nach dem Stadium der Erkrankung. Im Stadium I wird man mit Schmerzpunktinfiltrationen und Physiotherapie auskommen, im Stadium II treten Grenzstrangblockaden in ihr Recht, im III. Stadium kann man eine orale Kortikosteroidbehandlung durchführen, und zuletzt bleibt eigentlich nur noch die Sympathektomie übrig.

Die Physiotherapie besteht in einem gezielten Übungsprogramm in Verbindung mit Wärmeanwendungen. Verabfolgung von vegetativ wirksamen Sedativa oder Antidepressiva sind oft sehr nützlich.

Nur ausnahmsweise wird man von Ruhigstellung Gebrauch machen. Stellatumblockaden können im Abstand von 1 bis 4 Tagen vorgenommen und 6- bis 12mal wiederholt werden. Wenn aber eine prompte Primärwirkung nicht eintritt, so sollte man von einer Weiterbehandlung mit dieser Methode Abstand nehmen. Bei der systemischen Kortikoidbehandlung werden 30 bis 80 mg Prednison täglich verabreicht [23, 27]. Man ist bestrebt, die individuelle Dosis zu finden. Eine länger fortgesetzte Therapie mit niedrigen Dosen kann in schweren Fällen erforderlich werden. Die häusliche Übungstherapie wird in allen Stadien zweimal täglich fortgesetzt. Eine Sympathektomie kommt nur in Frage, wenn andere Methoden versagt haben, die Grenzstrangblockade aber effektiv gewesen ist. Es kommt auch vor, daß AND und Syndrome der oberen Thoraxapertur gleichzeitig auftreten und daß eine etwaige chirurgische Maßnahme dann in einer Resektion der 1. Rippe und in einer zervikalen Sympathektomie bestehen muß [3].

Verlauf und weitere Empfehlungen. Bei sachgemäßer Behandlung kann man in jedem Stadium erfreuliche Erfolge erreichen. Rückfälle sind allerdings nicht selten, insbesondere wenn Kälteeinwirkungen oder emotionaler Streß dazukommen. Auch hier hat sich die Behandlung mit Sedativa und Antidepressiva bewährt. In den Endstadien ist die orale Kortikosteroidtherapie wahrscheinlich erfolglos, spontane Besserungen sind jederzeit möglich.

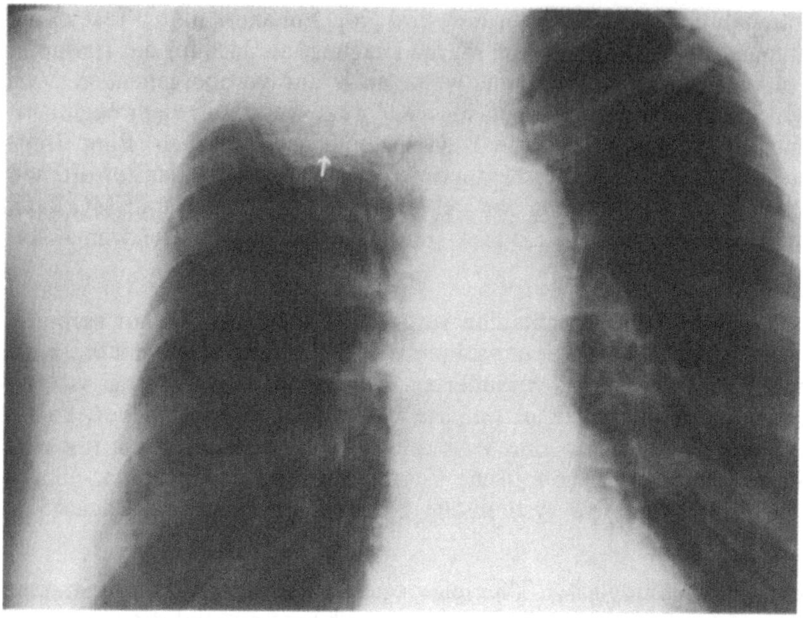

Abb. 2.8. Pancoast-Syndrom bei einem Lungentumor (Pfeil). Die klinischen Erscheinungen bleiben oft lange stumm, so daß im Verdachtsfalle ein Röntgenbild, gegebenenfalls in apikaler Lordose, angefertigt werden sollte.

Das Pancoast-Syndrom

Tumoren in der oberen Lungenfurche können die unteren Wurzeln des Brachialplexus, die Interkostalnerven und das Ganglion stellatum komprimieren und das Pancoast-Syndrom auslösen. Die Betroffenen klagen über andauernden Schmerz vor allem in der Schulter, später auch im Ulnarbereich des Armes und der Hand, Dann stellt sich ein Horner-Syndrom und eine Anhidrose der ipsilateralen Gesichtshälfte und der oberen Extremitäten ein. Eine Muskelatrophie der betroffenen Gliedmaßen ist nicht selten [33].

Die Röntgenuntersuchung muß sich gegebenenfalls einer speziellen Technik mit apikaler Lordose bedienen (Abb. 2.8). Die Mehrzahl dieser Tumoren ist maligne und bedarf einer Behandlung nach den Regeln der Onkologie. Die Prognose ist unsicher. Nach Literaturmitteilungen war die Überlebenszeit bei chirurgisch behandelten Patienten in 34 % fünf Jahre und in 29 % zehn Jahre [34].

Literatur zu Kapitel 2

1. Urschel, H. C., M. A. Razzuk, J. W. Hyland, et al.: Thoracic outlet syndrome masquerading as coronary artery disease (pseudoangina). Ann. Thorac. Surg. **16,** 239–248 (1973).
2. Urschel, H. C., M. A. Razzuk: Management of the thoracic-outlet syndrome. N. Engl. J. Med. **286,** 1140–1143 (1972).
3. Dale, W. A., M. R. Lewis: Management of thoracic outlet syndrome. Ann. Surg. **181,** 575–585 (1975).
4. Bertelsen, S.: Neurovascular compression syndromes of the neck and shoulder. Acta Chir. Scand. **135,** 137–148 (1969).

5. Keshishian, J. M., N. P. D. Smyth: Thoracic outlet syndrome: Diagnosis and management. Ann. Thorac. Surg. **9,** 391–400 (1970).
6. Winsor, T., R. Brow: Costoclavicular syndrome; Its diagnosis and treatment. JAMA **196,** 109–111 (1966).
7. Tyson, R. R., G. F. Kaplan: Modern concepts of diagnosis and treatment of the thoracic outlet syndrome. Orthop. Clin. North. Am. **6,** 507–519 (1975).
8. Steinbrocker, O.: The painful shoulder. In: Arthritis and Allied Conditions. 8th Ed. Edited by J. E. Hollander and D. J. McCarty Jr. Philadelphia, Lea & Febiger (1972).
9. Roos, D. B.: Experience with first rib resection for thoracic outlet syndrome. Ann. Surg. **173,** 429–442 (1971).
10. Conn, J.: Thoracic outlet syndromes. Surg. Clin. North Am. **54,** 155–164 (1974).
11. Roos, D. B., J. C. Owens: Thoracic outlet syndrome. Arch. Surg. **93,** 71–74 (1966).
12. Jackson, R.: The Cervical Syndrome. Springfield, IL, Charles C. Thomas (1978).
13. Spurling, R. G., W. B. Scoville: Lateral rupture of the cervical intervertebral discs. Surg. Gynecol. Obstet. **78,** 350–358 (1944).
14. Duthie, R. B., A. B. Ferguson: Mercer's Orthopedic Surgery. 7th Ed. Baltimore, Williams & Wilkins (1973).
15. Peet, R. M., J. D. Henriksen, T. B. Anderson, G. M. Martin: Thoracic outlet syndrome: Evaluation of a therapeutic exercise program. Proc. Staff Meet. Mayo Clin. **31,** 281–287 (1956).
16. Swezey, R. L.: Arthritis: Rational Therapy and Rehabilitation. Philadelphia, W. B. Saunders (1978).
17. Goldberg, V. M.: The results of first rib resection in thoracic outlet syndrome. Orthopedics **4,** 1025–1029 (1981).
18. Fairbairn, J. F., O. T. Clagett: Peripheral Vascular Diseases, 4th Ed. Philadelphia, W. B. Saunders (1972).
19. Homans, J.: Minor causalgia: A hyperesthetic neurovascular syndrome. N. Engl. J. Med. **222,** 870–874 (1940).
20. deJong, R. H., S. C. Cullen: Theoretical aspects of pain: Bizarre pain phenomena during low spinal anesthesia. Anesthesiology **24,** 628–635 (1963).
21. Bonica, J. J.: Causalgia and other reflex sympathetic dystrophies. Postgrad. Med. **53,** 143–148 (1973).
22. Steinbrocker, O., T. G. Argyros: The shoulder-hand syndrome: Present status as a diagnostic and therapeutic entity. Med. Clin. North Am. **42,** 1533–1553 (1958).
23. Mowat, A. G.: Treatment of the shoulder-hand syndrome with corticosteroids. Ann. Rheum. Dis. **33,** 120–123 (1974).
24. Pak, T. J., G. M. Martin, J. L. Magness, G. J. Kavanaugh: Reflex sympathetic dystrophy. Minn. Med. **53,** 507–512 (1970).
25. Procacci, P., F. Francin, M. Zoppi, et al.: Role of sympathetic system in reflex dystrophies. In: Advances in Pain Research and Therapy. Vol. 1. Edited by J. J. Bonica, D. Albe-Fessard. New York, Raven Press (1976).
26. Edeiken, J., C. C. Wolferth: Persistent pain in the shoulder region following myocardial infarction. Am. J. Med. Sci. **191,** 201–210 (1936).
27. Kozin, F., D. J. McCarty, J. Sims, H. K. Genant: The reflex dystrophy syndrome. I. Clinical and histological studies: Evidence for bilaterality, response to corticosteroids and articular involvement. Am. J. Med. **60,** 321–331 (1976).
28. Bonica, J. J.: Neurophysiologic and pathologic aspects of acute and chronic pain. Arch. Surg. **112,** 750–761 (1977).
29. Melzach, R., P. D. Wall: Pain mechanisms: A new theory. Science **150,** 971–979 (1965).
30. Kozin, F., H. K. Genant, C. Bekerman, D. J. McCarty: The reflex sympathetic dystrophy syndrome. II. Roentgenographic and scintigraphic evidence of bilaterality and of periarticular accentuation. Am. J. Med. **60,** 332–338 (1976).
31. Carlson, D. H., H. Simon, W. Wegner: Bone scanning and diagnosis of reflex sympathetic dystrophy secondary to herniated lumbar disks. Neurology **27,** 791–793 (1977).
32. Moskowitz, R. W.: Clinical Rheumatology. Philadelphia, Lea & Febiger (1975).
33. Hepper, N. G. G., T. Herskovic, D. M. Witten, D. W. Mulder, L. B. Woolner: Thoracic inlet tumors. Ann. Intern. Med. **64,** 979–988 (1966).
34. Paulson, D. L.: Carcinomas in the superior pulmonary sulcus. J. Thorac. Cardiovasc. Surg. **70,** 1095–1104 (1975).

3 Der Schultergürtel

Wenn der Arzt einem „Schulterproblem" gegenübersteht, so muß er sorgfältig prüfen, ob das Beschwerdebild mit den Gelenkstrukturen im engeren Sinne (Arthrose, Bursitis) zusammenhängt oder ob die Beschwerden extraartikuläre Ursachen haben, wie z. B. eine Reflexdystrophie oder einen Projektionsschmerz von der Gallenblase her. Es kommen aber auch systemische Ursachen in Frage [1, 2, 3]. Der Schmerzcharakter kann schon Hinweise geben [1], aber die gezielte Anamnese muß versuchen, verschlimmernde Faktoren aufzudecken, um so die Ursächlichkeit genauer zu bestimmen.

Die Vorgeschichte. Wichtig sind Qualität, Lokalisation, Dauer und Häufigkeit der Schmerzzustände. So erweckt z. B. ein andauernder Achselschmerz von undulierendem Charakter den Verdacht auf eine Mediastinalerkrankung. Schmerz über dem M. deltoideus ist häufig eine Projektion aus der Bursa subacromialis, er kann sich aber auch von einem myofaszialen Trigger point aus dem M. infraspinatus herleiten, und Schmerz in der Trizepsgegend kann im M. serratus post.-superior entstehen [4].

Intermittierende Schmerzen mit Funktionsstörungen erregen den Verdacht einer Sehnenbeteiligung oder einer myofaszialen Ursache. Der typische Kapselschmerz dauert Tag und Nacht an. Man hat hier an eine Synovialitis oder auch an einen Tumor zu denken. Intermittierender Schmerz mit Klopfen oder Brennen läßt am ehesten an eine Algoneurodystrophie denken (Schulter-Hand-Syndrom). Plötzlich einsetzende Schmerzen, die von einer Gelenkblockade begleitet werden, können durch einen Kapselriß oder auch durch eine Luxation hervorgerufen sein. Immer aber muß man sich auch die Frage stellen, ob noch andere Beschwerden bestehen, etwa auch in anderen Gelenken. Es muß so an das Karpaltunnelsyndrom gedacht werden, das ja durch seine retrograde Schmerzprojektion die Schulterregion betreffen kann [5], ebenso wie eine Irritation zervikaler Nervenwurzeln. Intrathorakale, aber auch intraabdominelle Prozesse können einen Projektionsschmerz im Bereich der Schulter und des Schulterblattes auslösen. Bei Irritationen der ventralen Zwerchfellanteile können viszerokutane Schmerzreflexe am Schlüsselbein und an den ventralen Abschnitten der Schulter registriert werden, während die dorsalen Abschnitte Schmerzen in der Supraspinatusregion auslösen können. Sind die zentralen Abschnitte betroffen, so kann der Schmerz in beide Schultern ausstrahlen [6].

Unter den Systemkrankheiten können entzündlicher Rheumatismus und endokrine Störungen (z. B. Hyperparathyreoidismus, Schilddrüsenüber- und -unterfunktion, Diabetes mellitus) die Schulter betreffen ebenso wie neurologische Erkrankungen oder Herz- und Kreislaufstörungen [7, 8, 9].

Eine echte Arthritis ist in weniger als 5 bis 10 % im Spiele [3, 10]. Verschlimmernde Ursachen können aus Beruf und Hobbys entstehen, insbesondere bestimmte Sportarten, aber auch die Schlafposition. Wichtig sind alle Aktivitäten, bei welchen der Arm für längere Zeitabschnitte dicht am Körper gehalten werden muß, wie beispielsweise Maschinenschreiben oder Nadelarbeit. Auch Arbeiten über dem Kopf sind belastend für die Schulter, Tennisspiel und Squash sowie Schlafen mit erhobenen Armen kommen als erschwerende Ursachen in Frage.

Die Schulteruntersuchung. Hierfür sind anatomische Kenntnisse notwendig. Man muß die normale Gelenkbeweglichkeit für alle Ebenen kennen, aber auch die Funktion der beteiligten Muskeln und Nerven. Die störungsfreie Schulterfunktion hängt ab von einem harmonischen Agonisten-Antagonisten-Spiel, von der Integrität der Rotatorenmanschette und der Schleimbeutel, von der Unversehrtheit des langen Bizepskopfes und der Dehnbarkeit der Gelenkkapsel [3]. Das Sternoklavikulargelenk ist ein Scharnier für die Beweglichkeit des Schultergürtels am Rumpf [11].

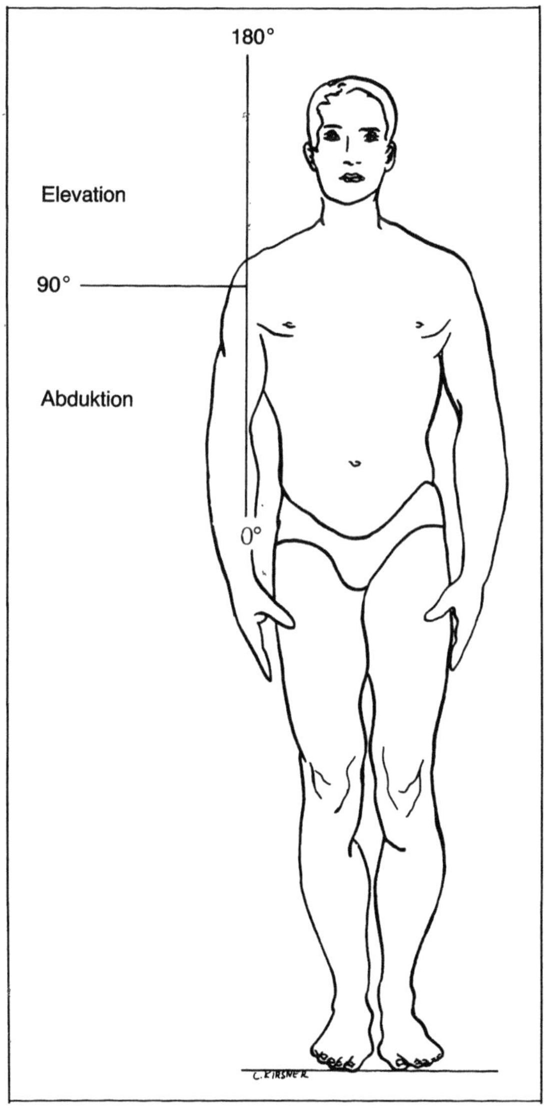

Abb. 3.1. Aktive Schulterbeweglichkeit: Abduktion von 0° bis 90°, Elevation von 90° bis 180°.

Auch jetzt muß der ganze Mensch beachtet werden. Es können Haltungsstörungen vorliegen, und man muß auch auf die Symmetrie der Akromioklavikulargelenke, der Schulterblätter und der Muskulatur achten, dies sowohl in Ruhe als auch in Bewegung. Hier müssen wieder die Symptome differenziert werden, die bei aktiver oder passiver Bewegung sowie bei Bewegung gegen Widerstand auftreten.

Zuerst wird die *Abduktion* des Armes von hinten her beobachtet, der Bewegungsausschlag reicht von 0–90°. Die sich anschließende Elevation reicht von 90 bis 180°. Dann wird die *Vorwärts-/Rückwärtsbewegung* und schließlich die *Drehfunktion* geprüft. Bei seitlich ausgestreckten Armen beugt der Proband die Ellbogen bis zu 90° und rotiert den Ellbogen nach innen (Hand zur Brust) oder nach außen (Hand weg von der Brust).

Diese Rotation kann auch mit dem um 90° abduzierten Arm dargestellt werden. Die *Außenrotation* bringt die Hand nach oben, die *Innenrotation* nach unten (Abb. 3.1, 3.2, 3.3).

Die aktive Beweglichkeit kann entweder durch Schmerz oder durch eine Blokkade begrenzt werden. Dann versucht der Untersucher am entspannten Patienten mit passiven Methoden die Anwesenheit intraartikulärer Ursachen festzustellen. Die Bewegungsabläufe müssen langsam ausgeführt werden, damit auch das Muskelspiel in jeder Richtung beobachtet werden kann. Bei passiven Bewegungen muß in allen Ebenen darauf geachtet werden, daß das Schulterblatt ruhig gehalten wird.

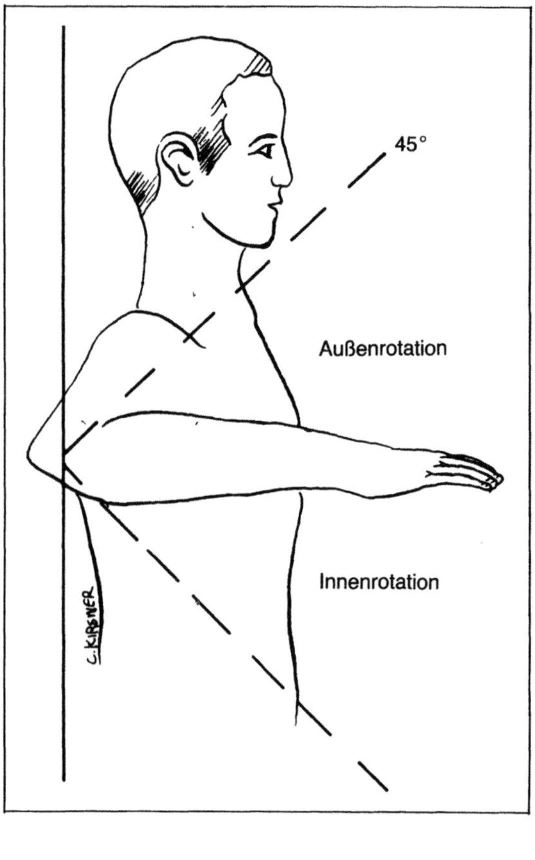

Abb. 3.2. Außen- und Innenrotation des Oberarms.

Man legt deswegen eine Hand auf den Schulterblattrand, um sicherzustellen, daß es sich tatsächlich um die Glenohumeralbewegung handelt, wenn die passiven Funktionen behindert sind.

Eine Capsulitis adhaesiva führt sowohl zu einer aktiven als auch zu einer passiven Bewegungseinschränkung. Ist die Bewegung nur in einer Richtung gestört, so muß der Verdacht auf eine Sehnenläsion oder eine Bursitis entstehen, wohingegen eine passive Bewegungseinschränkung in zwei oder mehr Ebenen auf einen Kapselschaden oder eine Gelenkerkrankung hinweist. Myofasziale Beschwerden oder Engpaßsymptome stören das Bewegungsausmaß, wenn überhaupt, nur wenig.

Der Untersucher muß dann mit sorgfältiger Palpation nach einer Synovialitis, nach einer Tenosynovitis oder nach einer Schwellung des Akromioklavikular- oder des Sternoklavikulargelenkes fahnden und etwaiges Gelenkreiben registrieren. Man muß versuchen, die myofaszialen Schmerzpunkte in den Mm. serratus, rhomboideus, trapezius, teres minor und supraspinatus sowie entlang des Skapularrandes zu ertasten, besonders wenn das Schulterblatt seitwärts gezogen wird, während der Patient den Arm über die Brust schlägt und so eine laterale Rotation des Schulterblatts auslöst (Abb. 3.4).

Hier muß Fingerspitzengefühl walten, und man kann dann ein Zielgebiet (target zone) feststellen. Ein häufiges Beispiel ist der Infraspinatus-Druckpunkt mit einem Zielgebiet über dem Deltoidbereich der Schulter (Abb. 3.5).

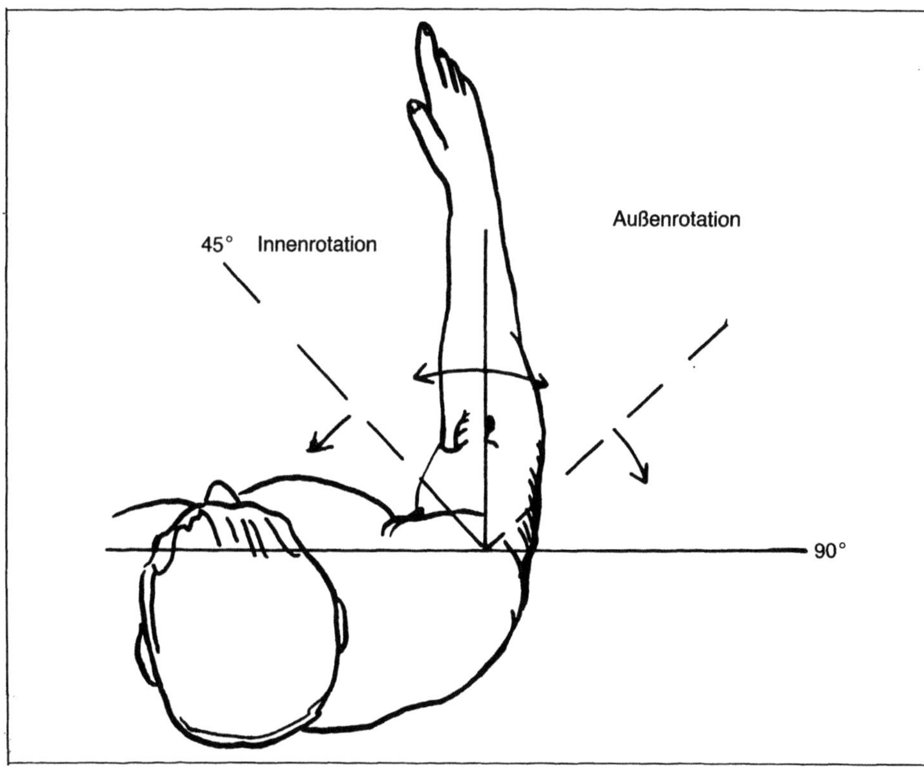

Abb. 3.3. Innen- und Außenrotation des Oberarms.

Es ist früher schon erwähnt worden, daß der Spurling-Test anzuwenden ist, wenn Verdacht auf eine mechanische Alteration zervikaler Nervenwurzeln vorliegt (siehe Kapitel I). Wenn eine Tenosynovitis des Bizeps vorhanden ist, so kann man oft eine Schwellung der Bizepssehne wahrnehmen, wobei man mit dem Finger die Bizepssehne abtastet und den Tastbefund mit dem der nicht betroffenen Schulter vergleicht (Abb. 3.6).

Die aktive Bewegung gegen Widerstand wird geprüft, wenn der Patient den abduzierten und elevierten Arm zwischen 80 und 100° gegen den Widerstand des Untersuchers bewegt [1, 12]. Hier ist vor allem auf Risse in der Schultergelenkskapsel zu achten. Wenn die Schulterbeweglichkeit frei ist, so muß der Verdacht auf das Vorliegen eines Projektionsschmerzes entstehen. Nur durch einen solch differenzierten Untersuchungsgang kommt man zu einer verläßlichen Differentialdiagnose.

Probleme der Rotatorenmanschette

Verletzungen und Erkrankungen der Schulter folgen in ihrer Häufigkeit direkt der Beeinträchtigung des Rückens, besonders in bezug auf arbeitsbedingte Schä-

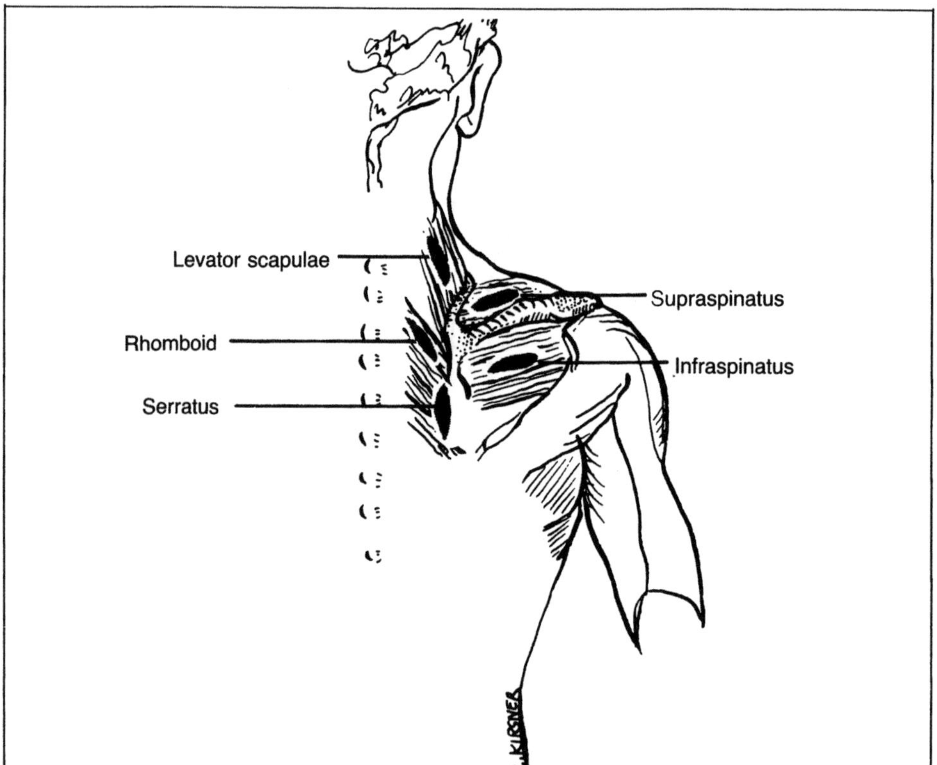

Abb. 3.4. Die Palpation der Mm. supraspinatus, infraspinatus, serratus, rhomboideus und levator scapulae wird möglich, wenn das Schulterblatt nach außen verschoben wird, dadurch daß der betreffende Arm um die Brust auf die andere Schulter gelegt wird. Jetzt können die Trigger points und ihre „Targetzonen“ dargestellt werden.

den [13]. Sie betreffen häufig die Rotatorenmanschette und werden oft ausgelöst durch Verletzung oder Degeneration der Sehnen. Der muskulotendinöse Anteil der Rotatorenmanschette der Schulterkapsel ist die gemeinsame Sehne des M. supraspinatus/infraspinatus und teres minor, die an der tuberositas major ansetzen, und des M. subscapularis, welcher an der Tuberositas minor inseriert [1]. Verletzungen betreffen häufig Patienten über 40 Jahre nach ungewöhnlichen Anstrengungen, die die Schulter betreffen, oder auch jüngere Patienten nach einem Unfall.

Typen der Erkrankungen der Rotatorenmanschette. Am häufigsten kommen hier Erkrankungen der Supraspinatussehne, Engpaßsyndrome, kalzifizierende Tendinosen, subakromionale und subkorakoidale Bursitiden sowie Rotatorenmanschetteneinrisse vor. Die Tendinitis ist selten lokalisiert, und falls das Bild nicht richtig erkannt und behandelt wird, kann sich das Beschwerdebild zur Capsulitis adhaesiva („frozen shoulder") ausweiten. Einklemmungserscheinungen können die Supraspinatussehne oder auch die Bizepssehne betreffen, indem diese Sehnen

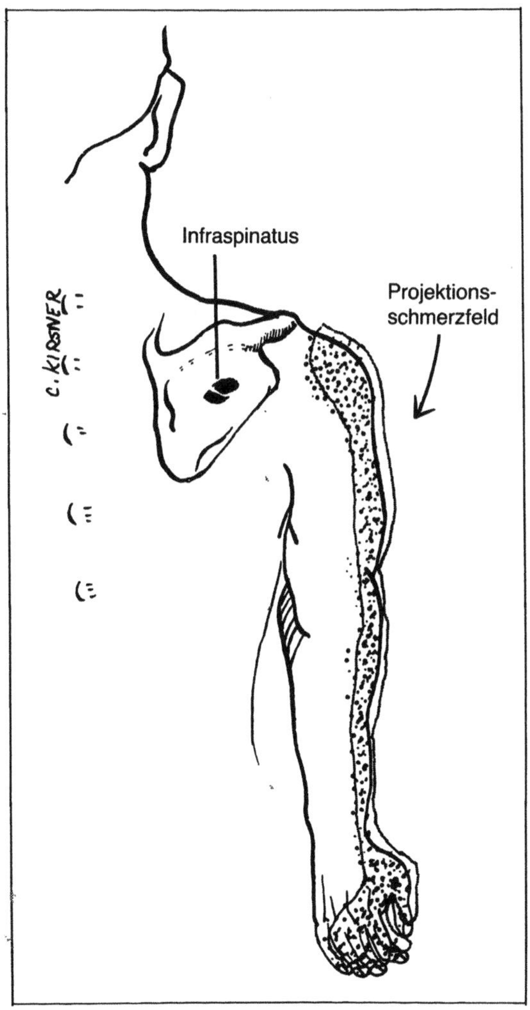

Abb. 3.5. Der Infraspinatus-trigger-point mit Schmerzprojektionsfeld, das von der Deltoidregion bis zur Hand reichen kann.

zwischen Humeruskopf und Akromion eine mechanische Einengung erfahren [14] (Abb. 3.7).

Tendinitis und Engpaßsyndrome. Der Supraspinatusmuskel und seine Sehne sind der häufigste Sitz von Schulterkrankheiten [7]. Typisch hierfür ist der „Schmerzbogen" in einem Bereich von 60 bis 75° Abduktion. Das Vorwärtserheben ist regelmäßig nicht gestört, Nachtschmerz ist häufig. Der Schmerz strahlt gewöhnlich in die ganze Schultergegend aus, er kann in der Intensität stark wechseln, aber sich auch zum Dauerschmerz steigern. Das Einengungssyndrom wird in der Regel durch eine Kompression des M. supraspinatus und des oberen Endes der Bizepssehne hervorgerufen, die sich bei fortgesetzter Elevation oder Vorwärtserhebung des Arms während der Arbeit oder während des Sports einstellen kann. Diese Muskeln und diese Sehnen werden durch den Humeruskopf gegen den Akromionfortsatz oder das Lig. coracoacromiale gedrängt [14, 15] (Abb. 3.7). Manchmal wird hier auch das Gefäßnervenbündel bedrängt [16], in einem Gebiet also, das sowieso einer schlechten Blutversorgung unterworfen ist. So können sich auch ischämische und degenerative Einrisse der Rotatorenmanschette einstellen [17].

Die kalzifizierende Tendinitis betrifft zumeist den M. supraspinatus oder den Bizeps. Sie pflegt schon bei jüngeren Menschen aufzutreten, besonders bei Angestellten [11, 18]. Die kalzifizierende Tendinitis kann eine akute Gicht imitieren, nicht nur in der Schulter, sondern auch in periartikulärem Gewebe [8, 19]. Das Beschwerdebild beginnt häufig akut und erreicht ein Maximum nach einigen Tagen, das oft von einer rapiden spontanen Besserung abgelöst wird, dann, wenn das Kalkdepot in die Bursa subacromialis einbricht. Kalkdepots, wie sie das Röntgenbild ausweist, haben meistens keine Korrelation zu der klinischen Sympto-

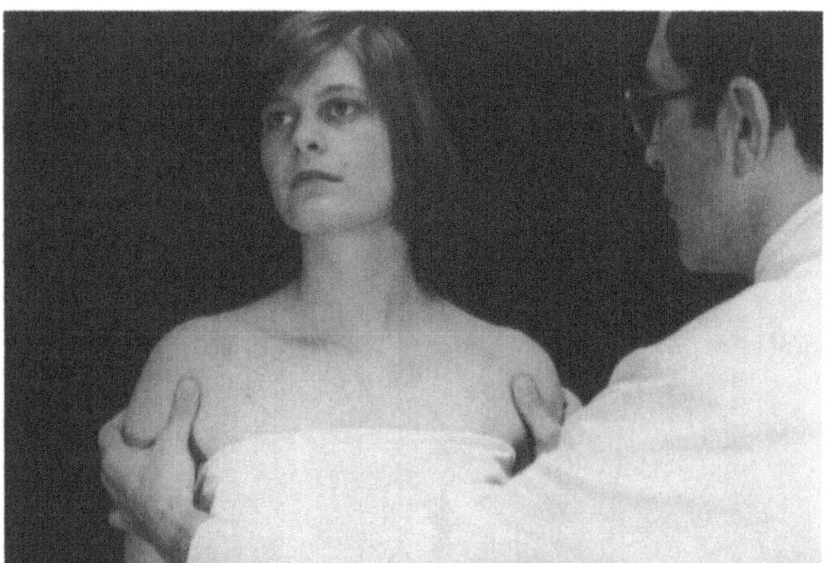

Abb. 3.6. Eine Bizepstendinopathie wird festgestellt, indem Rollbewegungen der langen Bizepssehne ausgeführt und ein Seitenvergleich vorgenommen wird.

matik. Nur bei etwa 35 % der Patienten mit einem solchen Befund treten Beschwerden auf (Abb. 3.8). Wenn aber diese Depots größer als 1,5 cm im Durchmesser sind, tritt häufig Schmerzhaftigkeit ein [8, 20]. Im umgekehrten Sinne können Kalkdepots bei Patienten mit Einrissen der Rotatorenmanschette nicht regelmäßig beobachtet werden, und bei älteren Menschen verursachen sie oft keine Beschwerden [21]. Die Tendinopathia calcarea bleibt immerhin ein potentielles Schmerz- und Störungsbild.

Die Bizepstendinopathie kann als isolierte Erscheinung auftreten. Der Patient klagt dann über Schmerz in der vorderen, oberen Region der Bizepssehne. Der Bereich wird häufig durch einen forcierten Widerstand gegen den gebeugten Ellbogen bei Supination des Unterarmes gereizt [6]. Überlastungen dieses Systems können bei monotonen Bewegungen, beispielsweise beim Befestigen oder Lösen von Deckeln auf Konservengläsern, eintreten. Die Bizepstendinopathie kann aber auch Teil eines Einklemmungssyndroms sein, dann klagt der Betroffene über Schmerzen in der vorderen Schulterpartie und über dem Lig. coracoarcromiale.

Die physikalische Untersuchung der Patienten deckt dann eine Druckdolenz über der Tuberositas major auf, während der Arm nach unten hängt (Dawbarnsches Zeichen). Schmerz wird ausgelöst, wenn der Untersucher den Arm des Patienten nach unten zieht. Das Muskelspiel im Skapulohumeralbereich kann bei der aktiven Schulterbewegung gestört sein, wenn nämlich das Glenohumoralgelenk gesperrt und statt dessen das Schulterblatt zur Ermöglichung der Schulterbe-

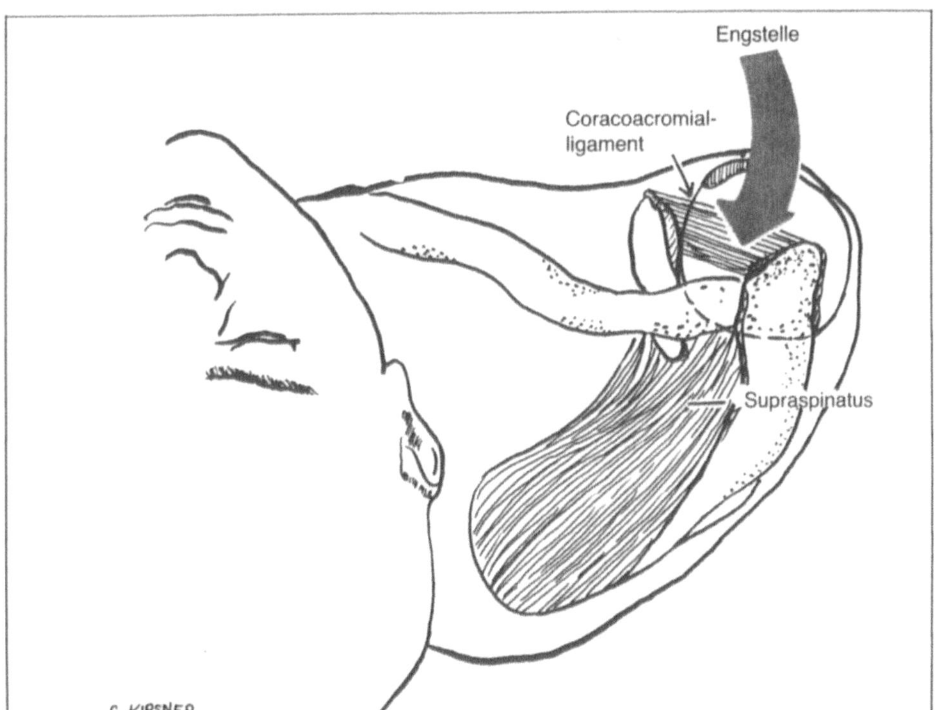

Abb. 3.7. Das Einklemmungssyndrom: Supraspinatus oder Bizepssehnen kommen zwischen Humeruskopf und Akromion in die Klemme.

weglichkeit benützt wird. Dies führt zu einem Anheben der Schulter [1]. Die Bizepstendinopathie geht gewöhnlich mit einer Schwellung der Bizepssehnenscheide einher. Die Verdickung kann der Untersucher ertasten, indem er den Seitenvergleich zwischen betroffener und symptomloser Bizepssehne vornimmt (Abb. 3.6). Hier läßt sich dann isolierter Druckschmerz auslösen. Das Yergasonsche Zeichen besteht in Beugung des Ellbogens und forcierter Supination, also Aufwärtsdrehung der Handinnenflächen gegen Widerstand (Abb. 3.9). Bei Vorhandensein einer Bizepstendinitis gibt der Patient Schmerzen in der Bizepsloge an. Es ist besonders wichtig, daß bei diesen Zuständen, also bei der Tendinopathie des langen Bizepskopfes oder der Rotatorenmanschette, das passive Bewegungsvolumen völlig normal ist.

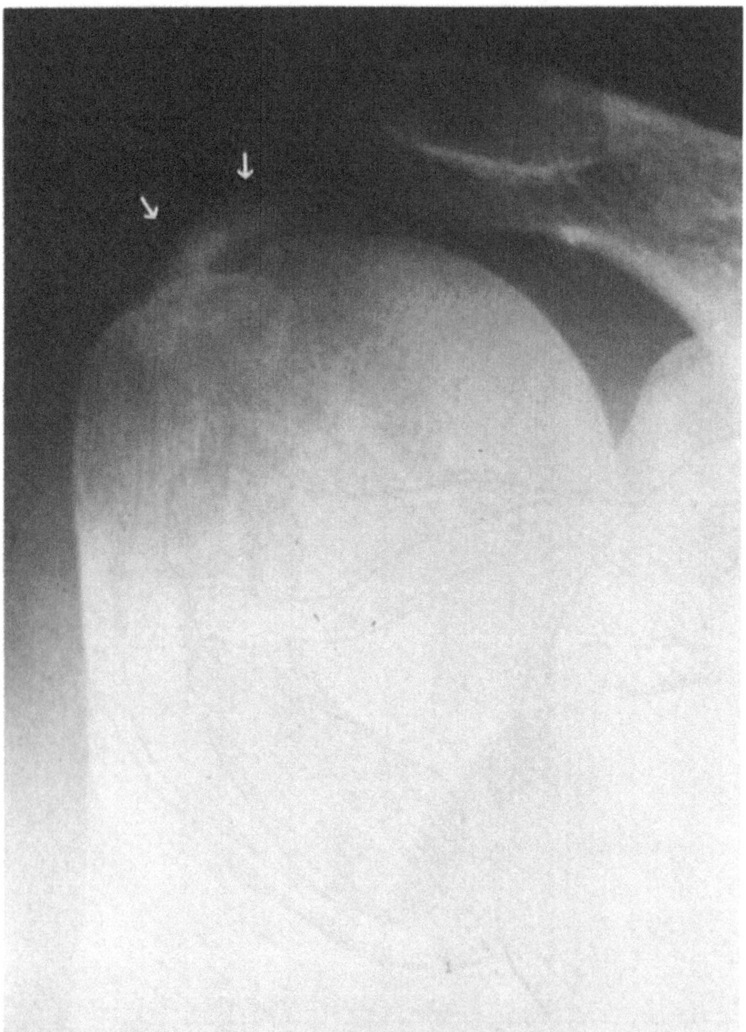

Abb. 3.8. Kalkdepot im Bereich der Bursa acromialis (Pfeile).

Eine Ruptur der Bizepssehne ist in der Regel traumatischer Herkunft und kann durch sichtbare Schwellung mit Abwärtsgleiten und Schwäche der Ellbogenflexion erkannt werden [11].

Ein Engpaßsyndrom wird am besten erkannt, wenn der Oberarm gegen die vorderen Anteile des Akromions während der Elevation gepreßt wird. Der Schmerz verschwindet durch eine Lokalanästhesie unterhalb des Akromions, und diese Maßnahme kann auch als diagnostisches Zeichen angesehen werden [14].

Bursitis. Der Beginn einer Bursitis subacromialis kann akut oder chronisch sein. Die Attacken ereignen sich häufig als Folgezustände einer Läsion oder Rotatorenmanschette, besonders im Bereich der Supraspinatussehne. Der Schmerz ist oft sehr stark, kann Tag und Nacht anhalten und wird verschlimmert durch eine aktive Abduktion des Armes. Meistens strahlt der Schmerz in den Ansatz des M. deltoideus am Übergang des oberen zum mittleren Drittel des Oberarmes aus, und es kann vorkommen, daß der Patient nur hier seinen Schmerz lokalisiert [6]. Affektionen der subakromialen und subkorakoidalen Schleimbeutel treten häufig als Folgeerscheinungen einer zugehörigen Sehnenalteration auf [1].

Sie können also Folgeerscheinungen einer Tendinopathie der Rotatorenmanschette, der Bizepssehne oder einer Kompression des Schleimbeutels sein. Ein Riß der Rotatorenmanschette kann die Basis der Bursa subacromialis mitbeteiligen und eine Drucksteigerung durch die Flüssigkeit zustandebringen. Die Bursa subcoracoidea liegt zwischen Processus coracoides und der Gelenkkapsel, und sie kann durch Druckwirkung des Coracoids gegen den Humeruskopf besonders durch übermäßige Beanspruchung des Armes irritiert werden. Schmerz wird über dem Rabenschnabelfortsatz und im medialen Schulterbereich angegeben [6].

Eine Schwellung kann nur selten beobachtet werden, es sei denn, es läge eine systemische Erkrankung vor, die eine echte Synovialitis auslöste. Bei der klinischen Untersuchung ist eine maximale Entspannung des Patienten notwendig,

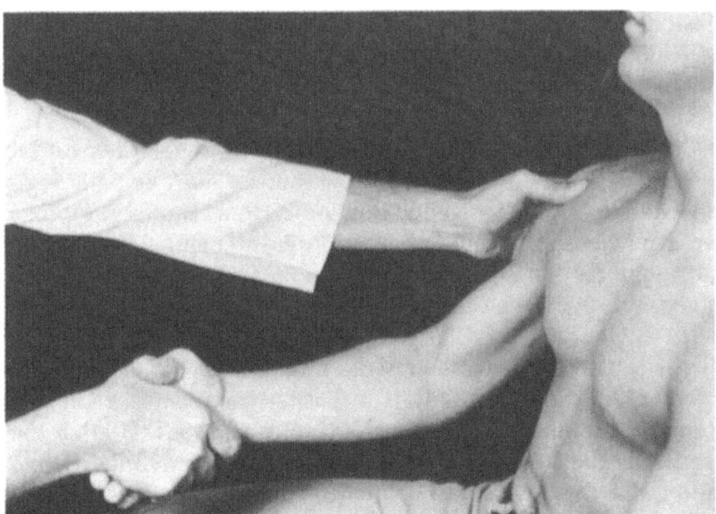

Abb. 3.9. Das Yergasonsche Zeichen: Bei angebeugtem Unterarm führt der Patient gegen den Widerstand des Untersuchers eine Supination, wodurch Schmerz in der Bizepssehne entsteht.

bevor festgestellt werden kann, daß die passive Beweglichkeit normal ist. Liegt eine Muskelsperre vor, so betrifft die Funktionseinbuße lediglich eine Ebene, nämlich die Abduktion.

Der Rotatorenmanschettenriß. Bei jüngeren Menschen kann ein Einriß der tendomuskulären Rotatorenmanschette einen akuten Schmerz auslösen. Bei älteren Menschen wird dieses Symptom häufig vermißt [11]. Wird in der Vorgeschichte über einen Sturz auf die Schulter oder auf den ausgestreckten Arm berichtet, so muß ein automatischer Verdacht auf eine solche Komplikation entstehen. Eine sorgfältige Diagnostik ist notwendig. Es mag sein, daß der Betroffene den Arm bis dicht unter 90° aktiv abduzieren kann. Wenn er aber versucht, gegen den Widerstand des Untersuchers Abduktion und Elevation weiter auszuführen, gibt der Arm nach und fällt herunter (Moseley-Test). Danach ist die Schulter zu einer normalen passiven Funktion fähig [1, 11]. Diese Diskrepanz sollte rasche auf den Verdacht eines Einrisses der Muskelsehnenmanschette führen.

Insgesamt muß noch einmal auf die wichtigsten Regeln bei der Schulteruntersuchung hingewiesen werden:

1. Denke an und untersuche den ganzen Patienten,
2. berücksichtige Verschlimmerungsfaktoren wie Haltungsmängel oder unzweckmäßige Gewohnheiten bei Arbeit, Hobby und Sport,
3. untersuche die gesamte Schulterfunktion aktiv, passiv und gegen Widerstand,
4. beachte das Muskelspiel des Skapulohumoralbereiches während aktiver Aktionen. „Hände-Auflegen" ist von besonderer Bedeutung.

Ätiologie. Die Ätiologie der Weichteilerkrankungen der Schulter ist unklar, wahrscheinlich aber biochemischer und traumatischer Natur [21]. Degenerative Veränderungen der Rotatorenmanschette finden sich bei praktisch allen Menschen nach dem 5. Lebensjahrzehnt. Die kritische Zone ist die Insertion der Manschette am Humerus. Wahrscheinlich begünstigt eine vorbestehende Ischämie das Ausmaß von traumatischen Läsionen. Unvollständige Lücken werden bei 30 % der Sektionen gefunden [6]. Die Supraspinatussehne ist dauernder Reibung mit dem Akromion ausgesetzt, und die Degeneration dieser Sehne ist ein nahezu konstanter Befund bei Schulterkapselerkrankungen [6].

Die Einengung des M. biceps und der Supraspinatussehne zwischen dem vorderen Winkel des Rabenschnabels und dem Lig. coracoacromiale führt zu pathologischen Veränderungen. Man kennt hier folgende Stadien: Ödem, Blutung, Fibrose und Tendinitis sowie Knochensporn mit Sehnenruptur [14]. Bei Operationen findet man häufig Erosionen an der Bizepssehne. Sie kann auch völlig verschwinden oder im Bizepslager verborgen sein, insbesondere bei Menschen über 50 Jahren [11].

Eine Dislokation der Bizepssehne kann dann vorkommen, wenn die Gelenkkapsel überdehnt wird, wodurch die Sehne über die Tuberositas minor rutschen und so eine Tendinopathie auslösen kann [6]. Die Bizepssehne wird bedeckt durch ein querverlaufendes Band, das die Fossa bicipitalis kreuzt, und so wird die Sehne durch eine Ausbuchtung der Synovialis von echtem Gelenkkapselgewebe eingehüllt.

Menschen mit einem flachen Glenoid neigen zu Subluxationen oder völliger Ausrenkung infolge eines Traumas. Eine akute Bursitis subacromialis kann durch

Blutung in den Schleimbeutel und der umgebenden Sehnenscheide beim Sport entstehen. An einen Riß der Muskelsehnenmanschette muß gedacht werden [14]. Einklemmungserscheinungen ereignen sich oft bei Sportenthusiasten jenseits des 4. Lebensjahrzehnts ebenso wie eine Subluxation der Bizepssehne.

Die kalzifizierende Tendinopathie zeigt histologisch Kalkdepots und entzündliche Infiltrate, manchmal auch Riesenzellen in den dystrophischen Sehnenfibrillen. Dies weist darauf hin, daß die Kalzifikation eine Folge der dystrophischen Veränderungen ist [13]. Eine Sehnenruptur kommt hierbei selten vor. Kalkeinlagerungen mit Zahnpastenkonsistenz kommen oft an den Sehnenkapselstrukturen und an den Sehnenansätzen vor [22]. Der chemischen Struktur nach handelt es sich um Hydroxyapatit, doch sind die Kristalle wegen ihrer Kleinheit schwer nachweisbar. Sie erscheinen oft in Klumpen oder in der Art von kugelförmigen, durchscheinenden Körperchen [8, 23, 24]. Bei der Elektronenmikroskopie ist die Kristallidentifikation in der Regel leichter [22–24]. Findet die Kalkeinlagerung in der Tiefe des Sehnenkörpers statt, so werden Symptome oft nicht wahrgenommen; der Schmerz erscheint, wenn die Ablagerungen den Schleimbeutel irritieren, und Erleichterung tritt ein, wenn solche Depots in den Schleimbeutel einbrechen [6]. Es scheint nicht ausgeschlossen, daß dem Ganzen eine primäre Störung des Kalziumhydroxyapatit-Stoffwechsels zugrunde liegt. Man sollte deswegen auch nach solchen Ablagerungen in anderen periartikulären Strukturen suchen.

Insgesamt gesehen, ist es wahrscheinlich, daß die Erkrankungen der muskulotendinösen Rotatorenmanschette mechanischer und biochemischer Natur sind. Offenbar spielen häufig einwirkende Mikrotraumen eine Rolle. Es ist deshalb auch wichtig, solche Faktoren ausfindig zu machen und zu eliminieren. Dann kann eine langdauernde Besserung eintreten. Deswegen muß man den Betroffenen genau nach seinen Gewohnheiten bei der Arbeit, der Freizeitbeschäftigung, aber auch hinsichtlich seiner Schlafstellung befragen.

Labor- und Röntgenuntersuchung. Als diagnostisches Routineprogramm sollten Blutsenkung, Thorax-Röntgenaufnahme und Röntgenbilder der Schulter aus mehreren Ebenen vorgenommen werden. Dies ist besonders dann wichtig, wenn eine Probebehandlung versagt hat. Das Röntgenbild der Schulter kann durch den Befund der „Zipfelmütze" einen typischen Aspekt ergeben (Abb. 3.8). Dies weist darauf hin, daß die Kalkablagerungen in die Bursa subacromialis eingebrochen sind [21, 25]. In der Regel darf man dann annehmen, daß eine spontane Resorption stattfindet. Wenn das Kalkdepot aber größer als 1,5 cm im Durchmesser ist, sollte eine Irrigation des Schleimbeutels in Betracht gezogen werden.

Das Röntgenbild kann auch eine Osteoporose oder fleckige Zysten im Humeruskopf aufweisen, was durch eine Supraspinatustendinopathie ausgelöst sein kann. Der äußere Rand des Schlüsselbeins ist manchmal bei metastatischen Prozessen völlig resorbiert. Degenerative Veränderungen des glenohumoralen oder akromioklavikularen Gelenks können gelegentlich sichtbar gemacht werden. Diese Befunde müssen mit dem klinischen Befund in Übereinstimmung gebracht werden.

Ein Arthrogramm der Schulter ist dann angezeigt, wenn die klinischen Befunde auf einen Riß in der Rotatorenmanschette hinweisen. Dies muß aber nur dann geschehen, wenn die übliche Therapie nicht erfolgreich war. Wird ein positiver Moseley-Test gefunden, dann sollte das Arthrogramm möglichst sofort gemacht werden, da der Verschluß eines Manschettenrisses schwierig wird, wenn die Diagnose nicht rasch gestellt wurde. Bei anderen Indikationen kann die Arthrographie zwar einige Informationen liefern, aber diese werden das Therapieprogramm nicht beeinflussen.

Differentialdiagnose. Hier ist vor allem wieder an Schmerzen von Engpaßsyndromen, aber auch an systemische, entzündliche Erkrankungen und an Neoplasien zu denken. Viszerokutane Reflexe, die vom Zwerchfell ausgehen, haben oft die Schulter als Zielgebiet. Der Schmerz kann dann durch einen sanften, aber genügend intensiven Druck auf das Epigastrium provoziert werden. In diesen Fällen muß man nach Hiatushernien, nach Refluxösophagitis, Magengeschwüren oder anderen peptischen Ulzera suchen. Eine sorgfältige neurologische Prüfung ist nötig, um eine zervikale Radikulopathie auszuschließen. Allzu selten wird auch an die Möglichkeit einer Schilddrüsenunterfunktion gedacht.

Behandlung. Der Therapieplan muß aus der sorgfältig erarbeiteten Diagnose entwickelt werden. Es ist vor allem wichtig, verschlimmernde Einflüsse abzustellen. Liegt eine Tendinopathie vor, so kann man mit gezielten Injektionen oft schlagartig Besserung erzielen (Abb. 3.10, 3.11). Man kann auch zuerst lediglich ein lokales Anästhetikum spritzen und dann im Falle der Wirksamkeit ein Kortikoid hinzufügen. In allen Fällen ist der Effekt solcher gezielter Maßnahmen auch zur Sicherstellung der Diagnose verwertbar [1, 6, 14, 21]. Manchmal ist es nötig, für zwei bis drei Wochen die angeschuldigten Belastungen auszusetzen.

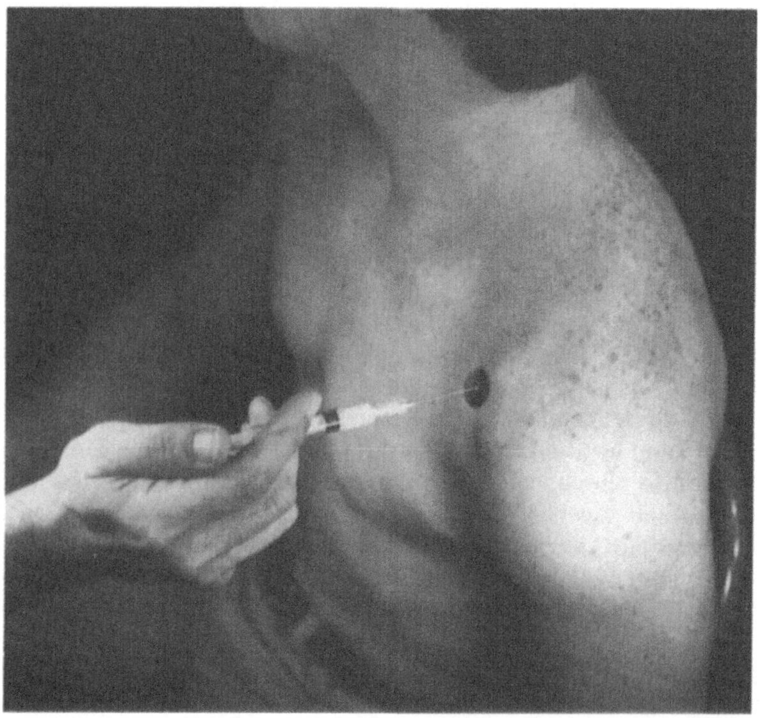

Abb. 3.10. Nach Lokalisation der Tendinopathie unter dem Akromioklavikulargelenk erfolgt die gezielte Injektion mit einem Steroidprokaingemisch.

Jeder Patient muß zu Hause ein aktives und gezieltes Bewegungsprogramm regelmäßig absolvieren. Nach Abklingen der akuten Phase sind Lockerungsübungen durchzuführen, die dann von Maßnahmen zur Dehnung der Schulterkapsel ergänzt werden (Abb. 3.12, 3.13). Dies kann mit Übungen an der Wand erreicht werden (Abb. 3.14). Im allgemeinen sollten diese Übungen zweimal täglich betrieben und das Programm über mehrere Wochen fortgesetzt werden.

Wenn das Kalkdepot mehr als 15 mm Durchmesser hat, so sollte man eine Aspiration und Irrigation vornehmen, aber nur dann, wenn die anfängliche, gezielte Injektion nicht eine wesentliche Besserung brachte. Zunächst kann sich dann der Schmerz verschlimmern, und man kann dann für 24 Stunden einen Eisbeutel auflegen. Führen zwei oder drei Injektionen nicht zum Ziel, so muß die Diagnose überprüft werden [1, 26]. Gelegentlich kann man auch mit Ultraschall die eingebrachten Steroidkristalle dispersieren, und dies müßte unmittelbar im Anschluß an die Injektion vorgenommen werden.

Tritt die Tendinopathia calcarea bei jungen Menschen auf, so muß auch an eine Störung des Kalziumapatitstoffwechsels gedacht werden. Dann empfiehlt sich die

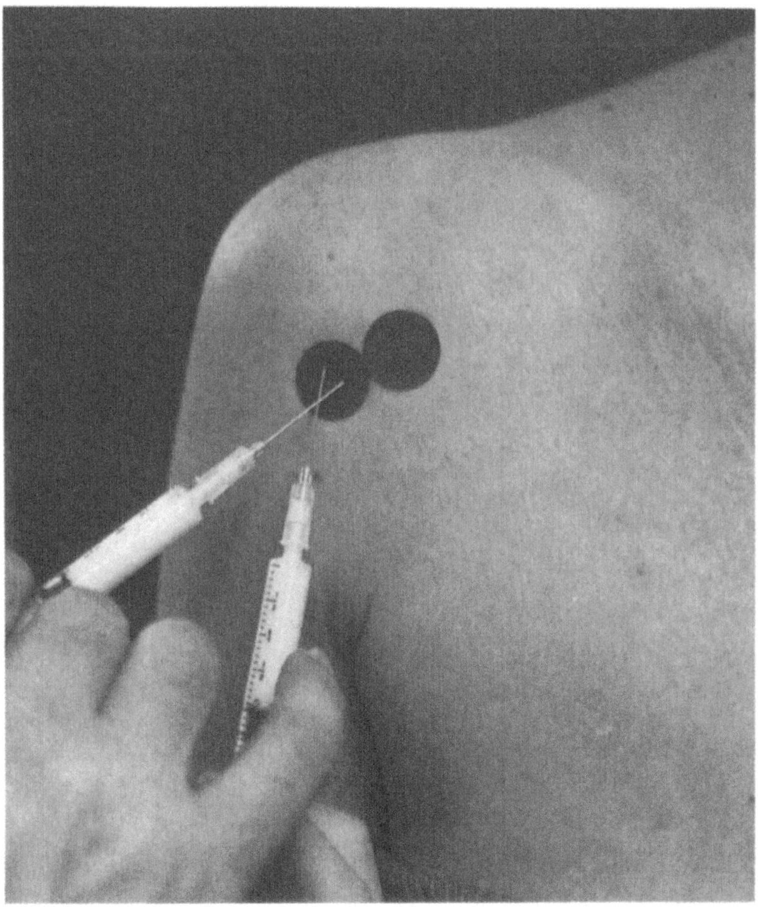

Abb. 3.11. Nach Durchstechen der Haut wird die Nadel parallel zum Sehnenverlauf geführt.

Verordnung von Colchicin (0,6 mg, zwei- bis viermal täglich) [19] oder eines nichtsteroidalen Antiphlogistikums über einen längeren Zeitraum.

Verlauf und zusätzliche Empfehlungen. Nach Angaben von Richardson hängt die funktionelle Prognose des Rotatorenmanschetten-Syndroms von dem Ausmaß der passiven Beweglichkeit ab. Fast in allen Fällen konnte durch Injektionstherapie und spezielle Gymnastik ein gutes Ergebnis erzielt werden, wenn der Ausgangsbefund diese Voraussetzung aufzeigte [27]. Man kann bei 90 % der Patienten

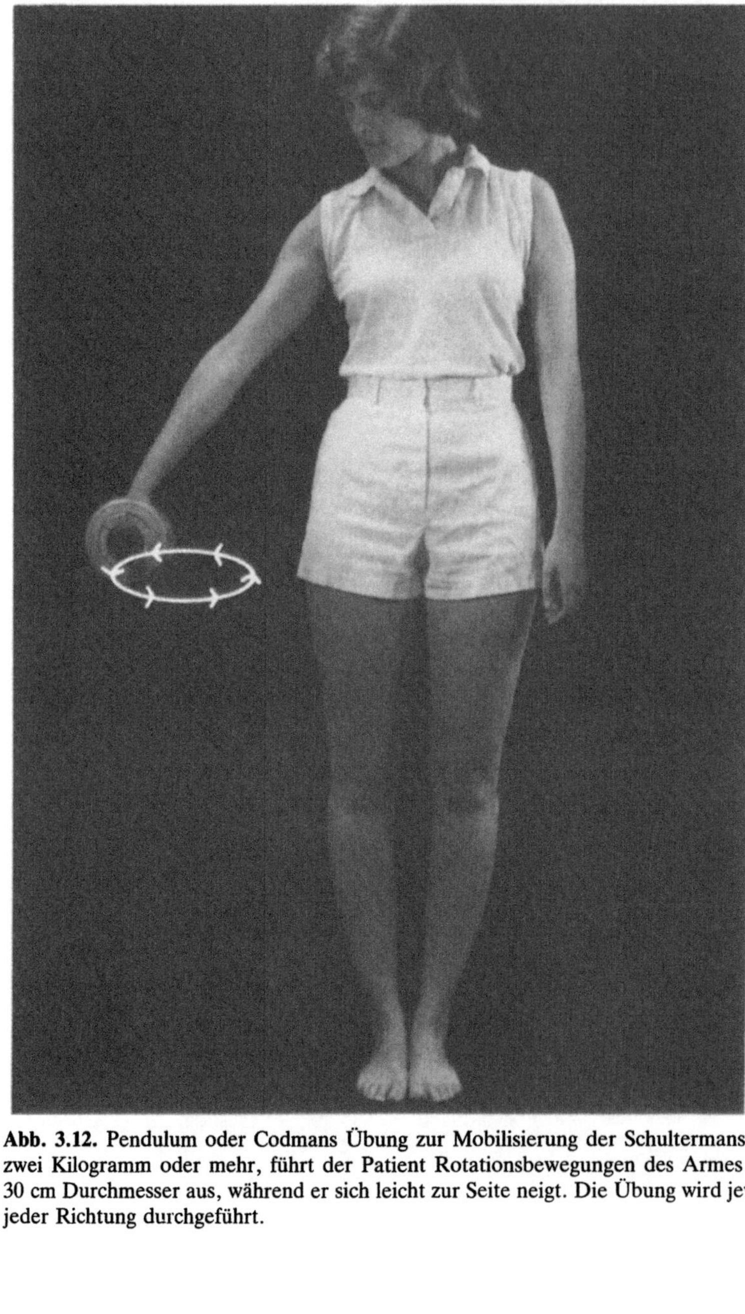

Abb. 3.12. Pendulum oder Codmans Übung zur Mobilisierung der Schultermanschette: Belastet mit zwei Kilogramm oder mehr, führt der Patient Rotationsbewegungen des Armes in einem Kreis mit 30 cm Durchmesser aus, während er sich leicht zur Seite neigt. Die Übung wird jeweils eine Minute in jeder Richtung durchgeführt.

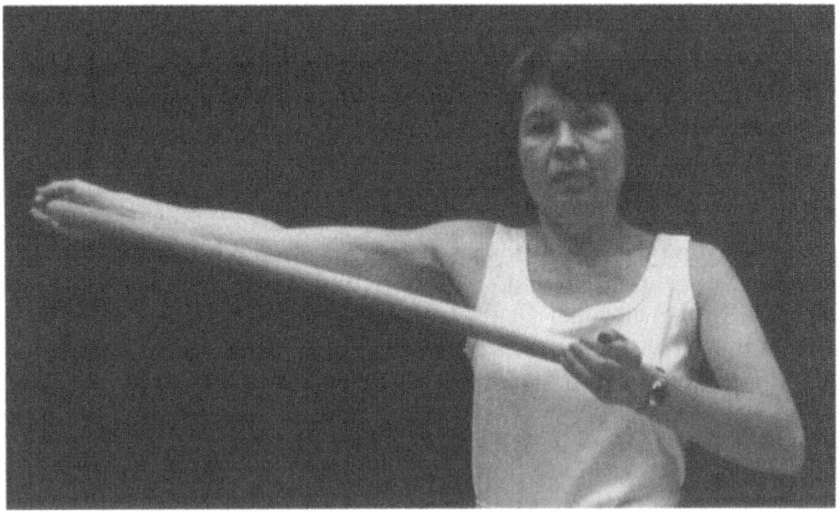

Abb. 3.13. Stabübungen: Der gesunde Arm drückt mit dem Stab den lädierten Arm hin und her, um so die Schulterkapsel zu dehnen. Danach wird der Stab zur Mittellinie zurückgeführt.

innerhalb von drei bis sechs Wochen zufriedenstellende Ergebnisse erzielen [1, 14, 21]. Nur bei 10 % der Patienten ist eine chirurgische Intervention zu erwägen [21].

Eine allzu lange Immobilisation bei Einriß der Rotatorenmanschette kann die Entwicklung einer Capsulitis adhaesiva („frozen shoulder") begünstigen. Deswegen muß von vornherein eine geführte passive Bewegungstherapie betrieben werden, die allmählich in ein aktives Übungsprogramm übergeht.

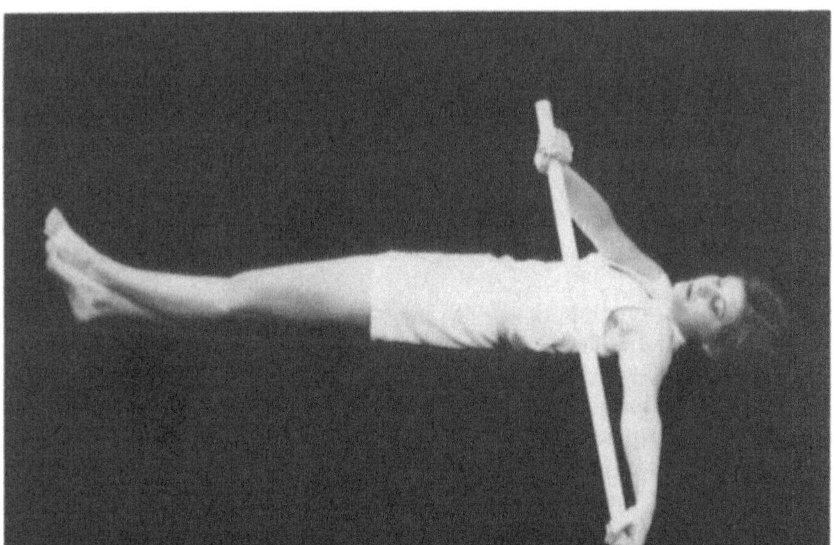

Abb. 3.14. Stabübung im Liegen: Der Patient liegt auf der Bettkante. Der gesunde Arm drückt die lädierte Schulter nach hinten, um so die Bizepssehne zu dehnen.

Capsulitis adhaesiva (frozen shoulder)

Dieser Begriff beschreibt eine häufige Störung mit einer Einschränkung der Schultergelenksbeweglichkeit. Synonyma sind Periarthritis, Bursitis adhaesiva, Duplaysche Erkrankung [21] und andere. Die Störung kann eine oder beide Schultern betreffen. Sie kommt häufig bei Frauen mit kardiovaskulären Erkrankungen vor [11], aber ebenso oft wird sie bei Männern beobachtet. Sie ist selten bei Personen unter 40 Jahren.

Die Störung beginnt gewöhnlich auf einer Seite und sehr allmählich. Die Betroffenen klagen über Nachtschmerz und Bewegungsbehinderung [28]. Ein Funktionsverlust wird manchmal zuerst beim Anziehen einer Jacke oder beim Schließen eines Büstenhalters bemerkt. Erst später kommt eine Einschränkung der Elevation hinzu. Die Schmerzen werden vor allem in die anterolateralen Regionen der Schulter und des Oberarmes oder auch in die Beuger des Unterarms lokalisiert. Manchmal strahlt der Schmerz in den Brustkorb ein. Klopfende oder brennende Schmerzen werden selten geäußert. Eine unbehandelte „frozen shoulder" durchläuft drei Stadien: „Einfrieren", „Eingefrorensein" und „Auftauen" [1]. Es ist aber ungewöhnlich, daß eine unbehandelte „frozen shoulder" sich vollkommen löst und eine normale Funktion zurückgewinnt [29, 30]. Öfter bessert sich zwar der Schmerz, aber die Bewegungsbehinderung bleibt. Der Schmerz kann von Tag zu Tag in seinem Ausmaß schwanken, was auch abhängig von dem Gebrauch des Armes ist.

Bei der klinischen Untersuchung werden einige Auffälligkeiten festgestellt. Es sind sowohl aktive als auch passive Mobilität eingeschränkt, zuerst in der Regel Elevation und Innenrotation, später entwickelt sich eine globale Limitation meist mit Ausnahme der Anteversion.

Druckschmerz wird vor allem bei der Palpation der Sehnen angegeben, die die Rotatorenmanschette bilden [11]. Manchmal steht der Humeruskopf auf der betroffenen Seite höher, was durch eine Annäherung an das Akromion verursacht wird. Bei lang andauernden Bewegungsbehinderungen kann sich eine Hypotrophie der gesamten Schultergürtelmuskulatur entwickeln. Dystrophische Veränderungen kommen an der oberen Extremität relativ selten vor.

Ätiologie. Die „frozen shoulder" entwickelt sich meist durch Ausbreitung einer Entzündung der benachbarten Sehnen [11] oder auch, wenn der Arm in einer abduzierten Zwangshaltung bewegungslos gehalten wird wie beim Schreibmaschinenschreiben.

Ein insulinbedürftiger Diabetes kann zu einer „frozen shoulder" führen, was für 5–10 % der Betroffenen erwiesen ist [9]. Eine Korrelation mit einer Polyneuropathia diabetica besteht aber nicht, dagegen wird die Dupuytrensche Kontraktur bei 6 % der Patienten mit adhäsiver Kapsulitis und Diabetes angetroffen [9]. Positive Beziehungen sind auch zur koronaren Herzkrankheit beschrieben [9, 31, 32].

Der pathologisch-anatomische Befund besteht in Verdickung und Kontraktur der Schulterkapsel als Ergebnis einer chronisch-entzündlichen Infiltration [33]. Die Kapsel scheint von einem „Verleimungsprozeß", insbesondere im Bereich des langen Bizepskopfes, betroffen zu sein.

Kürzlich wurde berichtet, daß bei 21 von 28 Patienten mit „frozen shoulder" eine positive HLA-B-27-Typisierung gefunden wurde [34]. Der Immunglobulin-

A-Spiegel war erniedrigt und ebenso der Lymphozytentransformationstest [35]. Daraus zog Bulgen den Schluß, daß eine genetische Prädisposition vorliegt und daß sich eine Autoimmunreaktion an eine degenerative Veränderung des M. supraspinatus anschließt [35].

Labor- und Röntgenuntersuchungen. In den frühen Stadien einer adhäsiven Kapsulitis kann die Blutsenkung gelegentlich etwas erhöht sein. Immer sollte nach einer Zuckerstoffwechselstörung geforscht werden. Ein Arthrogramm ist in der Regel nicht notwendig. Die Differentialdiagnose des Kapselrisses ist nicht schwie-

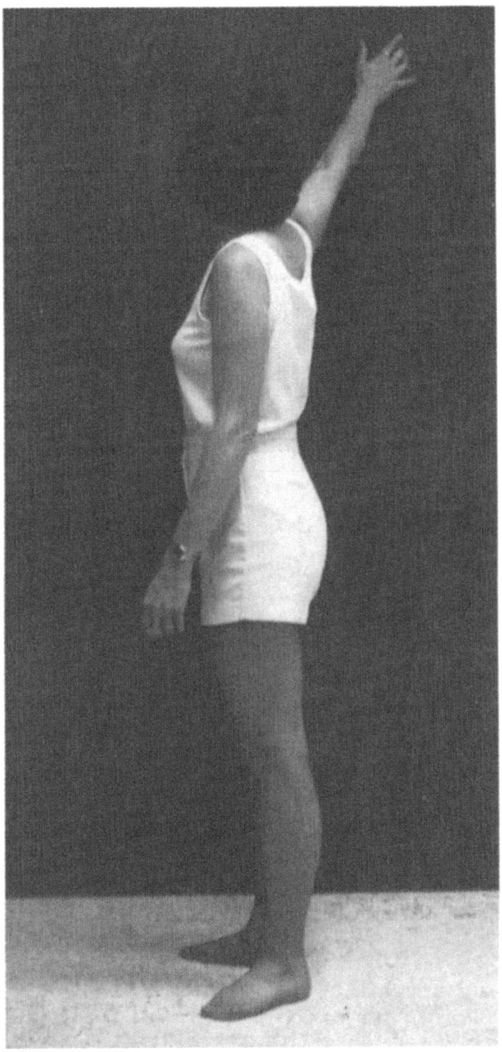

Abb. 3.15. Der Wandklettertest für die Schultermobilisation: Der Patient steht im Abstand von knapp 1 m seitlich zur Wand. Leicht nach hinten gedreht, klettern die Finger jetzt an der Wand aufwärts bis zum höchstmöglichen Punkt. Dann wird die Hand langsam zurückgeführt.

rig, und das Vorhandensein von kleinen Lücken ist klinisch unbedeutend. Bei längerem Bestehen kommt es zu einer Schrumpfung der Gelenkkapsel [37].

Differentialdiagnose. Ist die Blutsenkung höher als 70 mm n. W., so muß an eine Polymyalgia rheumatica gedacht werden. Auch die rheumatoide Arthritis kann eine ,,frozen shoulder" verursachen. Deswegen ist in Zweifelsfällen das gesamte diagnostische Arsenal der Rheumatologie einzusetzen.

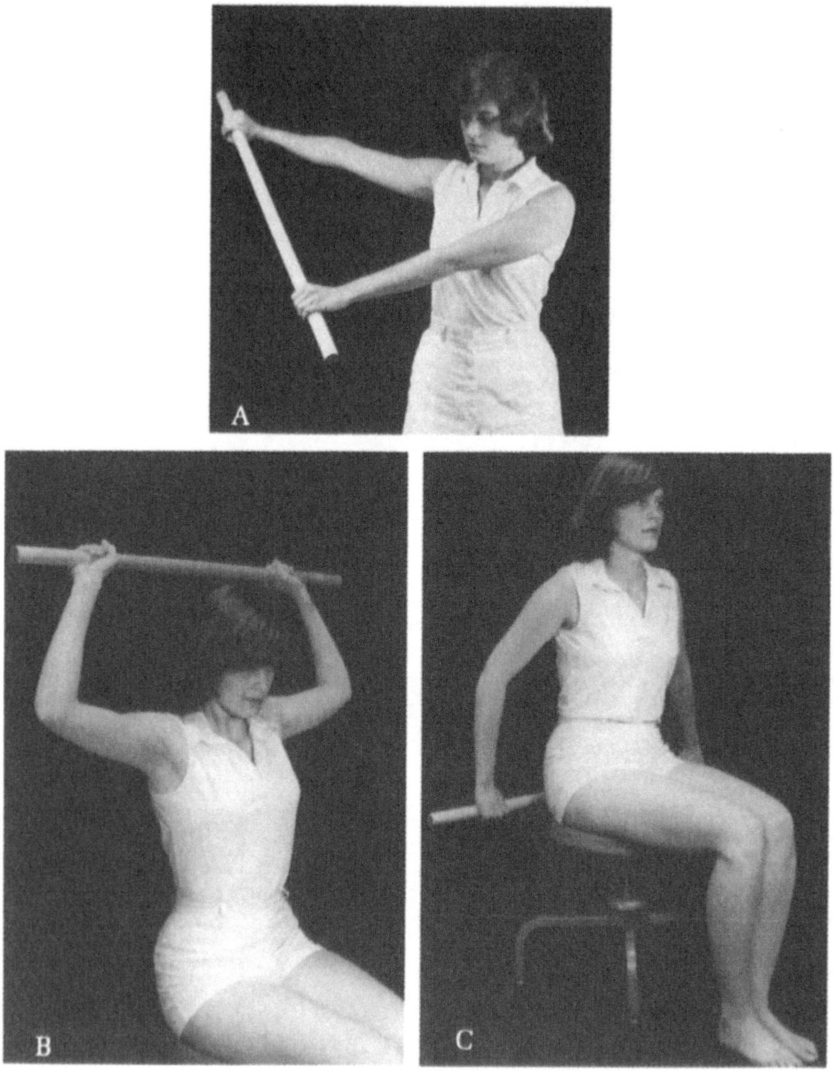

Abb. 3.16. Stabübungen zur Mobilisierung der ,,frozen shoulder":
A. der gesunde Arm führt den beschädigten, gestreckten Arm zur Seite,
B. oder über den Kopf und zurück,
C. oder rückwärts auf und ab.
Jede Übung wird für sich in kontinuierlicher Bewegung ausgeführt, und zwischen den Übungen werden Pausen von etwa einer Minute eingelegt.

Behandlung. Der Patient soll informiert werden, daß schmerzfreie Beweglichkeit erreicht werden kann, bis dahin aber Monate vergehen können. Während dieser Zeit sollen die normalen Aktivitäten aufrechterhalten werden. Belastungsfaktoren sind auszuschalten. Die Mitarbeit des Patienten muß durch Überzeugung sichergestellt werden. Das Übungsprogramm muß stufenweise ablaufen: Man beginnt mit Pendelübungen, dann kommt Gymnastik an der Sprossenwand [3, 38] und schließlich Über-Kopf-halte-Übungen [11]. Übungen an der Sprossenwand können dann begonnen werden, wenn der Patient die Abduktion bis 60° ausführen kann (Abb. 3.15). Die Therapiedauer hängt davon ab, ob der Kranke das Übungsprogramm auch trotz Schmerzhaftigkeit abwickelt. Der Schmerz ist für den Patienten der schlimmste Widersacher bei der Rehabilitation der „frozen shoulder", deswegen muß er immer wieder ermutigt werden, die Übungen auch über die Schmerzgrenze hinaus progressiv zu entwickeln. Der gesunde Arm kann dem kranken helfen und so geführte Bewegungen ermöglichen (Abb. 3.16 A, B, C). Auch die Stabgymnastik hat gute Einwirkungsmöglichkeiten. Alle Maßnahmen müssen durch eine Krankengymnastin kontrolliert, gegebenenfalls korrigiert werden.

Die meisten Autoren empfehlen Kortikosteroid-Injektionen in die Rotatorenmanschette, aber auch intraartikulär. Es ist richtig, daß mit der gezielten Injektion in die Trigger points die beste Schmerzstillung erreicht wird. Bevorzugte Injektionsstellen sind Supraspinatusansatz und die Bursa subacromialis, die Bizepssehnenscheide, die hinteren Abschnitte der Gelenkkapsel und das Glenohumoralgelenk [3] (Abb. 3.17). Einzelne Wiederholungen der Injektionen sind nach Abklingen der Wirkung möglich [39].

Verlauf und zusätzliche Empfehlungen. Man kann damit rechnen, daß 60 bis 95 % der Fälle ein normales oder fast normales Bewegungsvolumen erreichen [30, 36, 38]. Mit den genannten, gezielten Maßnahmen kann man innerhalb von zwei

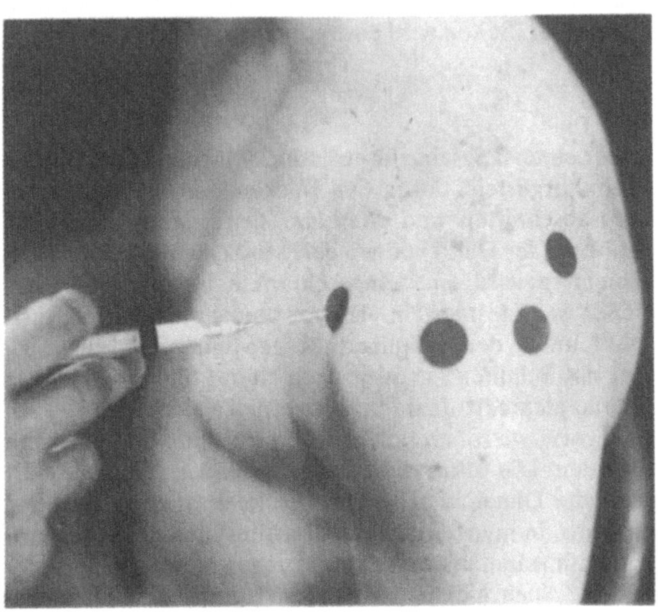

Abb. 3.17. Die vier Injektionspunkte der „frozen shoulder": Supraspinatussehne, Bursa subacromialis, Bizepssehne und hinterer Abschnitt der Gelenkkapsel im Bereich des M. teres minor.

Wochen in der Mehrzahl der Fälle entscheidende Erleichterung bringen. Verbleibende Behinderungen können erst allmählich unter konsequenter Fortsetzung des Übungsprogramms ausgeglichen werden [29, 30]. Manipulationen dürften nur selten notwendig werden, und weniger als 1 % benötigen eine Mobilisation in Narkose. Auffälligerweise ist es der insulinbedürftige Diabetiker, der solche Therapieprobleme bietet. Geduld und Sachverstand sind bei Patient und Arzt gleichermaßen notwendig [21]. Manipulation unter Narkose sollte als letzte Rehabilitationsmöglichkeit der „frozen shoulder" erachtet werden [11].

Die Schulterblattregion

Die Schulterblattbeweglichkeit ist ein integraler Bestandteil der Mobilität der oberen Extremität. Wenn der Arm vor- oder seitwärts erhoben wird, wird auch die Schulterblattregion in Anspruch genommen, und die Mm. rhomboides serratus anterior, levator scapulae und pectoralis minor sind wichtige Stabilisatoren der Skapulabewegung [11], sie können auch eine Schmerzquelle dieser Region ausmachen. Hier sind insbesondere drei Schmerzsymptome von Bedeutung: die schnappende Schulter, das Skapulokostal-Syndrom und die Flügelschulter (Scapula aleata).

Die schnappende Schulter

Hör- und fühlbare Geräusche mit Schmerzangabe können durch Alteration der Skapula-Thorax-Artikulation ausgelöst sein. Sie können ihre Ursache haben in Rippendeformitäten, in einem verschobenen Angelpunkt, in Luschkaschen Knötchen an der Vorderseite des oberen Schulterblattwinkels, in einer lokalen Osteochondromatose oder auch in Neoplasien [11]. Die Bursitis des Schulterblattes ist eine unsichere Krankheitsangabe [40]. Eine Schrägaufnahme des Schulterblattes ist notwendig. Der häufigste Befund ist ein Osteophyt an der oberen medialen Begrenzung des Schulterblattes [41]. Selten wird eine schnappende Schulter operationsbedürftig.

Das Skapulokostalsyndrom

Die Betroffenen klagen über einen langsam einsetzenden Schmerz an der oberen und hinteren Region des Schultergürtels, der in den Nacken, zum Deltoideusansatz, zu den oberen Trizepsabschnitten und rund um den ganzen Brustkorb ausstrahlt. Taubheit und Kribbeln der Hand können gelegentlich vorkommen [11]. Bei der klinischen Untersuchung wird eine eingeschränkte Beweglichkeit des Schulterblattes der betroffenen Seite festgestellt. Trigger points werden am Brustkorb, vor allem medial und unter der Skapula, nachgewiesen. Um diese zu entdecken, muß der Patient das Schulterblatt weit nach lateral führen, indem er sich um die Brust greift und die nichtbetroffene Schulter anfaßt, dabei muß er mit der beteiligten Schulter nach vorwärts rotieren. Von den Druckpunkten aus kann der Schmerz reproduziert werden. Die Infiltration der betreffenden Punkte lindert die Beschwerden und sichert die Diagnose. Die Ursache kann in einer Reibung zwischen Skapula und Brustkorb, in myofaszialen Überlastungen bei Haltungsstörungen oder Überanstrengung, in traumatischen Einwirkungen oder auch in tumorösen Erkrankungen bestehen. Auch hier besteht die Behandlung in Haltungsübungen (Abb. 3.18) und gezielter Krankengymnastik nach zwei gezielten Injektionen.

Andere myofasziale Schmerzen in der Schulterblattregion

Der M. serratus superior posterior medial des oberen Skapulapols gilt als die häufigste Quelle eines Paraskapularschmerzes [4]. In der Regel ist er aber nicht allein betroffen, und auch die Trigger points am Infraspinatus können örtliche oder ausstrahlende Schmerzen zu äußeren und vorderen Oberarmregionen auslösen. Recht häufig sind auch Trigger points in den Mm. supra spinatus und trapezius, meist in den zentralen Abschnitten. Da können die Muskelhärten gut getastet werden. Auch hier tritt die Injektionstherapie in ihr Recht (Abb. 3.19). Krankengymnastik und Haltungskorrekturen sind erforderlich. Vor allem das Rückwärts-

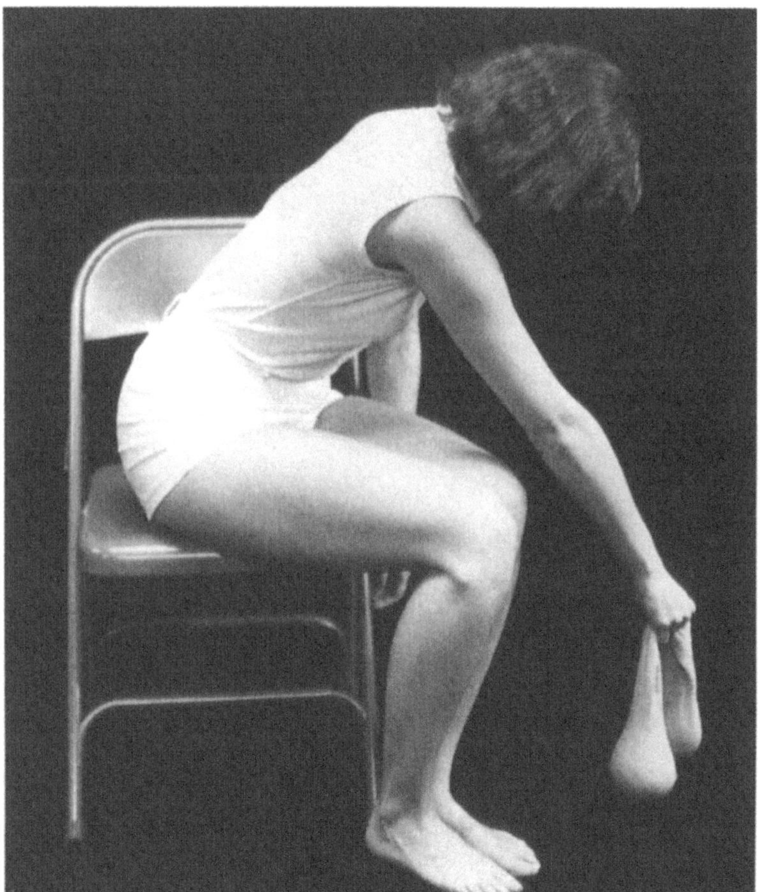

Abb. 3.18. Streckübungen des Schulterblattes. Belastet mit 1 bis 3 kg wird der Arm leicht nach vorne gestreckt und der Körper im Sitzen vorwärts geneigt. Das Gewicht kann auf diese Weise mit dem Fußboden in Berührung kommen, soll aber nicht dort abgelegt werden. Diese Position wird 10 bis 20 Sekunden eingehalten und drei- bis sechsmal wiederholt, dabei wird die paraskapulare Muskulatur gedehnt, was einen leicht ziehenden Schmerz auslöst.

reichen etwa vom Vorder- zum Hintersitz eines Autos unter Belastung kann bei häufigem Vorkommen ein solches Syndrom erzeugen.

Andere Schmerzbilder der Schulterregion

Die Flügelschulter

Patienten mit einer Parese oder Lähmung des M. serratus anterior können eine schmerzlose Einschränkung der Schulter-Elevation aufweisen, besonders für die letzten 30° der Streckung über den Kopf. Beschwerden können hierbei im Schulterblattbereich auftreten. Man kann dann feststellen, daß sich das Schulterblatt vom Brustkorb abhebt. Während der Patient seinen ausgestreckten Arm gegen eine Wand drückt, kann der Arzt beobachten, wie sich das betroffene

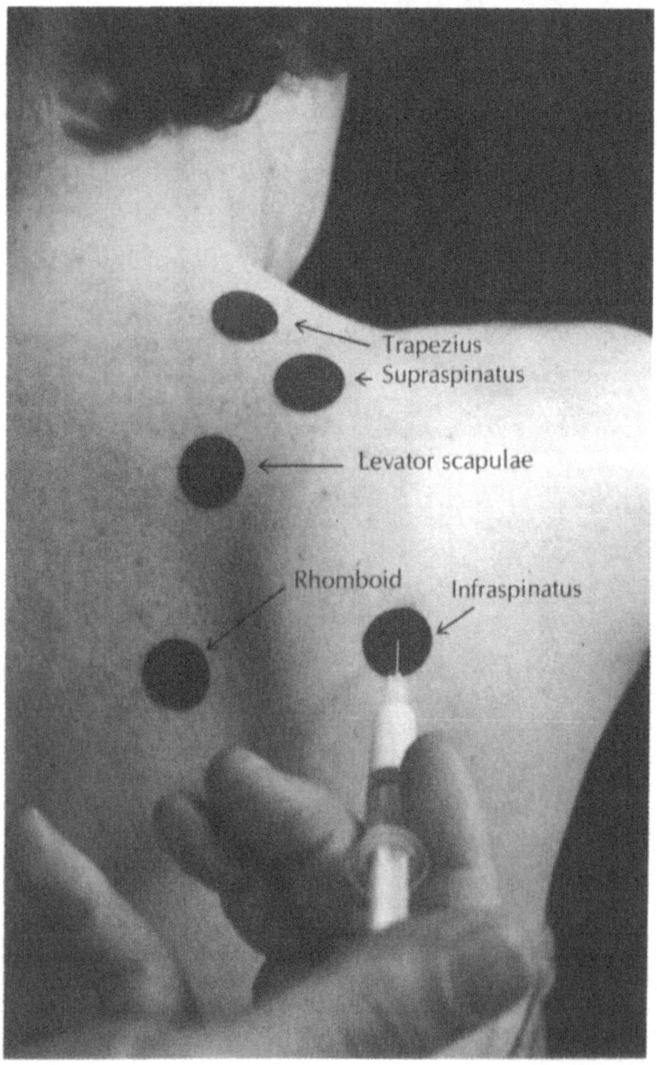

Abb. 3.19. Injektion der skapularen myofaszialen Trigger points.

Schulterblatt vom Thorax löst. Die Ursache liegt in einer neurogenen Läsion des M. serratus anterior. Die Paralyse kann durch eine Schädigung des N. thoracicus longus oder des Plexus brachialis infolge Gewalteinwirkung auf die Supraskapular-Region entstehen, wie dies vor allem bei Soldaten, die schwere Rucksäcke tragen müssen, vorkommt. Auch Impfungen mit Tetanus-Antitoxin, gegen Typhus, Masern oder Grippe können eine Plexitis brachialis auslösen und zu einer Flügelschulter führen [6]. Die Diagnose wird durch das EMG gesichert. Die Therapie besteht in Krankengymnastik auf neurophysiologischer Grundlage. Vor allem ist auf die Erhaltung der Schultergelenksbeweglichkeit zu achten. Eine transkutane Nervenstimulation kann nützlich sein. Die Wiederherstellung kann manchmal ein bis zwei Jahre in Anspruch nehmen.

Schmerzhaftes Akromioklavikulargelenk

Meist handelt es sich hierbei um posttraumatische Beschwerden nach Subluxation des Gelenkes oder nach Zerrung oder Einriß des Lig. coracoclaviculare [15], oder einer Tendinitis oder Tendomyose im Bereich der Schultermanschette. Eine aktivierte Osteoarthrose verursacht Schwellung und Schmerz, besonders nach exzessivem Ausholen mit dem Arm. Der Nachweis einer Synovialitis sollte den Arzt zur weiteren Abklärung veranlassen [42]. Tendomyosen in den benachbarten Strukturen kommen vor. Von besonderer Wichtigkeit ist die sorgfältige Palpation. Auch hier kommen in erster Linie gezielte Injektionen unter das Gelenk in Nähe der Supraspinatussehne als Therapie der Wahl in Frage (Abb. 3.10).

Bindegewebsschwellung im Schulterbereich

Der Vollständigkeit halber soll eine ungewöhnliche Beschwerde erwähnt werden: es kann zu einer Verdickung der Gewebe im Schulterbereich aus seltenen Anlässen wie Amyloidose, Akromegalie oder auch einer massiven Synovialitis kommen. Nicht ganz so selten ist auch ein Lipom in dieser Gegend. Bei der Palpation können Ausdehnung, Oberflächenbeschaffenheit und Konsistenz der Schwellung bedeutsame Hinweise geben. Spezielle Untersuchungstechniken müssen dann eingesetzt werden.

Abduktionskontraktur der Schulter

Die Unfähigkeit, den seitwärts geführten Arm wieder am Körper anzulegen, kann durch wiederholte großvolumige Injektionen in den M. deltoideus verursacht sein. Es kann sich hier dichtes Narbengewebe formieren und zu Kontrakturen führen. Dann ist eine Exzision des Narbenbandes erforderlich [43].

Literatur zu Kapitel 3

1. Bland, J. H., J. A. Merrit, D. R. Boushey: The painful shoulder. Semin. Arthritis Rheum. **7**, 21–46 (1977).
2. Boyle, A. C.: Joints and their diseases. Br. Med. J. **3**, 283–285 (1969).
3. Kozin, F.: Painful shoulder and the reflex sympathetic dystrophy syndrome. In: Arthritis and Allied Conditions. 9th Ed. Edited by D. J. McCarthy. Philadelphia, Lea & Febiger (1979).
4. Travell, J., S. Rinzler, M. Herman: Pain and disability of the shoulder and arm. JAMA **120**, 417–422 (1942).

5. Kummel, B. M., G. A. Zazanis: Shoulder pain as the presenting complaint in carpal tunnel syndrome. Clin. Orthop. **92,** 227–230 (1973).
6. Duthie, R. B., A. B. Ferguson: Mercer's Orthopedic Surgery. 7th Ed. Baltimore, Williams & Wilkins (1973).
7. Pinals, R. S.: Traumatic arthritis and allied conditions. In: Arthritis and Allied Conditions. 8th Ed. Edited by J. L. Hollander, Philadelphia, Lea & Febiger (1972).
8. Pinals, R. S., C. L. Short: Calcific periarthritis involving multiple sites. Arthritis Rheum. **9,** 556–574 (1966).
9. Bridgman, J. F.: Periarthritis of the shoulder and diabetes mellitus. Ann. Rheum. Dis. **31,** 69–71 (1972).
10. Wright, V., A. M. Haq: Periarthritis of the shoulder. II. Radiological features. Ann. Rheum. Dis. **35,** 220–226 (1976).
11. Turek, S. L.: Orthopaedics; Principles and Their Application. 3rd Ed. Philadelphia, J. B. Lippincott (1977).
12. Cyriax, J.: Textbook of Orthopaedic Medicine. I. Diagnosis of Soft Tissue Lesions. 7th Ed. London, Bailliere Tindall (1978).
13. Hadler, N. M.: Industrial rheumatology; Clinical investigations into the influence of the pattern of usage on the pattern of regional musculoskeletal disease. Arthritis Rheum. **20,** 1019–1025 (1977).
14. Neer, C. S., R. P. Welch: The shoulder in sports. Orthop. Clin. North Am. **8,** 583–591 (1977).
15. Nelson, C. L.: The painful shoulder. Postgrad. Med. **29,** 71–78 (1970).
16. McIntyre, D. I.: Subcoracoid neurovascular entrapment. Clin. Orthop. **108,** 27–30 (1975).
17. Rathbun, J. B., I. Macnab: Microvascular pattern of the rotator cuff. J. Bone Joint Surg. **52B,** 540–553 (1970).
18. Cannon, R. B., F. R. Schmid: Calcific periarthritis involving multiple sites in identical twins. Arthritis Rheum. **16,** 393–396 (1973).
19. Thompson, G. R., M. Ting, G. A. Riggs et al.: Calcific tendinitis and soft tissue calcification resembling gout. JAMA **203,** 464–472 (1968).
20. Codman, E. A.: The Shoulder. Boston, Thomas Todd (1934).
21. Simon, W. H.: Soft tissue disorders of the shoulder: frozen shoulder, calcific tendinitis, and bicipital tendinitis. Orthop. Clin. North Am. **6,** 521–539 (1975).
22. Schumacher, H. R., A. P. Smolyo, R. L. Tse, K. Maurer: Arthritis associated with apatite crystals. Ann. Intern. Med. **87,** 411–416 (1977).
23. McCarty, D. J., R. A. Gatter: Recurrent acute inflammation associated with focal apatite crystal deposition. Arthritis Rheum. **9,** 804–819 (1966).
24. Dieppe, P. A., P. Crocker, E. C. Huskisson, D. A. Willoughby: Apatite deposition disease; A new arthropathy. Lancet **1,** 266–268 (1976).
25. ViGario, G. D., T. E. Keats: Localization of calcific deposits in the shoulder. Am. J. Roent. Rad. Ther. and Nuc. Med. **108,** 806–811 (1970).
26. Crenshaw, A. H., W. E. Kilgore: Surgical treatment of bicipital tenosynovitis. J. Bone Joint Surg. **48A,** 1496–1502 (1966).
27. Richardson, A. T.: The painful shoulder. Proc. R. Soc. Med. **68,** 731–736 (1975).
28. Hazleman, B. L.: The painful stiff shoulder. Rheum. Phys. Med. **11,** 413–421 (1972).
29. Clarke, G. R., L. A. Willis, W. W. Fish, P. J. R. Nichols: Preliminary studies in measuring range of motion in normal and painful stiff shoulders. Rheumatol. Rehabil. **14,** 39–46 (1975).
30. Reeves, B.: Natural history of the frozen shoulder syndrome. Scand. J. Rheumatol. **4,** 193–196 (1975).
31. Sheldon, P. J. H.: A retrospective survey of 102 cases of shoulder pain. Rheum. Phys. Med. **11,** 422–427 (1972).
32. Wright, V., A. M. Haq: Periarthritis of the shoulder. I. Aetiological considerations with particular reference to personality factors. Ann. Rheum. Dis. **35,** 213–219 (1976).
33. Neviaser, J. S.: Adhesive capsulitis of the shoulder; A study of the pathological findings in periarthritis of the shoulder. J. Bone Joint Surg. **27,** 211–222 (1945).
34. Brewerton, D. A., F. D. Hart, A. Nicholls et al.: Ankylosing spondylitis and HL-A27. Lancet **1,** 904–907 (1973).
35. Bulgen, D., B. Hazleman, M. Ward, M. McCallum: Immunological studies in frozen shoulder. Ann. Rheum. Dis. **37,** 135–138 (1978).

36. Steinbrocker, O., T. G. Argyros: Frozen shoulder: Treatment by local injections of depot corticosteroids. Arch. Phys. Med. Rehabil. **55,** 209–213 (1974).
37. Reeves, B.: Arthrographic changes in frozen and post-traumatic stiff shoulders. Proc. R. Soc. Med. **59,** 827–830 (1966).
38. Weiser, H. I.: Painful primary frozen shoulder mobilization under local anesthesia. Arch. Phys. Med. Rehabil. **58,** 406–408 (1977).
39. Moskowitz, R. W.: Clinical Rheumatology; A problem-oriented approach. Philadelphia, Lea & Febiger, 1975.
40. Coventry, M. B.: Recurring scapular pain. JAMA **241,** 942 (1979).
41. Riggins, R. S.: The shoulder. In: Musculoskeletal Disorders. Edited by R. D. D'Ambrosia. Philadelphia, J. B. Lippincott (1977).
42. Miller, L. D., M. D. Stevens: Skeletal manifestations of polymyalgia rheumatica. JAMA **240,** 27–29 (1978).
43. Groves, R. J., J. L. Goldner: Contracture of the deltoid muscle in the adult after intramuscular injections. J. Bone Joint Surg. **56A,** 817–820 (1974).

4 Der Ellbogen

Der Ellbogen ist ein häufiger Schauplatz aller Arten von Gelenkerkrankungen entzündlicher oder degenerativer Natur. Oft entsteht der Schmerz aber auch in den regionalen Weichteilen, und immer muß auch daran gedacht werden, daß der Ellbogenschmerz sekundärer Natur sein kann und die Ursachen im Nacken, in der Schulter, im Handgelenk oder der Hand liegen können.

Zwei große Muskelgruppen des Unterarms beginnen an Handgelenk und Hand, vor allem die Flexoren und Pronatoren sowie die Extensoren. Flexoren und Pronatoren sitzen am medialen Epikondylus, die Extensoren vereinigen sich in der gemeinsamen Extensorsehne, die am lateralen Epicondylus humeri ansetzt. Neben der wohlbekannten Bursa olecrani liegt ein anderer Schleimbeutel zwischen dem M. triceps und der Prominentia olecrani. Weitere Schleimbeutel können zwischen Radius und Bizepssehne vorhanden sein [1].

Untersuchung. Eine sorgfältige Anamnese gibt Informationen über Qualität, Lokalisation und Dauer von Schmerz und Funktionsstörung. Der Arzt muß dabei auch Nacken, Schulter- und Handgelenk und Hand berücksichtigen und feststellen, welche Bewegung den Schmerz verschlimmert. Taubheitsgefühl und Dysästhesien können in Verbindung mit Schmerzen die Aufmerksamkeit auf ein Engpaßsyndrom richten. Auch an eine zervikale Nervenwurzeleinklemmung oder auch an ein Karpaltunnelsyndrom ist zu denken. Hier spielen insbesondere Belastungsfaktoren im Beruf und in der Freizeit eine Rolle. Es ist weiter zu prüfen, ob Stoffwechselleiden oder toxische Einwirkungen vorliegen, die eine Neuropathie begünstigen können. An Tendopathien in der Schultergegend und auch multifokale kalzifizierende Tendinopathien muß gedacht werden. Die Untersuchung des Ellbogens schließt Muskel- und Nervenfunktionen der oberen Extremität ein, Weichteilschwellungen müssen von Rheumaknoten differenziert werden. Druckpunkte über den Epikondylen erfordern einen Seitenvergleich mit dem nicht betroffenen Ellbogen. In der Muskulatur des Unterarms muß man nach strangförmigen Indurationen suchen, um Einrisse oder Adhäsionen von Vorderarmsehnen festzustellen. Nicht selten finden sich mehrere pathologische Befunde, so z. B. ein Tennisellbogen und ein Karpaltunnelsyndrom oder eine Bursitis olecrani und eine Tendinitis der Bizepsinsertion am Ellbogen [2]. Auch verschiedenartige rheumatische Manifestationen können hier gemeinsam vorkommen.

Der Tennisellbogen

Der Begriff ist unbestimmt. Ähnliche Schmerzbilder können auch bei Nervenengpaßsyndromen entstehen [3, 4]. Die Bezeichnung ist eigentlich nur auf die Schmerzhaftigkeit des Epicondylus lat. anzuwenden [5], während der „Golfellbogen“ bei ähnlichen Beschwerden im Bereich des medialen Epikondylus zu suchen ist. Über die Ursachenbedingungen dieser Epikondylitiden oder auch einer hier lokalisierten radiohumoralen Bursitis ist wenig bekannt [1].

Der Patient mit einem Tennisellbogen kann über akute, intermittierende, subakute oder chronische Schmerzen klagen. Berufliche Einflüsse werden angeschuldigt bei Zimmerleuten, Gärtnern, Dentisten aber auch bei Politikern [6]. Häufig kommen die Beschwerden zustande bei Kranken, die früher an anderen Tendomyosen oder auch an Kreuzschmerzen gelitten haben [1]. Das Schmerzbild kommt selten doppelseitig vor. Die laterale Manifestation ist häufiger als die mediale [2, 7]. Personen unter 40 oder über 60 Jahre sind seltener betroffen [2, 8]. Das Zentrum der Beschwerden ist in der Regel der Epikondylus, oft können aber strangartige feste Gewebsverhärtungen der Extensorsehnen zum Epikondylus hinführen. Diese Indurationen liegen gewöhnlich etwa 5 cm distal des Ellbogenhöckers. Der Schmerz kann reproduziert werden, wenn der Patient sein Handgelenk gegen den Widerstand des Untersuchers ausstreckt. Die Beweglichkeit ist beim unkomplizierten Tennisellbogen nicht behindert.

Ätiologie. Nach neueren Untersuchungen spielen weder eine Bursitis im Bereich der Epikondylen noch Granulationsgewebe im Sehnengebiet eine Rolle. Ödem und erhöhte Vaskularisation sowie Fibroblastenproliferation konnten in der Extensoraponeurose nachgewiesen [8], aber eine Periostose nicht gefunden werden [9]. Die meisten Autoren nehmen an, daß Zerrung und Einrisse infolge Überanstrengung der Unterarmmuskulatur die Hauptrolle spielen [1, 2, 5, 7, 10, 11]. Auch die Gelenkstrukturen sind gelegentlich betroffen, und man muß nach Laxidität infolge Einrisses der Gelenkkapsel oder des kollateralen Radiusbandes suchen [10]. Neulinge im Tennissport leiden öfter an einer lateralen Epikondylitis, weil sie den Tennisschläger, insbesondere beim Rückhandschlag, allzu krampfhaft handhaben. Auch bei einer Hyperlaxidität des Ellbogens treten die Schmerzen häufiger auf [11].

Labor- und Röntgenuntersuchung. Nur selten bringt das Röntgenbild anatomische Veränderungen zu Tage [5], und auch die Labortests auf Entzündungen haben ein normales Ergebnis.

Differentialdiagnose. Wie schon erwähnt, müssen neben den Tendomyosen auch Engpaßsyndrome, besonders das Karpaltunnel, aber auch zervikale, radikuläre Irritationen diskutiert werden. Wenn die lokalen Therapiemaßnahmen erfolglos sind, muß der Verdacht auf eine Systemerkrankung entstehen.

Behandlung. Vor allem müssen sowohl vom Untersucher als auch vom Patienten Überlastungsmomente erkannt bzw. ausgeschlossen werden. Eine „Tennisellbogen-Bandage" kann hilfreich sein (Abb. 4.1). Auf korrekten Sitz ist zu achten, und die Bandage sollte während der Belastung getragen werden. Schonung des erkrankten Armes ist für mindestens einen Monat auch nach Beschwerdefreiheit noch erforderlich, um einen Rückfall zu vermeiden [5]. Läßt sich ein umschriebener Druckpunkt ausmachen, so kommt auch hier eine gezielte Kortikoid/Prokain-Infiltration in Frage. Zu Hause kann der Betroffene örtliche Anwendungen von Wärme oder Kälte, je nach Reaktion, gebrauchen. Lassen sich strangartige Indurationen der Muskulatur feststellen, so müssen auch diese Punkte infiltriert werden. Um eine Steroidgewebsatrophie zu vermeiden, müssen die Infiltrationen fächerartig gemacht werden (Abb. 4.2). Manchmal vermehren sich die Schmerzen vorübergehend, hier kann dann Kälteanwendung hilfreich sein. Orale Gaben von nichtsteroidalen Antiphlogistika oder Analgetika sind selten notwendig, sie sind meistens auch unwirksam.

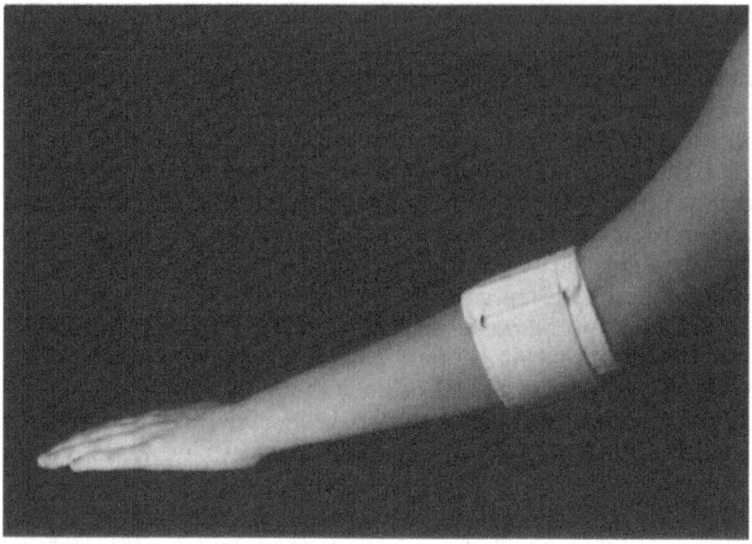

Abb. 4.1. Die Tennisellbogen-Bandage, eine von vielen möglichen Variationen. Obwohl die Wirkungsweise unsicher ist, so sind diese Hilfsmittel doch wegen ihrer Schutzwirkung beliebt.

Das häusliche Übungsprogramm besteht in der Kräftigung der Unterarmmuskulatur, bei Betroffensein des lateralen Epikondylus kann die Streckmuskulatur leicht trainiert werden, wenn der Patient bei ausgestrecktem Arm die gebeugte Hand gefühlvoll gegen Wand oder Türe preßt (Abb. 4.3). Die Hand gleitet dann langsam aufwärts, um eine symmetrische Spannung der Extensoren auszulösen. Bei dieser Bewegung können klopfende Sensationen in der Unterarmmuskulatur auftreten. Die Position wird etwa 1 Min. ohne Bewegung eingehalten. Wenn sich

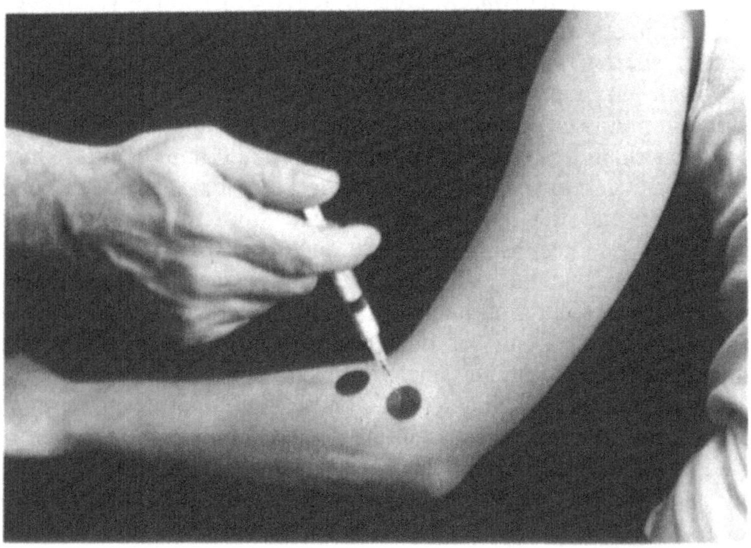

Abb. 4.2. Injektion des Epicondylus lateralis und der bandartigen Triggerzone in der Extensorsehne.

die Sehnen dehnen, kann die Hand gegen Tür oder Wand erhoben werden, bis die beschriebenen Sensationen in der Unterarmmuskulatur auftreten. Der Betroffene kann später die Kräftigungsübungen forcieren, indem er mit der Hand eine Belastung von 1 bis 3 kg Gewicht aufnimmt. Das Handgelenk wird dann langsam gestreckt und gebeugt (Abb. 4.4). Diese Übung sollte für eine Minute in jeder Richtung mindestens 2× täglich ausgeführt und über den Eintritt der Beschwerdefreiheit hinaus noch sechs Wochen fortgesetzt werden [2, 5, 6, 8, 11].

Ist der mediale Epikondylus betroffen, so sind Streckübungen am Platze. Die Hand wird nach unten gehalten, und die Handinnenfläche wird gegen Tür oder Wand gedrückt. Dann wird der ausgestreckte Arm langsam erhoben, bis die klopfenden Sensationen in den Unterarmbeugemuskeln verspürt werden. Jetzt

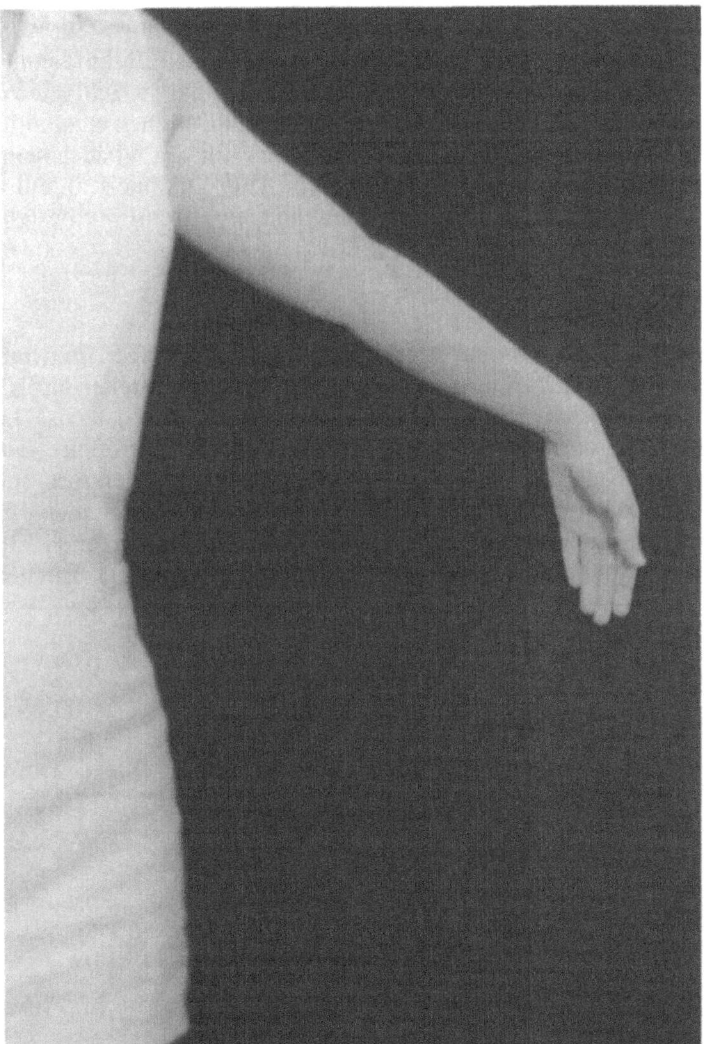

Abb. 4.3. Streckübungen Hand gegen Wand zur Kräftigung der Unterarmextensoren.

wird diese Stellung 1 Min. lang eingehalten. Falls aber die Schmerzen bei einer bestimmten Übung verstärkt werden, sollte sie geändert oder für mehrere Wochen ausgesetzt werden.

Verlauf. Die hier empfohlenen Maßnahmen führen in wenigstens 90 % der Fälle zu einer dauerhaften Besserung. Der Tennisellbogen ist in der Regel ein Syndrom, das sich selbst begrenzt. Aufmerksame Beobachtung zeigte bei 97 % von 871 Patienten keinen Rückfall [2]. Bei einigen Patienten allerdings können die Symptome bis zu 12 Monaten andauern [5, 6, 8]. Ist der Verlauf aber außergewöhnlich hartnäckig, so muß doch eine neurologische Untersuchung stattfinden, um eine zervikale Radikulopathie auszuschließen, die sich manchmal hinter dem Schmerzbild versteckt. Gunn berichtete von 42 Patienten, bei denen Tennisellbogen von zervikaler Radikulopathie begleitet waren. Dann sind elektrophysiologische Tests erforderlich, und die Therapie muß gegebenenfalls entsprechend umgestellt werden [3]. Auch andere Engpaßsyndrome sind in Erwägung zu ziehen. Beim Tennis- oder Golfellbogen muß die Frage geprüft werden, ob nicht eine falsche Schlagtechnik eine wesentliche Ursache darstellt [11]. Die gezielten Infiltrationen sollen nur einige Male gemacht werden. Immobilisierende Verfahren können nützlich sein. Weniger als 5 % der Betroffenen brauchen chirurgische Hilfe, die meist in einer lateralen Ablösung des gemeinsamen Ursprungs der radialen Extensoren besteht [12].

Die Bursitis des Olekranon

Der Schleimbeutel des Olekranon ist der Ellbogenspitze aufgelagert und mit einer Synovialmembran ausgekleidet. Entzündungen können sich einstellen infolge rheumatoider Arthritis, Harnsäuregicht, Trauma oder Sepsis (Abb. 4.5). Die traumatische Bursitis kann darin ihre Ursache haben, daß der Betroffene sich immer wieder auf die Ellbogen aufstützt, was in der Regel subakute Reizzustände auslöst. Ein akut entzündliches Bild mit lokaler Überwärmung findet man bei echter Arthritis, bei Gicht und Pseudogicht, Infektion oder bei Blutungen [1, 7]. Ob die Bursitis akut oder subakut verläuft, immer muß eine bakterielle Bursitis

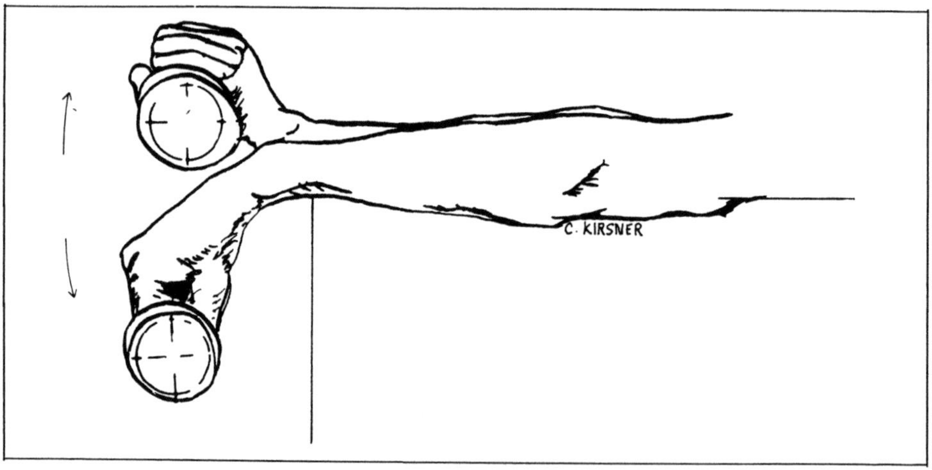

Abb. 4.4. Mobilisierungs- und Kräftigungsübung der Unterarmmuskulatur.

ausgeschlossen werden. Letztere kann subakut verlaufen [13, 14], und es sind immer entsprechende diagnostische Maßnahmen notwendig.

Labor- und Röntgenuntersuchungen. Das Röntgenbild kann eventuell Fremdkörper sichtbar machen. Eine bakteriologische Untersuchung des Punktates ist in allen Fällen notwendig, wo eine infektiöse Entzündung vermutet wird, worauf schon die Inspektion des Punktates Hinweise geben kann. Die Flüssigkeit ist manchmal dünn und wässerig, manchmal auch gelb bis braun mit Blutbeimengungen. Man sollte eine Leukozytenzählung, gegebenenfalls eine Gram-Färbung, veranlassen und u. U. auch eine Kultur anlegen. Eine Leukozytenzahl unter 1400 schließt eine Infektion nicht sicher aus [13, 14]. Bei bakteriellen Infekten liegt der

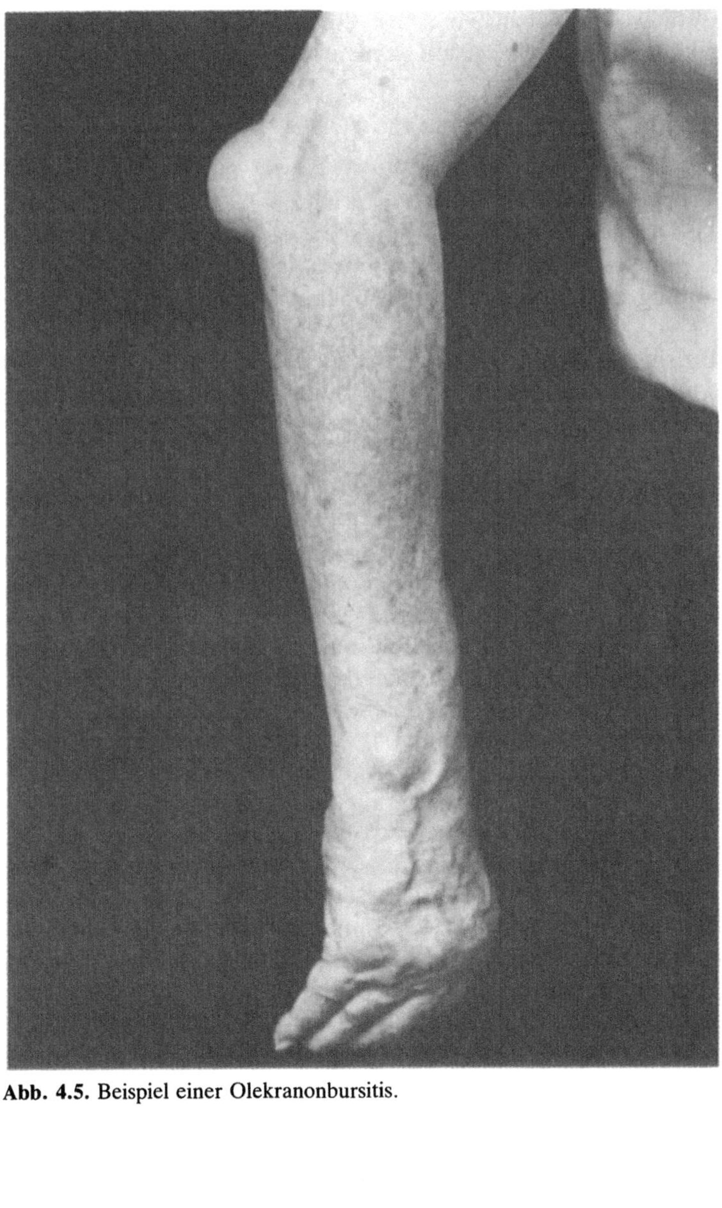

Abb. 4.5. Beispiel einer Olekranonbursitis.

Zuckerspiegel meist unter dem des Serums. Eine offene Wunde muß nicht vorhanden sein [13]. Eine blande Bursitis hat meist weniger als 1000 Leukozyten ml^3 [13]. Bei Verdacht auf Gicht oder Pseudogicht muß versucht werden, die Diagnose durch Kristallnachweis im Polarisationsmikroskop zu führen.

Differentialdiagnose. In der Regel handelt es sich um eine lokale Erkrankung, manchmal aber kann man auch Rheumaknoten nachweisen. Dann ist die Diagnose einer rheumatoiden Arthritis nahezu gesichert.

Behandlung. Schädigende äußere Einwirkungen sollen erkannt und abgestellt werden, bei blander Bursitis hat sich auch hier die lokale Injektion einer Steroid-/Prokain-Lösung bewährt. Bei Verdacht auf Infektion aber muß man davon Abstand nehmen.

Verlauf. Die meisten Patienten, die an einer Olekranonbursitis gelitten haben, erkennen die Symptome und versuchen selbst einen Rückfall zu vermeiden. Gelegentlich muß eine chirurgische Exzision der Bursa vorgenommen werden.

Die Nichtolekranonbursitis

Die Diagnose einer Bursitis zwischen dem Bizeps-Ansatz und dem Radiuskopf soll in Erwägung gezogen werden bei Ellbogenschmerzen während der Drehung des Handgelenks [1]. Die Beschwerden sind in der Regel nicht so stark wie beim Tennisellbogen, und gezielte Injektionen können die Diagnose unterstützen.

Zur Rückfallverhütung eignen sich Dehnungsübungen des distalen Bizepsabschnittes.

Tendinitis und Bursitis kommen auch an der Insertion des M. triceps am Olekranon vor, und man hat dann einen entsprechenden Tastbefund. Die Behandlung deckt sich mit den umseitig genannten Verfahren.

Tendinitis

Eine Sehnen- oder Sehnenansatzentzündung kommt oft im Bereich der Bizepsinsertion, an der Fossa antecubitalis des Ellbogens, vor. Dann besteht eine Streckhemmung. Der Schmerz ist dumpf und strahlt oft in die vordere Ellbogenregion aus. Man kann eine lokale Druckdolenz auslösen, besonders bei voller Streckung. Für eine Tendinopathie spricht die Druckschmerzhaftigkeit entlang des Sehnenverlaufes, während die Bursitis des Radiusköpfchens nur umschriebenen Druckschmerz zeigt. Bei der Injektionsbehandlung ist darauf zu achten, daß man steroidhaltige Lösungen parallel zum Sehnenverlauf macht, während intratendinöse Einspritzungen unter allen Umständen vermieden werden sollen.

Das häusliche Übungsprogramm besteht in vorsichtigen Dehnungen des M. biceps, die über Wochen hinaus durchgeführt werden müssen, und zwar 2mal täglich. Dies kann so geschehen, daß der auf dem Bett liegende Patient seinen Arm gestreckt über die Bettkante hinaushält. Später können ansteigende Gewichtsbelastungen der Hand mit auf- und abwärts gerichteten Bewegungen erfolgen. Hierbei muß man natürlich Feingefühl anwenden.

Auch andere Sehnenverläufe können betroffen sein, was durch eine subtile Palpation entdeckt werden kann. Die Behandlung deckt sich mit den schon genannten Maßnahmen.

Engpaßsyndrome

Unbestimmte Schmerzen im Unterarm, die bei bestimmten Bewegungen schlimmer werden, sollten den Arzt immer an das Vorliegen eines Engpaßsyndroms denken lassen. Einklemmungserscheinungen sind charakterisiert durch einen positiven Tourniquet-Test, d. h., daß nach Anlegen eines Druckverbandes der Schmerz verstärkt wird und sich Parästhesien einstellen [4]. Mit Messung der Nervenleitgeschwindigkeit kann man den Engpaß lokalisieren (Abb. 4.6).

Das Radialtunnelsyndrom

Der Radiusnerv zieht von medial nach lateral um die hintere Oberfläche des Humerus und durchdringt dann das laterale Muskelseptum. Eine Kompression kann durch Muskelkontraktion oder Bänderspannung ausgelöst werden. Schmerz wird dann vor allem am lateralen Epikondylus wahrgenommen. Von speziellem diagnostischem Wert ist die Schmerzauslösung durch eine Streckung, gegebenenfalls gegen Widerstand des Mittelfingers. Vorübergehende Schmerzstillung kann man durch eine gezielte Injektion auslösen, was auch von diagnostischer Bedeutung ist. Der Tinel-Test (Druck auf den Nerven) kann ein Kribbeln entlang des Nervenverlaufes auslösen. Es kann eine Muskelschwäche der Fingerbeuger vorhanden sein.

Als Ursachen kommen Adhäsivprozesse in der Umgebung des Radiuskopfes oder eine Beengung des M. extensor carpi radialis brevis oder des Supinatormuskels in Frage [15]. Die Nervenleitgeschwindigkeit ist dann verringert. Bei gesicherter Diagnose ist die chirurgische Intervention zu empfehlen, die auch gute Ergeb-

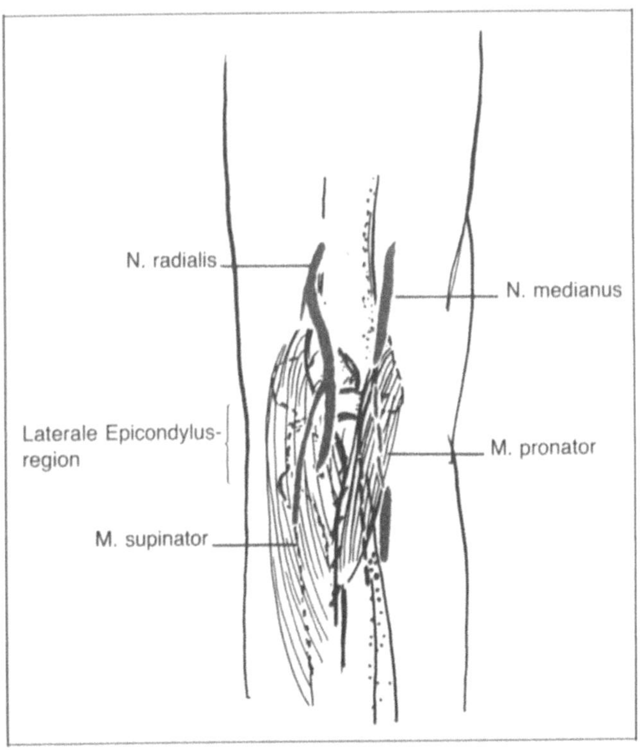

Abb. 4.6. Nervenengpässe im Ellbogenbereich: Das Radialtunnelsyndrom kommt zustande durch Kompression des N. radialis im Bereich des Epicondylus lateralis, während das Pronator-Syndrom durch Beengung des N. medianus durch den M. pronator entsteht.

nisse zeitigt [16]. Das Radialtunnelsyndrom und die Epicondylitis chronica dürfen nicht verwechselt werden [17].

Pronatorsyndrom

Der N. medianus kann durch den M. pronator beengt werden, was diffuse Schmerzen im Arm und eine Schwäche der Pronation des Handgelenkes auslösen kann [18]. Der Schmerz kann durch Widerstand bei der Pronation des Unterarmes und Beugung des Handgelenkes [4] reproduziert werden. Auch hier muß unter Umständen chirurgische Hilfe in Anspruch genommen werden.

Das Ulnarnerv-Engpaßsyndrom (Kubitaltunnelsyndrom, äußeres Kompressionssyndrom)

Eine Parese des Ulnarnerven kann durch Druckwirkung auf den Nervenstamm ausgelöst werden. Der Nerv liegt hinter dem medialen Epikondylus, und manchmal kann man seine Verdickung palpieren. Oft handelt es sich um Folgezustände nach wiederholten Mikrotraumen [4, 19, 20]. Parästhesien oder Schwäche mit Muskelatrophie im Ausbreitungsgebiet des N. ulnaris ist dann regelmäßig zu beobachten. Ähnliche Erscheinungen können ausgelöst werden durch eine Subluxation des Nerven oder durch Kompression infolge angeborener anatomischer Varietäten.

Karpaltunnelsyndrom

Hierbei werden oft retrograde Parästhesien im Unterarm beobachtet. Diese Symptome können ausgelöst werden durch Druck auf den Medianusstamm am Handgelenk (siehe auch Kapitel 5, „Karpaltunnelsyndrom").

Literatur zu Kapitel 4

1. Turek, S. L.: Orthopaedics: Principles and Their Application. 3rd Ed. Philadelphia, J. B. Lippincott (1977).
2. Boyd, H. B., A. C. McLeod: Tennis elbow. J. Bone Joint Surg. **55**, 1183–1187 (1973).
3. Gunn, C. C., W. E. Milbrandt: Tennis elbow and the cervical spine. Can. Med. Assoc. J. **114**, 803–806 (1976).
4. Dan, N. G.: Entrapment syndromes. Med. J. Aust. **1**, 528–531 (1978).
5. Swezey, R. L.: Arthritis: Rational Therapy and Rehabilitation. Philadelphia, W. B. Saunders (1978).
6. Management of tennis elbow. In: The Medical Letter, **19**, 33–36 (1977).
7. Pinals, R. A.: Traumatic arthritis and allied conditions. In: Arthritis and Allied Conditions. 9th Ed. Edited by D. J. McCarty. Philadelphia, Lea & Febiger (1979).
8. Nirschl, R. P.: Tennis elbow. Primary Care **4**, 367–382 (1977).
9. Goldie, I.: Epicondylitis Lateralis Humeri, (Epicondylagia or tennis elbow): A pathologic study. Acta Chir. Scand. (Suppl.) **339**, 110–112 (1964).
10. Gardner, R. C.: What to do about tennis elbow. Consultant **11**, 61–62 (1971).
11. Berhang, A. M., W. Dehner, C. Fogarty: A scientific approach to tennis elbow. Orthop. Rev. **4**, 35–41 (1975).
12. Rosen, M. J., F. P. Duffy, E. H. Miller, E. J. Kremchek: Tennis elbow syndrome: Results of the "lateral release" procedure. Ohio State Med. J. **76**, 103–109 (1980).
13. Thompson, G. R., B. M. Manshady, J. J. Weiss: Septic bursitis. JAMA **240**, 2280–2281 (1978).
14. Ho, G., A. D. Tice, S. R. Kaplan: Septic bursitis in the prepatellar and olecranon bursae. Ann. Intern. Med. **89**, 21–27 (1978).
15. Kopell, H. P., W. A. L. Thompson: Peripheral Entrapment Neuropathies. Huntington, NY, R. E. Krieger Publishing (1976).

16. Roles, N. C., R. H. Maudsley: Radial tunnel syndrome. J. Bone Joint Surg. **54,** 499–508 (1972).
17. Rossum, J. V., O. J. S. Buruma, H. A. C. Kamphuisen, G. J. Onvlee: Tennis elbow – a radial tunnel syndrome? J. Bone Joint Surg. **60B,** 197–198 (1978).
18. Brown, P. W.: Peripheral nerve lesions. In: Musculoskeletal Disorders. Edited by R. D. D'Ambrosia. Philadelphia, J. B. Lippincott (1977).
19. Wadsworth, T. G., J. R. Williams: Cubital tunnel external compression syndrome. Br. Med. J. **1,** 662–666 (1973).
20. Clark, C. B.: Cubital tunnel syndrome. JAMA **241,** 801–802 (1979).

5 Handgelenk und Hand

Schmerzen und Gebrauchsbehinderung der Hand und des Handgelenkes können örtliche Ursachen haben, aber auch den Beginn einer systemischen Erkrankung bedeuten. Knotige Verdickungen oder auch Sehnenscheidenentzündungen können erste Zeichen sein.

Klinische Untersuchung. Beugung und Streckung des Handgelenkes aus der Horizontalen betragen etwa 80°. Die Ulnarabweichung ist ungefähr doppelt so groß wie die Seitwärtsbewegung nach radial (40 bzw. 20°). Die Fingerbeugungsfähigkeit wird getestet, indem das Fingerend- dem Fingergrundglied genähert wird. Sehnenscheidenschwellung oder echte Arthritis können eine Einschränkung der Beugung des proximalen (PIP) oder des distalen Interphalangealgelenkes (DIP) auslösen. Die Abduktion des Daumens beträgt 80 bis 90°, bezogen auf den Zeigefinger. Die Daumen-Adduktion erreicht die Basis des kleinen Fingers. Man hat auf Muskelschwund im Bereich des Daumenballens zu achten, welcher u. a. durch das Karpaltunnelsyndrom hervorgerufen werden kann. Die Atrophie der Mm. interossii mit Rinnenbildung zwischen den Extensorsehnen auf dem Handrücken kann auf eine Ulnarnervenstörung hinweisen. Die Stabilität der Seitenbänder der Metakarpophalangealgelenke (MCP) wird mit einer Fingerbeugung um 90° im MCP geprüft. Dieser Test beansprucht die Seitenbänder und erlaubt nur eine geringe passive Fingerbewegung (Abb. 5.1). Auch die Dorsal-Volar-Bewegung im Handgelenk sollte geprüft werden. Überbeweglichkeit von Handgelenk und PIP ist typisch für das Hypermobilitätssyndrom mit seinen vielfältigen Erscheinungen. Der sorgfältigen Beobachtung bedarf auch die Hautbeschaffenheit, Teleangiektasien, Einsinken oder Erschlaffung der Fingerspitzen.

Veränderungen an Unterarm und Handgelenk

Eine Sportverletzung oder ein Sturz auf das ausgestreckte Handgelenk können Sehnen, Bänder oder das Gelenk in Mitleidenschaft ziehen [1, 2]. Eine akute Tenosynovitis betrifft besonders die Sehnen des dorsalen Unterarms. Schwellung und schmerzhaftes Reiben während des Streckens der Hand sind klassische Zeichen [2]. Die Schwellung kann sich auch auf den Handrücken fortsetzen und über dem distalen Radioulnargelenk ausbreiten [3]. Eine Blockade der Bewegung kommt nicht vor. Die Griffstärke ist herabgesetzt, und die Behandlung erfordert das Hinzuziehen des Orthopäden, wenn eine Karpalinstabilität beobachtet wurde.

Das Vorspringen des distalen Ulnarköpfchens mit Hypermobilität („piano key") kann spontan auftreten, posttraumatischer oder entzündlicher Natur sein (Abb. 5.2). Es kommt häufig bei Erwachsenen vor; meist ist keine Behandlung notwendig [4].

Liegt eine Verletzung des Trapezium-Metakarpalgelenkes mit Subluxation vor, dann ist die Bewegung gestört, die die Pfötchenstellung erforderlich macht. In die

Region der Daumenbasis kann gezielt eingespritzt werden [2]. Gelegentlich ist eine operative Therapie mit Arthroplastik nötig.

Auch eine periphere Dislokation des Pisiforme-Triquetrum-Gelenkes kommt vor und führt zu Schmerzen bei der Handgelenkbeugung oder der ulnaren Deviation. Das Os pisiforme ist dann druckdolent, vor allem von der Handinnenfläche her. Eine rekonstruierende Operation ist indiziert [5].

Zur Erkennung von Frakturen des Os scaphoideum sind Spezial-, insbesondere Schrägaufnahmen nötig.

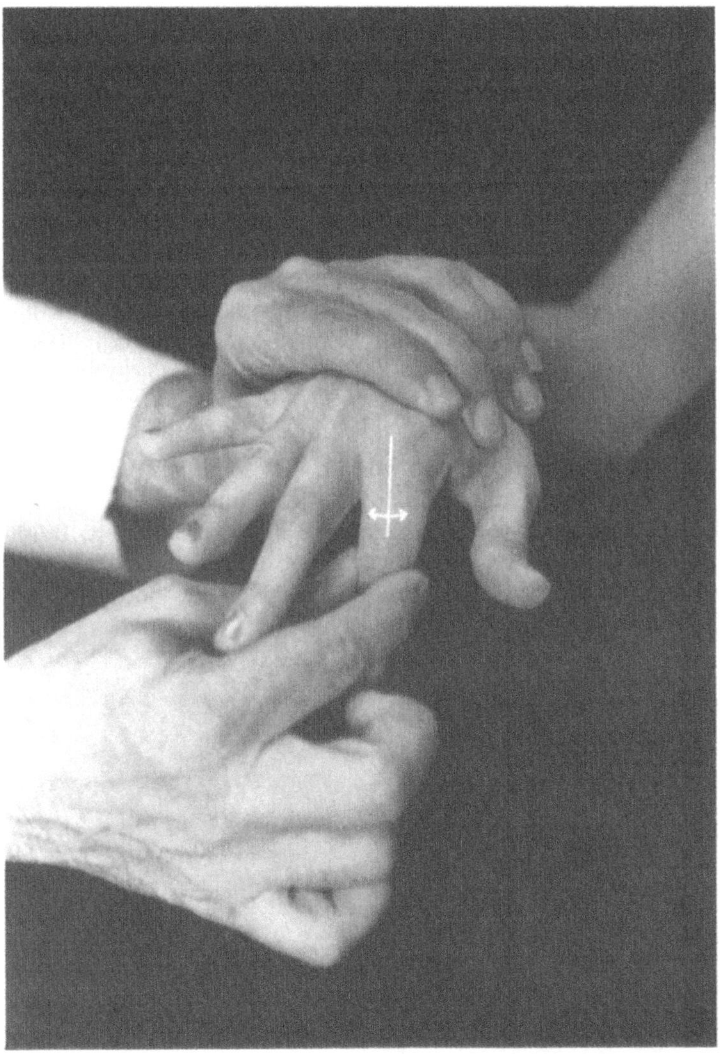

Abb. 5.1. Prüfung der Stabilität der Seitenbänder des MCP-Gelenkes: Der Finger ist um 90° gebeugt, um die Seitenbänder zu straffen. In dieser Position sind Seitwärtsbewegungen nur in geringem Umfang möglich.

Systemkrankheiten des Handgelenkes und der Hand

Rheumatische Erkrankungen

Im typischen Falle bestehen Fingergelenksschwellungen, manchmal unter Mitbeteiligung der Beugesehnen. Die Beschwerden können sehr diskret beginnen: typisch sind Morgensteife und Einschränkung der Beugefähigkeit der Finger. Man hat früh palpatorische Befunde, und der Untersucher kann den Vergleich mit dem Tastbefund an seinen eigenen Fingern machen. Die rheumatoide Arthritis (RA) kann auch Beuge- und Strecksehnen am Unterarm beteiligen und ein Karpaltunnelsyndrom auslösen. Betroffen sind vor allem MCP und PIP. Eine Tenosynovitis kann auch durch kalzifizierende Tendinitis, Psoriasisarthritis, Reiter-Syndrom, gemischte Bindegewebskrankheit und gelegentlich durch Dermatomyositis ausgelöst werden. Finger- oder Sehnenschwellung können Pseudogicht (Chondrokalzinose) oder Riesenzellarteriitis zur Ursache haben. Die Hände können im Frühstadium der progressiven systemischen Sklerose und des Lupus erythematodes diffus anschwellen oder Teleangiektasien und Fingerspitzenulzera aufweisen.

Trommelschlegelfinger mit oder ohne Periostose oder Synovitis müssen die Aufmerksamkeit des Arztes auf eine hypertrophische, pulmonale Osteoarthropathie (Pierre-Marie) und auf die Möglichkeit einer intrathorakalen Erkrankung legen. Trommelschlegelfinger kommen aber auch bei gesunden Menschen vor, sie sind dann harmlos, werden aber vermehrt angetroffen. Die Untersuchung der Hände kann für den aufmerksamen Arzt eine Fülle von Hinweisen auf systemische Erkrankungen bringen, z. B. auf bakterielle Endokarditis oder Hyperlipidämie.

Die kalzifizierende Tendinitis

Dieses Problem ist schon früher erwähnt worden. Es kann sich dabei um intermittierende, multifokale Attacken einer Sehnenentzündung handeln, die die Schulter, das Handgelenk und auch die Sprunggelenke betreffen können. Beim Handgelenk ist häufig die laterale Region mit akuten Entzündungszeichen wie Rötung und Schwellung beteiligt. Das Röntgenbild bringt die Diagnose [6, 6a] (siehe auch „kalzifizierende Tendinitis“, Kapitel 3).

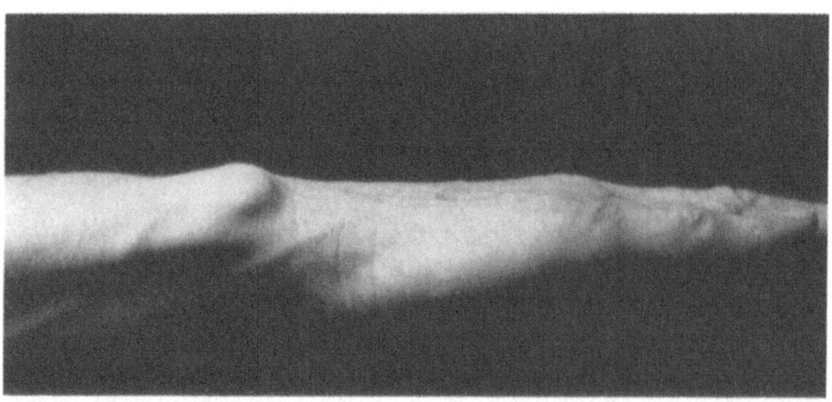

Abb. 5.2. Posttraumatische Hypermobilität der distalen Ulna. Beim Druck nach unten ergibt sich eine „Pianoschlüssel“-Bewegung.

Das Hypermobilitätssyndrom

Der Begriff wurde 1967 von Kirk, Ansell und Bywaters geprägt [7]. Die Hypermobilität wird bei 7 % der Schulkinder und 4 % der Erwachsenen angetroffen [7–12] (Abb. 5.3). Nur selten ist sie Ausdruck einer Bindegewebskrankheit wie beim Marfan- oder Ehlers-Danlos-Syndrom, bei der Osteogenesis imperfecta, beim Achard-Syndrom und der Homozystinurie oder auch bei anderen entzündlichen oder metabolischen Störungen [7, 8]. Bei den meisten Kranken mit Hypermobilität handelt es sich um eine autosomal vererbte Störung [8–10], die gutartig ist.

Die Betroffenen klagen oft über symmetrische Schwäche im Gebrauch der Hand. Es können aber auch Morgensteife, Ermüdbarkeit und Schmerzsensationen geäußert werden. In die Sprechstunde kommen meist Jugendliche und hier vor allem Mädchen. Das angegebene Schwellungsgefühl dauert oft mehrere Stunden an. Andere Symptome sind Genu recurvatum, laterale Patellarverlagerungen, Skoliose und Plattfüße [8, 9]. Die Hypermobilität kann durch Überlastung der Gelenke zu einer frühzeitigen Osteoarthritis der HWS, des Karpometakarpalgelenkes, des Daumens oder der Knie führen [7, 11, 12].

Typische Zeichen sind: 1. passive Streckung des Kleinfingers über 90° hinaus, 2. passive Annäherung des Daumens zu den Beugesehnen des ipsilateralen Unterarmes, 3. Überstreckung des Ellbogens über 10° hinaus, 4. Überstreckung der Knie über 10° hinaus, 5. die Möglichkeit, mit den Handinnenflächen den Fußboden bei durchgedrückten Knien zu berühren, und 6. auch übermäßig bewegliche Sprunggelenke [7–12]. Striae, hochgewölbter Gaumen, Abnormalitäten der Augen oder des Herzens schließen das gutartige konstitutionelle Hypermobilitäts-Syndrom aus.

Labor- und Röntgenuntersuchungen. Hierbei wird kein typischer Befund erhoben. Bei älteren Untersuchten allerdings können öfter eine Chondrokalzinose oder über das Lebensalter hinaus fortgeschrittene degenerative Veränderungen nachgewiesen werden [11].

Behandlung. Die Störung betrifft vor allem Frauen, möglicherweise infolge des erhöhten Muskeltonus beim männlichen Geschlecht. Übungen gegen Widerstand können die Beschwerden bessern, wozu an der Hand eine elastische Binde gebraucht werden kann, in die acht Finger der Hände gewickelt werden (Abb. 5.4). Der Patient bewegt dann die Finger gegen die Bandage, wobei er die Handinnenflächen zusammenhält.

Die Kräftigung der Handgelenksextensoren wird mit entsprechenden Bewegungen gegen Gewichtsbelastung von 1 bis zu 7 Pfund durchgeführt. Dabei kann der Arm auf einer Tischplatte ruhen, die Hand wird nach oben geführt und kehrt in die horizontale Position zurück. Diese Übungen sollen zweimal täglich ausgeführt werden. Das gleiche Training kann bei anderen Extensormuskeln, z. B. der Knie, Anwendung finden.

Die Patienten sollten darüber belehrt werden, daß sie eine Armüberdehnung während des Schlafes vermeiden müssen. Alle anomalen Haltungsgewohnheiten beim Sitzen oder Liegen usw. sollte der Arzt prüfen. Vor allem sollten diese Kranken nicht mit untergeschlagenen Knien oder auf Indianermanier sitzen. Bei

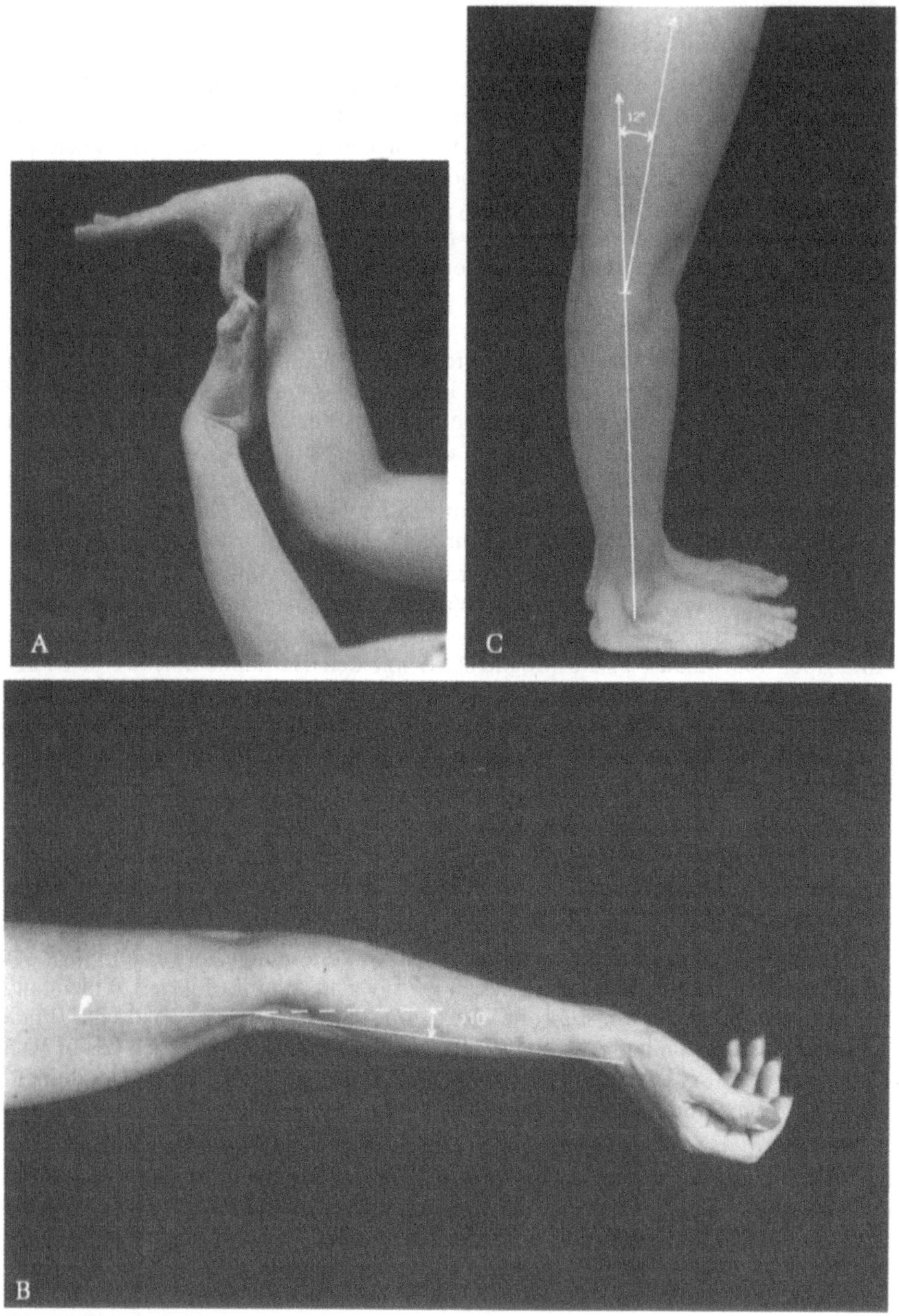

Abb. 5.3. Hypermobilitätssyndrome:

A. bei der Hyperlaxidität des Handgelenkes kann der Betroffene mit seinem Daumen nahezu den Unterarm erreichen,
B. die Überstreckung des Ellbogens gelingt um mehr als 10°,
C. das Kniegelenk kann um mehr als 12° überstreckt werden.

Vorliegen von Plattfüßen muß bequemes Schuhwerk getragen weden. Bei Hypermobilität des Knies ist manchmal eine elastische Bandage notwendig.

Verlauf. Nach unserer Erfahrung reagieren die meisten Patienten, sogar ältere, vernünftig auf dieses Widerstands-Übungs-Programm. Je jünger der Patient, desto besser wird er auf das Verfahren ansprechen. Monotone manuelle Arbeit sollte vermieden werden.

Veränderungen am Daumen

Die De Quervainsche Tenosynovitis

Eine stenosierende Tenosynovitis des M. abductor pollicis longus oder des M. extensor pollicis brevis kann durch lokal einwirkende, sich wiederholende Mikrotraumen verursacht werden. Diese Sehnen überqueren eine dicke fibröse Schicht am Processus styloideus. Durch weitere Verdickung kann es hier zu Entzündung und beengender Narbenbildung kommen. Der Patient hat beim Spitzgriff oder bei Bewegungen des Daumens und des Handgelenks Schmerzen. Der ,,Tabatière"-Griff ist durch Schwellung verstrichen, was durch einen Vergleich mit der nicht betroffenen Seite festgestellt werden kann.

Das Finkelsteinsche Zeichen besteht darin, daß der Patient den Daumen in die Handinnenseite drückt und die Finger darüber zur Faust an der betroffenen Seite schließt. Der Untersucher ergreift diese Hand und dreht das Handgelenk ulnarwärts, vorsichtig die betroffenen Sehnen streckend (Abb. 5.5). Wenn die De

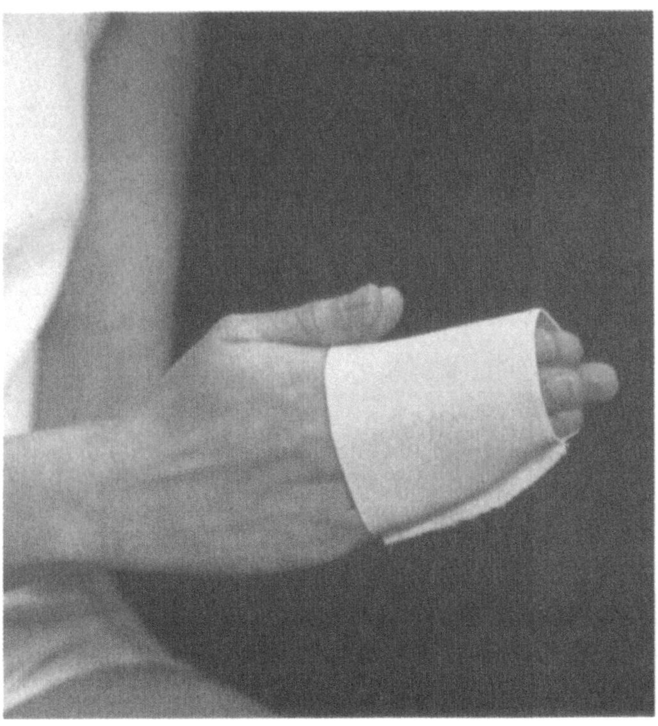

Abb. 5.4. Fingerextensionsübungen. Eine elastische Bandage wird bequem angepaßt. Der Patient schlüpft mit acht Fingern in die Bandage und extendiert die Finger gegen den elastischen Widerstand, während die Handinnenflächen zusammenbleiben.

Quervainsche Tenosynovitis vorhanden ist, setzt der Schmerz wieder ein. Selten kommt ein doppelseitiger Befall vor.

Die Behandlung besteht im akuten Stadium in Ruhigstellung und in einer oder zwei gezielten Injektionen in die Sehnenscheide (Abb. 5.6). Mißlingt dieses Verfahren, muß manchmal ein chirurgischer Eingriff vorgenommen werden [5, 13–15]. Überlastungserscheinungen sollten vermieden oder abgestellt werden [16].

Der schnappende Daumen

Die stenosierende Tenosynovitis des M. flexor pollicis longus führt oft zum Symptom eines schnappenden Daumens. Die Sehne wird gegen den Vorsprung des ersten Metakarpalgliedes oder des Sesambeines gedrückt, wodurch eine Verdikkung der Sehnenscheide entsteht. Der schnappende Daumen kann schon bei Kindern vorkommen [17]. Es wird lokale Druckempfindlichkeit angegeben. Öfter können Knötchen an der Sehne bei beugenden oder streckenden Bewegungen des Daumens ertastet werden. Schnappender Daumen oder Finger werden häufig bei beruflicher Überlastung beobachtet [5, 13, 14].

Die Behandlung sollte solche Einflüsse ausschalten, und auch hier wird man eine gezielte Injektion vornehmen (Abb. 5.7). Der Betroffene sollte täglich zweimal geeignete Bewegungsübungen machen, indem er den Daumen mehrmals hin und her bewegt. U. u. muß die Injektion wiederholt werden. In hartnäckigen Fällen kann man eine Ruhigstellung in Gips über eine Woche verordnen. Nur selten ist eine Operation erforderlich. Die Ruptur der Sehne durch wiederholte Sehneninjektionen ist eine seltene Komplikation.

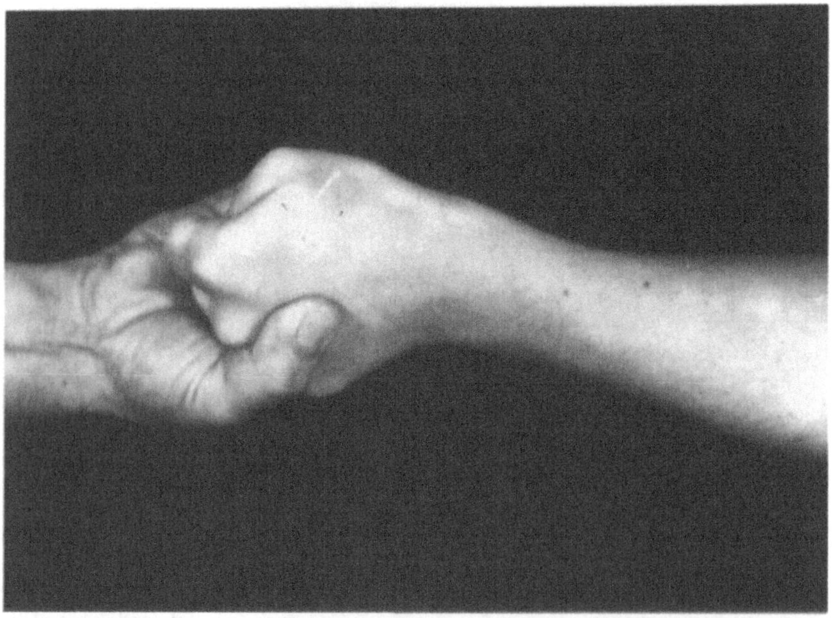

Abb. 5.5. Der Finkelstein-Test: Der Patient schließt die Faust über dem gebeugten Daumen, und der Untersucher dreht dann das Handgelenk ulnarwärts. So kann die Tenovitis von einem Schmerz aus dem ersten Karpometakarpalgelenk unterschieden werden.

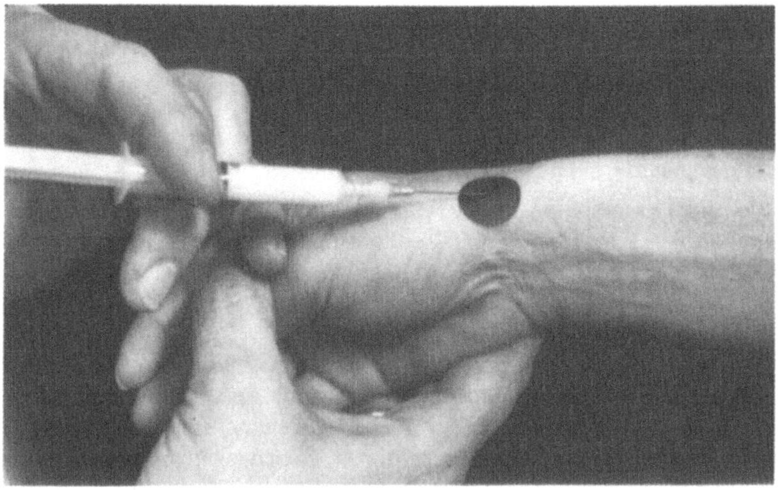

Abb. 5.6. Injektion der Sehnenscheide bei einer Tenosynovitis De Quervain.

Veränderungen an der Handinnenseite und den Fingern

Der springende Finger

Man bemerkt eine spindelförmige Schwellung der Sehne des M. flexor sublimus über dem Metakarpalköpfchen, die von einer Verengung der Sehnenscheide begleitet wird, so daß der Finger bei der Beugung blockiert. Diese Funktionsstörung ereignet sich häufig am frühen Morgen. Der Patient sollte die Sperre mit passiven Maßnahmen zu lösen versuchen. Ähnliche Symptome können sich bei der

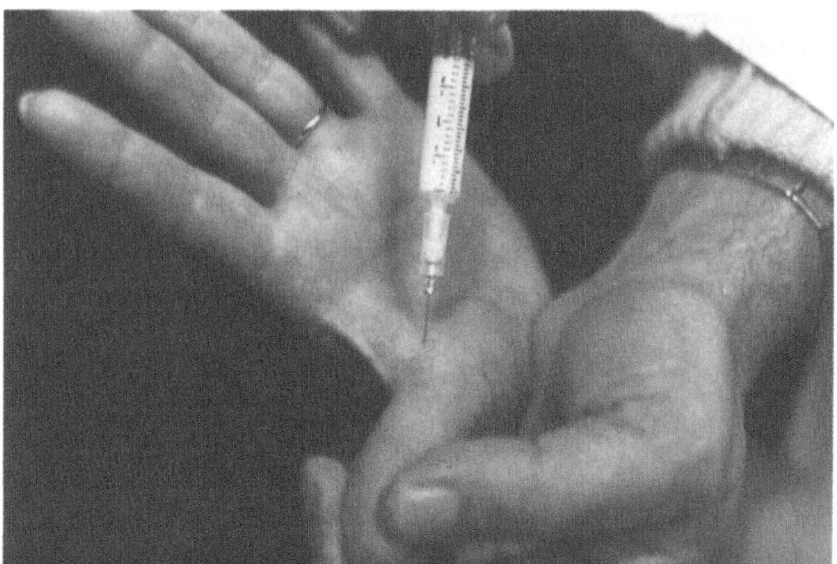

Abb. 5.7. Injektionssitus bei springendem Daumen.

rheumatoiden Arthritis, aber auch bei Kapselrissen und bei untypischen Sesambeinen ereignen.

Die Behandlung ist sinngemäß wie bei den entsprechenden Funktionsstörungen am Daumen (Abb. 5.8) [13–22].

Die infektiöse Tenosynovitis

Sehr selten kommen primäre und bakterielle Tenosynovitiden vor, etwa septischer Art durch Gonokokken, Staphylokokken, aber auch chronisch infolge Syphilis oder Tuberkulose [5].

Die Dupuytrensche Kontraktur

Es handelt sich hierbei um eine gewöhnlich schmerzlose Erkrankung infolge einer schrumpfenden Fibrose der Palmarfaszie, die auch den Bänderapparat im Bereich des IV. und V. Fingers (Abb. 5.9) betreffen kann. Es können völlige Einsteifungen in extremer Beugestellung resultieren. Bindegewebspolster können sich auch über den PIP an der Extensorenoberfläche lokalisieren (knuckle pads). Es kann gleichzeitig oder auch unabhängig davon eine Kontraktur der Plantarfaszie am Fuß entstehen. Die Dupuytrensche Kontraktur kommt bei 1 bis 3 % der weißen Rasse vor. Das Geschlechterverhältnis ist 10:1 Männer zu Frauen. Eine genetische Disposition wird heute allgemein angenommen, im höheren Alter kann man bei solchen Familien bei fast zwei Dritteln der Männer mehr oder weniger ausgeprägte Veränderungen dieser Art finden [8, 23, 24]. ,,Knuckle pads" können sich auch ohne Palmarläsion finden [24]. Ein Zusammenhang mit Diabetes wurde nicht gefunden, jedenfalls nicht in statistischer Signifikanz [25]. Histologisch findet man fibroblastische Proliferation mit Riesenzellen und Gefäßhyperplasien [24a].

Die Differentialdiagnose muß kongenitale Sehnenanomalien des IV. und V. Fingers (Kamptodaktylie) ebenso in Betracht ziehen wie Traumen, Volkmanns ischämische Kontraktur oder Gelenkentzündungen [23].

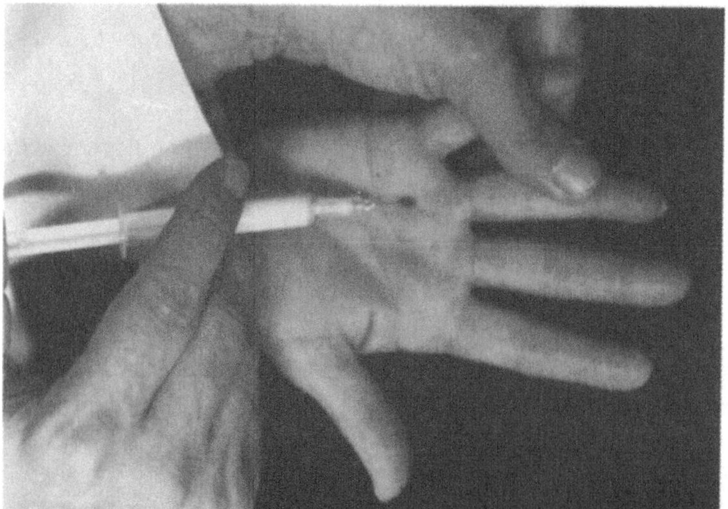

Abb. 5.8. Injektionssitus bei springendem Finger.

In frühen Stadien kann man vorbeugend einwirken, indem örtliche Schädigungen erkannt und abgestellt werden, manchmal auch durch Gebrauch von Schutzhandschuhen [25a]. Ein gezieltes, regelmäßig durchgeführtes Übungsprogramm hat sich als nützlich erwiesen. Bei schwereren Deformierungen oder Funktionsstörungen ist chirurgische Hilfe notwendig, wobei man aber in Betracht ziehen muß, daß die Rückfallquote erheblich ist [26]. Viele Betroffene tolerieren auch ihre Veränderungen, da sie gutartiger Natur sind und nur eine partielle Behinderung zur Folge haben.

Das dorsale Ödem des Handrückens

Selten, besonders nach Gewalteinwirkungen, entsteht ein chronisches, peritendinöses Ödem des Handrückens, das allmählich in eine Fibrose übergehen kann. Es ist in der Regel schmerzlos. In frühen Stadien kann man durch Streichungen und Hochlagerungen das Ödem beseitigen, sonst muß man es mit gezielten Injektionen und nur selten mit operativen Maßnahmen versuchen [25a, 20].

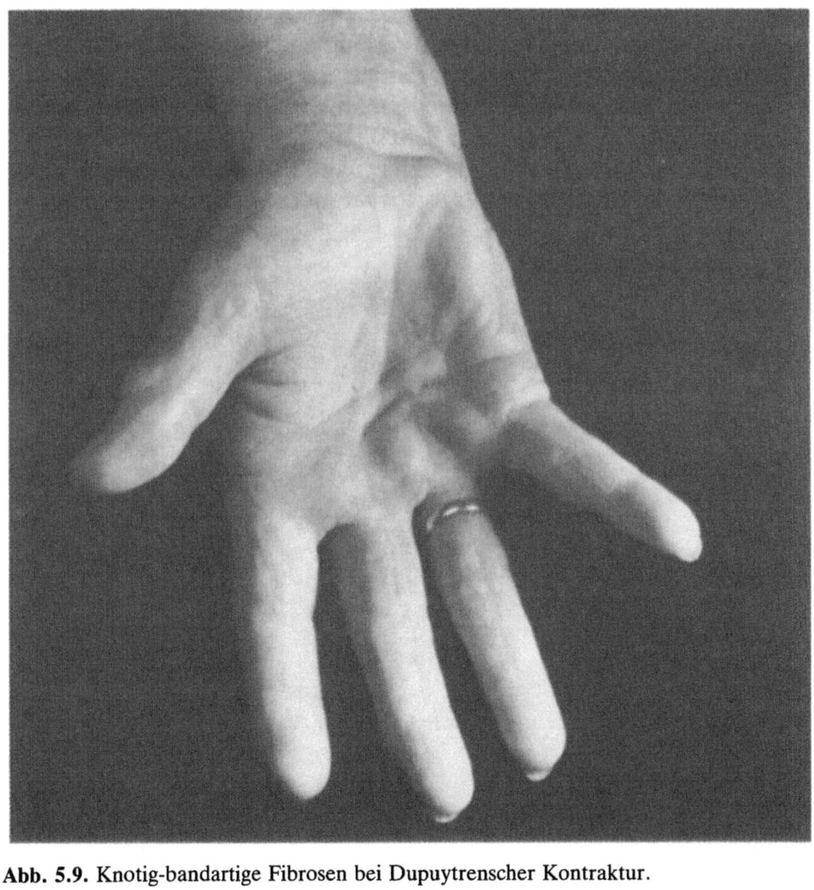

Abb. 5.9. Knotig-bandartige Fibrosen bei Dupuytrenscher Kontraktur.

Engpaßsyndrome an Handgelenk und Hand

Karpaltunnelsyndrom

Hier handelt es sich um ein typisches Schmerzbild, das häufig mit morgendlicher Taubheit, Kribbeln oder Brennen im Verbreitungsgebiet des N. medianus der Hand einhergeht. Die Patienten erwachen mit diesen Beschwerden, schütteln die Hände, heben sie hoch oder versuchen auf andere Weise, die Beschwerden zu vertreiben, die zeitweise sehr heftig sein können. Es können sensorische oder motorische Symptome allein oder zusammen auftreten. Dann hat der Betroffene Schwierigkeiten bei der Durchführung des Spitzgriffes oder beim Schreiben. Lokale Überanstrengungen wie Stricken oder Nadelarbeit, auch Autofahren, können die Beschwerden verschlimmern. Man muß sich vor Augen halten, daß die Innervation in dieser Region sehr variabel und deswegen auch die Verteilung der Schmerzen und Dysästhesien sehr unterschiedlich ist. Die Muskelatrophie des Daumenballens ist ein Spätsymptom; ein Raynaud-Phänomen kommt nicht selten vor.

Mit dem Hoffmann-Tinel-Test (Abb. 5.10) und der Phalenschen Probe kann man die Pression des Nerven forcieren (Abb. 5.11). Beim ersten Test wird ein Kribbeln ohne Schmerz ausgelöst, wenn man auf den Verlauf des Medianusnerven über der Beugesehne des Handgelenks drückt [27]. Im Phalen-Versuch legt der Patient Handrücken an Handrücken, wobei die Fingerspitzen nach unten zeigen und die Handgelenke maximal gebeugt werden; diese Position wird 60 Sek. eingehalten. In dieser Zeit treten Taubheitsgefühl und Kribbeln entlang des Nervenverlaufes auf [15, 28, 28a]. Das EMG kann wichtige Befunde durch Nachweis einer verlangsamten Nervenleitgeschwindigkeit liefern [29, 30]. Die Latenz von evozierten Potentialen ist vergrößert (terminale Latenz eines motori-

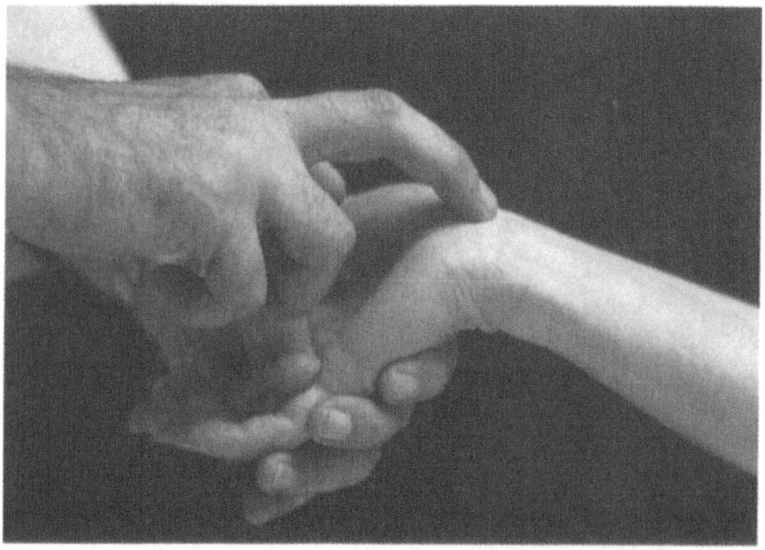

Abb. 5.10. Der Hoffmann-Tinel-Test: Druck über dem komprimierten Nerven an der volaren Handgelenksseite verursacht Schmerz und Paräthesien, proximal oder distal von der Kompressionsstelle.

schen Impulses größer als 4 bis 5 m/s). Nur 10 % der Betroffenen haben normale elektrophysiologische Befunde.

Das Karpaltunnelsyndrom kann als lokale Überlastung bei verschiedenen monotonen manuellen Arbeiten, aber auch traumatisch oder durch eine Tenosynovitis entstehen [31, 32]. Schwere körperliche Arbeit wurde nur von 3 von 658 Patienten angegeben [31]. Das Karpaltunnelsyndrom kann aber auch unter vielen anderen Bedingungen auftreten, so bei entzündlichen Bindegewebserkrankungen, Osteoarthrose, Schwangerschaft, Diabetes mellitus, Myxödem, Akromegalie, Amyloid, peripherer Neuropathie oder lokalen gutartigen Tumoren [15, 28, 31–33a]. Häufig kann die Ursache des Karpaltunnelsyndroms nicht eruiert werden. Pathologisch-anatomisch vermutet man eine venöse Stauung mit erhöhtem Gewebsdruck, Hypoxie des Nervenstammes und Bildung fibröser Formationen [34].

Wenn das Karpaltunnelsyndrom noch nicht zu einer Daumenballenatrophie geführt hat, kann konservative Behandlung genügen. Wähend der Nacht sollte dann eine volare oder dorsale Gipsschiene mit 30° Streckung getragen werden [25a]. Gezielte Injektionen sind oft erfolgreich (Abb. 5.12). Sie sollten radial der Palmaris-longus-Sehne plaziert werden [35, 36]. Vor der Injektion sollte man den Patienten darauf hinweisen, daß sich die Schmerzen zunächst verstärken können. Eine Direktinjektion in den Nerven selbst sollte vermieden werden. Bei 10 % der operierten Patienten treten unglücklicherweise Rückfälle ein, die manchmal die

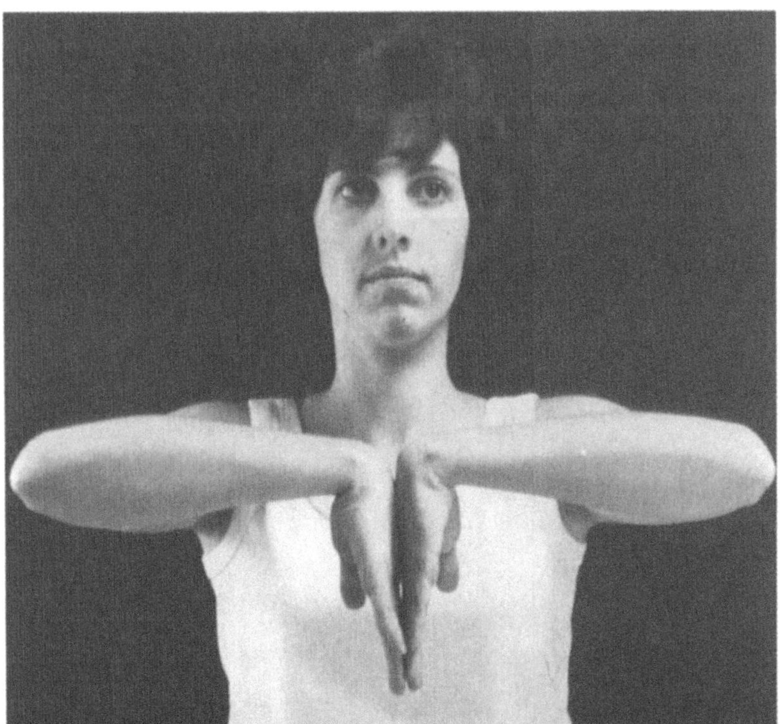

Abb. 5.11. Der Phalen-Test: Die Rücken der gebeugten Hände werden für 30 bis 60 Sekunden aneinandergelegt, wodurch das Karpaltunnelsyndrom reproduziert wird.

Wiederholung des chirurgischen Eingriffs erforderlich machen [30]. Sind bereits motorische Funktionsstörungen eingetreten, so hat der Eingriff kaum Aussicht auf Wiederherstellung. Allerdings kann eine weitere Verschlimmerung vermieden werden, insbesondere wird oft eine Besserung der nächtlichen Schmerzen erreicht [30].

Das Anterior-Interosseus-Nerven-Syndrom

Plötzlicher Verlust der Beugungsfähigkeit des DIP I und II können von einer Läsion des N. anterior interosseus herrühren. Die Erscheinungen können beim Heben auftreten, wobei der genannte Nerv durch die Mm. flexor pollicis longus und flexor carpi radialis am Radius alteriert werden kann. Manchmal wird ein fibröses Band an der Unterseite des M. flexor digitorum sublimus gefunden. Elektrodiagnostik kann auch hier hilfreich sein, und manchmal ist auch ein chirurgischer Eingriff nötig. Meist aber gelingt es, mit lokalen Maßnahmen und Elektrotherapie den Zustand zu bessern.

Ulnarengpaßsyndrom am Handgelenk

Diese Störung wird in der Regel ausgelöst durch eine Kompression im Guyon-Kanal, wo der Nerv in der Tiefe unter den Hypothenar auf die Ulnarseite des Handgelenks hinübergeht. Hierdurch entstehen eine Atrophie der Mm. interossii und Parästhesien im Verbreitungsgebiet des Ulnarnerven. Diagnose und Therapie entsprechen dem bereits Gesagten [15].

Neurovaskuläre Erkrankungen des Handgelenkes und der Hand

Raynaudsche Krankheit und Raynaud-Phänomen

Es kann als Symptom und als Krankheit auftreten. Typisch ist der rasche Farbwechsel der distalen Fingerabschnitte von völliger Blässe zu Zyanose oder

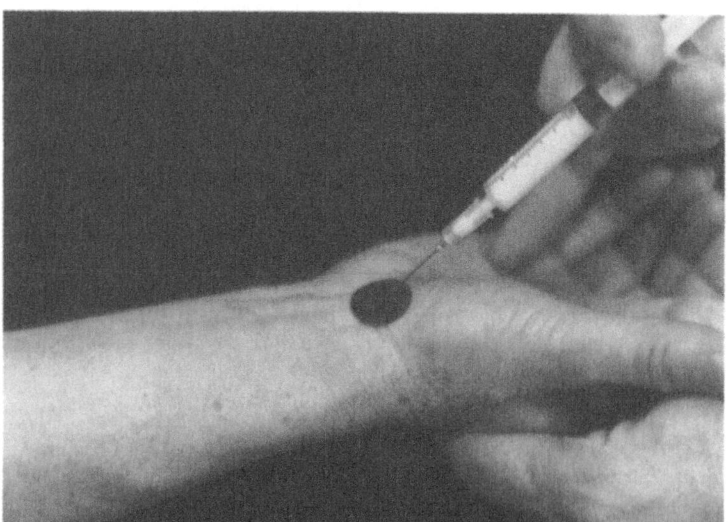

Abb. 5.12. Die Injektion des Karpaltunnels zu diagnostischen und therapeutischen Zwecken: Sie wird auf der Radialseite der Palmaris-longus-Sehne in proximaler und distaler Richtung vorgenommen.

Rötung, insbesondere bei Kälteeinwirkung oder bei emotionalen Belastungen. Das Raynaud-Phänomen begleitet Bindegewebskrankheiten wie Lupus erythematodes, progressive systemische Sklerose, rheumatoide Arthritis oder gemischte Bindegewebskrankheiten oder geht ihnen voraus. Die Störungen können auch bei Hypothyreoidismus, nach Trauma und Erfrierungen vor und bei Gefäßobstruktion im Bereich der oberen Thoraxapertur oder beim Gebrauch von vasokonstriktiven Medikamenten auftreten [37].

Der Ausdruck Raynaudsche Erkrankung ist für diejenigen Patienten vorbehalten, die solche Erscheinungen zeigen, wobei aber eine Grundkrankheit – auch über eine längere Beobachtungszeit – nicht nachweisbar ist (Abb. 5.13). Bei der Diagnose waltet oft eine große Unsicherheit, weil dieses Phänomen bei Systemkrankheiten um Jahre vorausgehen kann. In etwa 90% der Fälle wird zunächst eine Grundkrankheit nicht gefunden [38].

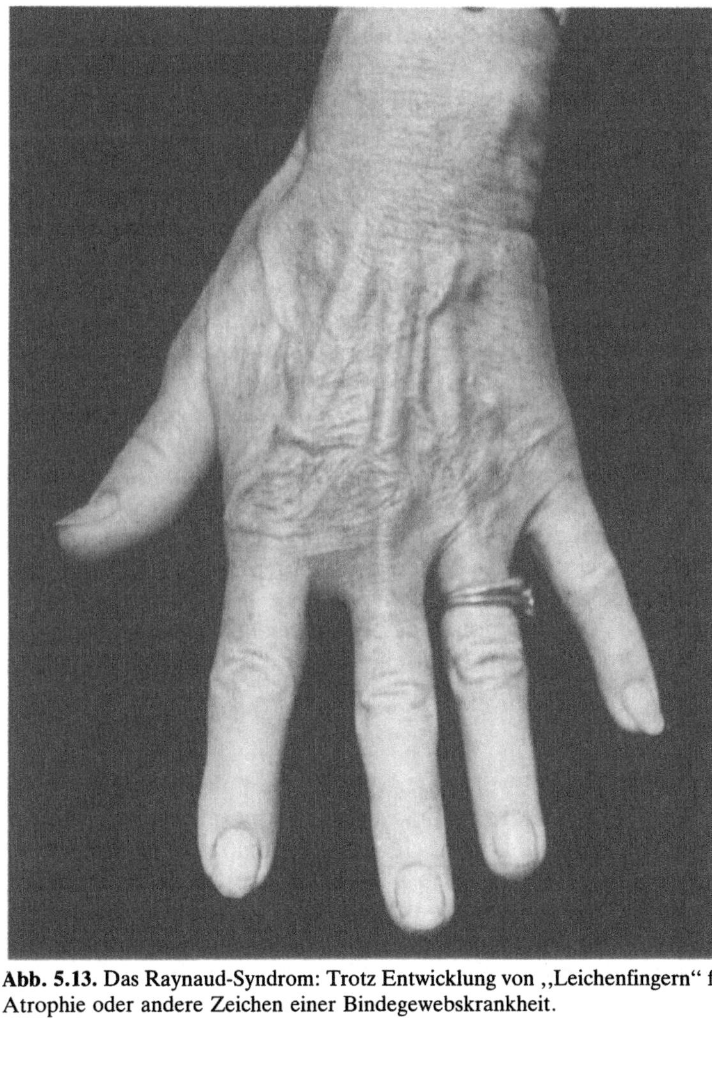

Abb. 5.13. Das Raynaud-Syndrom: Trotz Entwicklung von „Leichenfingern" fehlten auch nach Jahren Atrophie oder andere Zeichen einer Bindegewebskrankheit.

Eine sorgfältige Untersuchung ist die Grundlage jeder Differentialdiagnostik. Veränderungen mit Verdickung oder auch Atrophie mit Teleangiektasien können für eine systemische Sklerose sprechen. Seitenvergleich der Pulsqualitäten, sorgfältige neurologische Untersuchung unter Berücksichtigung der Symptomatik des Thoracic-outlet-Syndroms sind notwendig. Gegebenenfalls muß hier ein breiteres Spektrum von Labortests veranlaßt werden, so: Rheumafaktoren, antinukleare Antikörper, Seroreaktion auf Syphilis, Blutbild, Blutsenkung, Serumelektrophorese, Kryoproteine, Schilddrüsenfunktion, Urinstatus und Röntgenuntersuchung der Thoraxorgane.

Bei der Behandlung der Raynaudschen Erkrankung und des Raynaud-Phänomens muß vor allem an Kälteschutz gedacht werden. Kälteexposition auch nur eines Körperteiles kann die Manifestation der Störung begünstigen. Auch Tabak sollte gemieden werden, obwohl hier ein sicherer Zusammenhang bisher nicht nachgewiesen ist. In leichteren Fällen genügen meist Unterrichtung des Kranken und beruhigender Zuspruch. In mittelschweren Fällen ist die orale Gabe von 0,25 bis 0,50 mg Reserpin pro Tag günstig. Selten wird eine intraarterielle Verabreichung notwendig sein. Berichte darüber, daß die Reserpintherapie eine lokale Gangrän oder auch den Brustdrüsenkrebs begünstigen könnten, haben genaueren Forschungen nicht standgehalten [38a].

In der Regel sind diese Maßnahmen nur während der kalten Jahreszeit erforderlich. Auch andere gefäßerweiternde Stoffe wie Prazosin (1 mg 2× täglich) [39], Alpha-methyldopa (1 oder 2 g täglich), Guanethidin (30 bis 50 mg täglich), Phenoxybenzamin (20 bis 60 mg täglich) und Östrogensubstitution [38, 42] sowie Nitroglyzerineinreibungen sind empfohlen worden. Bei therapieresistenten Fällen, besonders im Zusammenhang mit der Sklerodermie, können i.v. Dextraninfusionen und in verzweifelten Fällen die Plasmaphorese indiziert sein [41]. Stanozolol ist ein fibrinolytisches anaboles Steroid, das in einer Dosierung von 5 mg 2× täglich in schweren Fällen von progressiver Sklerodermie Nutzen gezeigt hat [42]. Die Hepatotoxizität ist hierbei ein beachtenswerter Gesichtspunkt. Nach wie vor muß in für andere Verfahren ungeeigneten Fällen auch die Sympathektomie in Betracht gezogen werden [38], die einigen Kranken Erleichterung bringt. Der Langzeiteffekt wurde in verschiedenen Berichten auf 20 bis 80 % eingeschätzt. Die Autoren selbst empfehlen in erster Linie Reserpin oder Tolazolin [38], und dies meist nur während der kalten Jahreszeit.

Günstiges kann auch von der Anwendung des Biofeedback-Trainings berichtet werden. Einige Patienten konnten ihre Hauttemperatur durch dieses Verfahren um 8 bis 10° für eine längere Zeit erhöhen [43, 44].

Die Erythermalgie

Rötung, Brennschmerz und Anschwellen der Hände und Füße besonders nach Hitzeexposition oder nach anderer lokaler Belastung muß an eine Erythermalgie denken lassen. Auch dieses Syndrom kommt eigenständig aber auch als Begleiterscheinung hämatologischer Erkrankungen, bei Diabetes mellitus oder Bindegewebskrankheiten vor. Solche Anfälle können durch Wärmeexposition zwischen 32 und 36 °C ausgelöst werden. Wenn eine ursächliche Behandlung nicht möglich ist, so können Therapieversuche mit Salizylaten, Phenoxybenzaminhydrochlorid, Methysergid oder auch mit einer Sympathektomie gemacht werden [15, 40].

Die Akrozyanose

Bei Menschen mit vasomotorischer Instabilität und bei Bindegewebskrankheiten wird nicht selten eine schmerzlose akrale Zyanose mit herabgesetzter Hauttemperatur und Hyperästhesie gefunden. Wenn die Behandlung einer etwaigen Grundkrankheit nicht nötig oder nicht möglich ist, so kann man sich auf symptomatische Maßnahmen einschließlich der Kleinen Psychotherapie beschränken [15, 40].

Knotenbildung

Die Rheumaknoten der seropositiven rheumatoiden Arthritis zeichnen sich durch ihren charakteristischen, gelenknahen Sitz und ihre typische Beschaffenheit aus. Es gibt aber auch pseudorheumatische Knoten verschiedener Größe und Konsistenz, die in verschiedenen Regionen vor allem prätibial und im Bereich der Fingerextensoren auftreten können [45]. Sie bestehen meist monate- oder jahrelang, kommen bei beiden Geschlechtern, vorzugsweise bei Frauen, nicht selten aber auch bei Kindern und Jugendlichen vor (Abb. 5.14).

Riesenzelltumoren an Sehnenscheiden oder die villonoduläre Tenosynovitis betreffen in der Regel Frauen im 3. oder 4. Lebensjahrzehnt. Sie sind die zweithäufigsten nichtentzündlichen Erkrankungen der Sehnenscheide [46]. Man trifft sie an den Beuge- oder Strecksehnen, meist in Nähe der proximalen Interphalangealgelenke. Riesenzelltumoren kommen auch an der Achillessehnenscheide, und dann gewöhnlich bds., vor. Ähnliche Knoten findet man kombiniert mit Hyperlipidämien oder auch der Sarkoidose. Sie erreichen Erbsgröße, sind gelblich, oft unterteilt, mit typischem histologischen Bild mit Riesenzellen und schaumigem, lipoidhaltigem Zytoplasma.

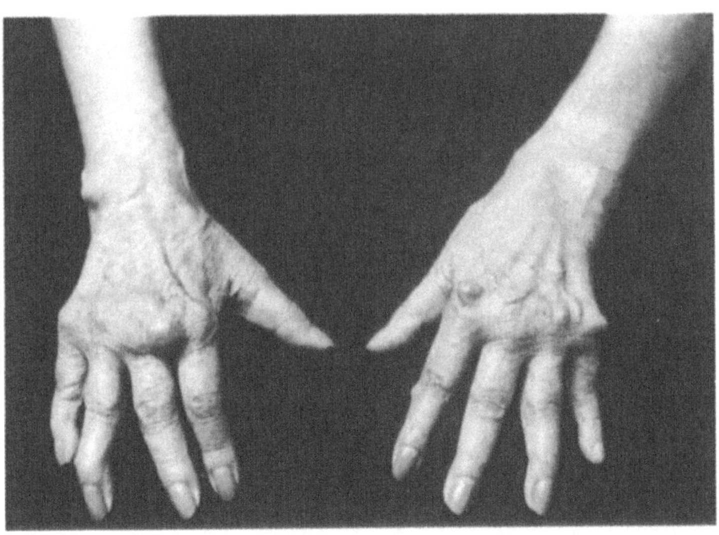

Abb. 5.14. Rheumaknoten der Hände bei rheumatoider Arthritis: Die Knoten sind fest und dauerhaft. Sie entstehen in Gelenknähe oder auch an den Fingerspitzen. Pseudorheumaknoten können an den Extremitäten auch ohne rheumatoide Arthritis entstehen.

Bei der Hämochromatose kommen Knoten vor allem am Ellbogen, aber auch in den Sehnenscheiden der Fingerbeugemuskeln vor [47]. Glomustumoren sind selten, sie verursachen Schmerzen und sind langsam wachsende, neurovaskuläre Tumoren der Extremitäten; 30% entstehen unter einem Fingernagel. Der Schmerz wird als brennend oder einschließend beschrieben, verschlimmert sich auf Druck. Chirurgische Therapie ist notwendig. Bei schmerzhafter Schwellung der Fingerspitzen muß natürlich auch an Infektionen gedacht werden, die vom Nagelfalz ausgehen.

Epidermoidzysten oder -perlen sind klein und hart, sie erreichen nur wenige Millimeter im Durchmesser. Sie sind entweder von zystischer oder von harter Konsistenz, kommen besonders in der Handinnenfläche oder in der Umgebung der Metakarpophalangealgelenke vor und sind meist schmerzlos. Sie können auf dem Boden einer möglicherweise traumatischen epidermalen Gewebsversprengung entstehen [19]. In der Regel verschwinden sie spontan.

Ganglien

Hier handelt es sich um zystische Schwellungen in Verbindung mit einem Gelenk oder einer Sehnenscheide. In der Regel handelt es sich dabei um Hernien dieser Strukturen, die mit Synovialgewebe ausgekleidet sind. Ganglien können in der Ein- und Vielzahl vorkommen. Entzündungszellen sind nicht vorhanden. Bei der Punktion findet man eine geleeartige Flüssigkeit. Ganglien treten oft nach dem 5. Lebensjahrzehnt auf, sie können spontan verschwinden und wieder erscheinen. Der häufigste Sitz ist auf der Dorsalseite des Handgelenkes (Abb. 5.15). Die Therapie richtet sich nach den Umständen. Man kann einen Versuch mit Entleerung durch Punktion und Instillation einer Kortikoidkristallsuspension unternehmen, aber in hartnäckigen Fällen wird chirurgische Therapie erforderlich.

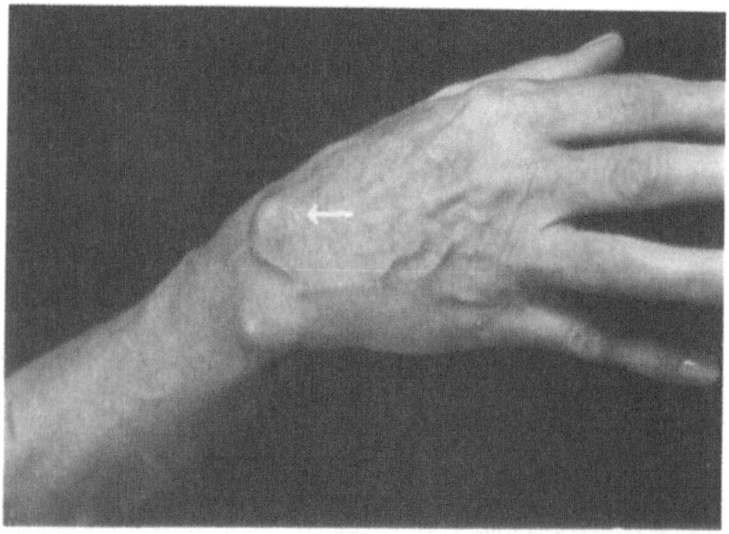

Abb. 5.15. Ganglion auf dem Handrücken. Bei der Aspiration wird eine klare, gelöse Flüssigkeit gewonnen.

Literatur zu Kapitel 5

1. Linscheid, R. L., J. H. Dobyns, J. W. Beabout, A. S. Bryan: Traumatic instability of the wrist. J. Bone Joint Surg. **54A,** 1612–1632 (1972).
2. Maudsley, R. H.: The painful wrist. Practitioner **215,** 42–45 (1975).
3. Posner, M. A.: Injuries to the hand and wrist in athletes. Orthop. Clin. North Am. **8,** 593–618 (1977).
4. Adams, J. C.: Outline of Orthopaedics. London, Churchill, Livingstone (1977).
5. Turek, S. L.: Orthopaedics; Principles and their Application. Philadelphia, J. B. Lippincott (1977).
6. Paty, J. G.: Flexor carpi ulnaris tendinitis. Arthritis Rheum. **22,** 97–98 (1979).

6a. Dieppe P: Crystal deposition disease and the soft tissues. Clinics in Rheumatic Disease **5,** 807–822 (1979).

7. Kirk, J. A., B. M. Ansel, E. G. L. Bywaters: The hypermobility syndrome; Musculoskeletal complaints associated with generalized joint hypermobility. Ann. Rheum. Dis. **26,** 419–425 (1967).
8. James J. I. P., R. Wynne-Davies: Genetic factors in orthopaedics. In: Recent Advances in Orthopaedics. Edited by A. G. Apley, London, J. & A. Churchill (1969).
9. Beighton, P. H., E. T. Horan: Dominant inheritance in familial generalized articular hypermobility. J. Bone Joint Surg. **52B,** 145–147 (1970).
10. Key, J. A.: Hypermobility of joints as a sex linked hereditary characteristic. JAMA **88,** 1710–1712 (1927).
11. Bird, H. A., C. R. Tribe, P. A. Bacon: Joint hypermobility leading to osteoarthrosis and chondrocalcinosis. Ann. Rheum. Dis. **37,** 203–211 (1978).
12. Rowatt-Brown, A., B. S. Rose: Familial precocious polyarticular osteoarthrosis of chondrodysplastic type. N. Z. Med. J. **65,** 449–461 (1966).
13. Hartwell, S. W., R. D. Larsen, J. L. Posch: Tenosynovitis in women in industry. Cleve. Clin. Q. **31,** 115–118 (1964).
14. Reed, J. V., A. K. Harcourt: Tenosynovitis. Am. J. Surg. **62,** 392–396 (1943).
15. Duthie, R. B., A. B. Ferguson: Mercer's Orthopedic Surgery. 7th Ed. Baltimore, Williams & Wilkins (1973).
16. Clark, D. D., J. H. Ricker, M. S. MacCollum: The efficacy of local steroid injection in the treatment of stenosing tenovaginitis. Plast. Reconstr. Surg. **51,** 179–180 (1973).
17. Swezey, R. L., T. M. Spiegel: Evaluation and treatment of local musculoskeletal disorders in elderly patients. Geriatrics **34,** 56–75 (1979).
18. Fahey, J. J., J. A. Bollinger: Trigger-finger in adults and children. J. Bone Joint Surg. **36A,** 1200–1218 (1954).
19. Chuinard, R. G.: The upper extremity: Elbow, forearm, wrist and hand. In: Musculoskeletal Disorders. Edited by R. D. D'Ambrosia. Philadelphia, J. B. Lippincott (1977).
20. Wolin, I.: The management of tenosynovitis. Surg. Clin. North Am. **37,** 53–62 (1957).
21. Burton, R. I.: The jammed finger or thumb. Contemp. Orthop. **1,** 56–81 (1979).
22. McCue, F. C., H. Baugher, W. L. Bourland, M. Burnet: The 'jammed finger': How to prevent permanent disability. Consultant **19,** 29–38 (1979).
23. Viljanto, J. A.: Dupuytren's contracture: A review. Semin. Arthritis Rheum. **3,** 155–176 (1973).
24. Ling, R. S. M.: The genetic factor in Dupuytren's disease. J. Bone Joint Surg. **45B,** 709–718 (1963).

24a. Gelberman, R. H., D. Amiel, R. M. Rudolph et al.: Dupuytren's contracture. J. Bone Joint Surg. **62A,** 425–432 (1980).

25. Bridgman, J. F.: Periarthritis of the shoulder and diabetes mellitus. Ann. Rheum. Dis. **31,** 69–71 (1972).

25a. Goodwin, C., OTC: Personal communication.

26. Rodrigo, J. J., J. J. Niebauer, R. L. Brown, J. R. Doyle: Treatment of Dupuytren's contracture. J. Bone Joint Surg. **58A,** 380–387 (1976).
27. Sonntag, V. K. H.: Tinel's sign. N. Engl. J. Med. **291,** 263 (1974).
28. Pinals, R. S.: Traumatic arthritis and allied conditions. In: Arthritis and Allied Conditions. 9th Ed. Edited by D. J. McCarty. Philadelphia, Lea & Febiger (1979).

28a. Phalen, G. S.: Soft tissue affections of the hand. Hosp. Med. **7,** 47–59 (1971).

29. Bendler, E. M., B. Greenspun, J. Yu, W. J. Erdman: The bilaterality of carpal tunnel syndrome. Arch. Phys. Med. Rehabil. **58,** 362–364 (1977).

30. Harris, C. M., E. Tanner, M. N. Goldstein, D. S. Pettee: The surgical treatment of the carpal tunnel syndrome correlated with preoperative nerve conduction studies. J. Bone Joint Surg. **61A,** 93–98 (1979).
31. Birkbeck, M. Q., T. C. Beer: Occupation in relation of the carpal tunnel syndrome. Rheumatol. Rehabil. **14,** 218–221 (1975).
32. Kopell, H. P., W. A. Thompson: Peripheral Entrapment Neuropathies. Huntington, N. Y., R. E. Krieger (1976).
33. Sidiq, M. B. B. S., A. B. Kirsner, R. P. Sheon: Carpal tunnel syndrome as the first manifestations of systemic lupus erythematosus. JAMA **222,** 1416–1417 (1972).
33a. Gerster, J. C., R. Lagier, G. Boivin, C. Schneider: Carpal tunnel syndrome in chondrocalcinosis of the wrist. Arthritis Rheum. **23,** 926–931 (1980).
34. Sunderland, S.: The nerve lesion in the carpal tunnel syndrome. J. Neurol. Neurosurg. Psychiatry **39,** 615–626 (1976).
35. Crane, R. F., E. L. Hay: What to do when pain signals carpal tunnel syndrome. Consultant **19,** 81–86 (1979).
36. Moskowitz, R. M.: Clinical Rheumatology. Philadelphia, Lea & Febiger (1975).
37. Shagan, B. P., S. A. Friedman: Raynaud's phenomenon and thyroid deficiency. Arch. Intern. Med. **140,** 832–833 (1980).
38. Halperin, J. L., J. D. Coffman: Pathophysiology of Raynaud's disease. Arch. Intern. Med. **139,** 89–92 (1979).
38a. Labarthe, D. R., W. M. O'Fallon: Reserpine and breast cancer: A community based longitudinal study of 2000 hypertensive women. JAMA **243,** 2304–2310 (1980).
39. Waldo, R.: Prazosin relieves Raynaud's vasospasm. JAMA **241,** 1037 (1979).
40. Fairbairn, J. F., J. L. Juergens, J. A. Spittell: Raynaud's phenomenon and allied vasoplastic conditions. In: Peripheral Vascular Diseases. 4th Ed. Edited by Allen–Barker–Hines, Philadelphia, W. B. Saunders (1972).
41. Wong, W. H., R. I. Freedman, S. F. Rabens, et al.: Low molecular weight dextran therapy for scleroderma: effects of dextran 40 on blood flow and capillary filtration coefficient in scleroderma. Arch. Dermatol. **110,** 419–422 (1974).
42. Jarrett, P. E. M., M. Morland, N. L. Browse: Treatment of Raynaud's phenomenon by fibrinolytic enhancement. Br. Med. J. **2,** 523–525 (1978).
43. Emery, H., J. G. Schaller: Biofeedback in the management of primary and secondary Reynaud's. Abstract presented to Fortieth Annual Meeting Am. Rheum. Assoc., Chicago (1976).
44. Editorial from the N.I.H.: Biofeedback for patients with Raynaud's phenomenon. JAMA **242,** 509–510 (1979).
45. Williams, H. J., E. C. Biddulph, S. S. Coleman, J. R. Ward: Isolated subcutaneous nodules (pseudorheumatoid): J. Bone Joint Surg. **59A,** 73–76 (1977).
46. Stern, R. E., D. W. Gauger: Pigmented villonodular tenosynovitis. J. Bone Joint Surg. **59A,** 560–561 (1977).
47. Bensen, W. G., C. A. Laksin, H. A. Little, A. G. Fam: Hemochromatotic arthropathy mimicking rheumatoid arthritis. Arthritis Rheum. **21,** 844–848 (1978).

6 Brustkorb und Brustwirbelsäule

Myofasziale Schmerzen im Bereich der Brustwand können selbständig, aber auch symptomatisch bei anderen Grundkrankheiten auftreten. Deswegen müssen Anamnese und klinischer Befund sorgfältig aufgenommen werden. Meist ist schon auf Anhieb eine extra- oder intrathorakale Lokalisation möglich.

Brustkorbschmerzen, die von den äußeren Schichten ausgelöst werden, können bei Erkrankungen des Schädels, der Hals- und Brustwirbelsäule und der Strukturen der oberen Thoraxapertur ausgelöst werden [1, 2, 3]. Hierzu darf auf die betreffenden Kapitel verwiesen werden. Brustkorbschmerzen können auch durch Irritation zervikaler Nervenwurzeln oder des Vagusnerven zustande kommen [1]. Präkordiale Schmerzen werden oft durch Irritation zervikaler Nervenwurzeln verursacht [4]. Dann finden sich meist ein positiver Spurling-Test (siehe Kapitel 1) und zervikale myofasziale Trigger points [5]. Die Patienten sprechen auf gezielte Maßnahmen an.

Hauptursachen intrathorakal ausgelöster Schmerzen sind in Tabelle 6.1 aufgelistet [6].

Bei der Vielfalt dieser Möglichkeiten kommt der diffizilen Anamnese besondere Bedeutung zu. Besonders sorgsam ist die Schmerzanalyse hinsichtlich Art, Dauer, Lokalisation und Provokation des Schmerzes durchzuführen. Anginöse Schmerzen sind meist anfallartig, kurz, verschlimmern sich durch Kälte und Anstrengungen und bessern sich in der Ruhe. Brustkorbschmerzen dauern Stunden oder Tage, treten vor allen Dingen in Ruhe auf und verbessern sich bei Bewegung oder Ablenkung.

Perikardschmerzen werden retrosternal lokalisiert, sie können sich im Liegen und beim tiefen Atmen verschlimmern, im Sitzen oder Vorwärtsbeugen bessern. Mehr diffuse Beschwerden mit Allgemeinsymptomen wie Müdigkeit, Herzklopfen, unbestimmte Atemstörungen und Angst sind typisch für die neurozirkulatorische

Tabelle 6.1. Ursachen von Brustschmerzen intrathorakalen Ursprungs

1. Klassische Angina pectoris
2. Angina bei pulmonaler Hypertension oder Aortenstenose
3. Variant-Angina (Prinzmetal)
4. Akuter Herzinfarkt
5. Dressler-Syndrom
6. Postkardiotomie-Syndrom
7. Perikarditis
8. Mitralprolaps
9. Aorta dissecans
10. Pleuraerkrankungen
11. Lungenembolie
12. Pneumothorax
13. Speiseröhrenerkrankungen

Dystonie, das DaCosta-Syndrom oder das „Anstrengungssyndrom“ [7]. Ähnliche Beschwerden werden aber auch beim Mitralklappenprolaps geäußert, der durch einen systolischen Klick charakterisiert ist. Trotz reichhaltigen Schrifttums ist eine eindeutige Zuordnung einer subjektiven Symptomatologie zum Mitralklappenprolaps noch nicht sicher möglich [8].

Pleurabedingte Beschwerden sind gewöhnlich einseitig, gehen parallel mit der Atemexkursion, werden aber nicht durch bestimmte Bewegungen beeinflußt. Nicht selten sind schmerzhafte Sensationen, die vom Ösophagus oder von Zwerchfellhernien, gastrischen Ulzera, Pankreatitis und subphrenischem Abszeß ausgehen. Sie strahlen vor allem in die vorderen Abschnitte des Brustkorbs aus und können von Druckempfindlichkeit der Brustmuskulatur begleitet werden. Sie verschlimmern sich manchmal bei flacher Lagerung. Regelmäßig wird auch eine Druckdolenz im Epigastrium geäußert.

Bei Schmerzen in den kaudalen Brustkorbabschnitten muß besonders an eine Erkrankung der Oberbauchorgane, aber auch an subphrenische Entzündungen und Abszesse gedacht werden [3]. Eine spezielle gastroenterologische Anamnese ist dann notwendig.

Rückenschmerzen können durch Erkrankungen der BWS, besonders die Scheuermannsche Erkrankung, Osteoporose oder Neoplasien der Wirbelsäule entstehen, ebenso wie durch einen Herpes zoster, seltener durch eine diskogene radikuläre Irritation [2].

Brustkorbschmerzen können durch Rippenbrüche und Metastasen, aber auch durch eine Vielzahl von harmlosen weichteilrheumatischen Affektionen hervorgerufen werden [1].

Das Brustwandsyndrom

Unter diesem Begriff sind alle subakuten und chronischen Schmerzzustände vor allem der vorderen Brustwand eingeschlossen, die mit Druckempfindlichkeit einhergehen. Schwellungen kommen nicht vor (Abb. 6.1).

Unter dem Sammelbegriff werden das Kostosternalsyndrom oder die Osteochondritis ebenso verstanden wie die Sternalsyndrome, so auch die Xyphoidalgie und das Rib-tip-Syndrom. Gemeinsam ist diesen Beschwerden der Schmerzcharakter und der lokalisierbare Druckschmerz. Die Beschwerden sind sowohl in Ruhe als auch bei Bewegung vorhanden, sie dauern Stunden oder Tage und können atemabhängig sein. Nicht selten werden sie von Angst und Hyperventilation begleitet [9]. Meist ist der Verlauf leicht und selbst limitierend, manchmal aber sind diese Schmerzbilder auch Begleiterscheinungen einer echten Angina pectoris oder anderer Intrathorakalerkrankungen [10]. Solche Brustkorbschmerzen können auch positiv auf Nitroglyzerin reagieren, obwohl sie nicht ursächlich mit einer echten Angina pectoris verknüpft sind [11].

Kostosternalsyndrom. Es findet sich im Bereich der vorderen Brustwand, aber manchmal strahlen die Beschwerden, insbesondere bei tiefer Inspiration, in den ganzen Brustkorb aus [13]. Gewöhnlich hat der Schmerz intermittierenden Charakter, er dauert wenige Tage, manchmal aber kommen monate- oder jahrelang Rückfälle vor. Typisch sind Druckdolenz und Schmerzprovokation durch Palpation der betroffenen Kostosternalgelenke. Die Druckempfindlichkeit kann auch die Interkostalmuskeln betreffen. Besserung wird durch gezielte Injektionen in die betroffenen Sternokostalgelenke erreicht [13].

Das Brustbeinsyndrom. Bei Druck auf das Brustbein kann hier ein nach beiden Seiten ausstrahlender Schmerz ausgelöst werden [14]. Die Druckpunkte liegen entweder über dem Manubrium sterni oder am Sternalrand (Abb. 6.1). Der Schmerz wird in der Mitte der Brustwand verspürt. Gewöhnlich erkennt der Untersuchte, daß der Ursprung des Schmerzes in der Brustwand selbst liegt. Meist sind die Beschwerden weniger akut und weniger belästigend als bei anderen Kostosternalsyndromen.

Die Xyphoidalgie. Hierfür ist ein Spontanschmerz im vorderen Thoraxbereich charakteristisch, der mit einem Druckschmerz und Mißempfindungen des Schwertbeinfortsatzes einhergeht [1]. Manchmal werden die Beschwerden beim Essen,

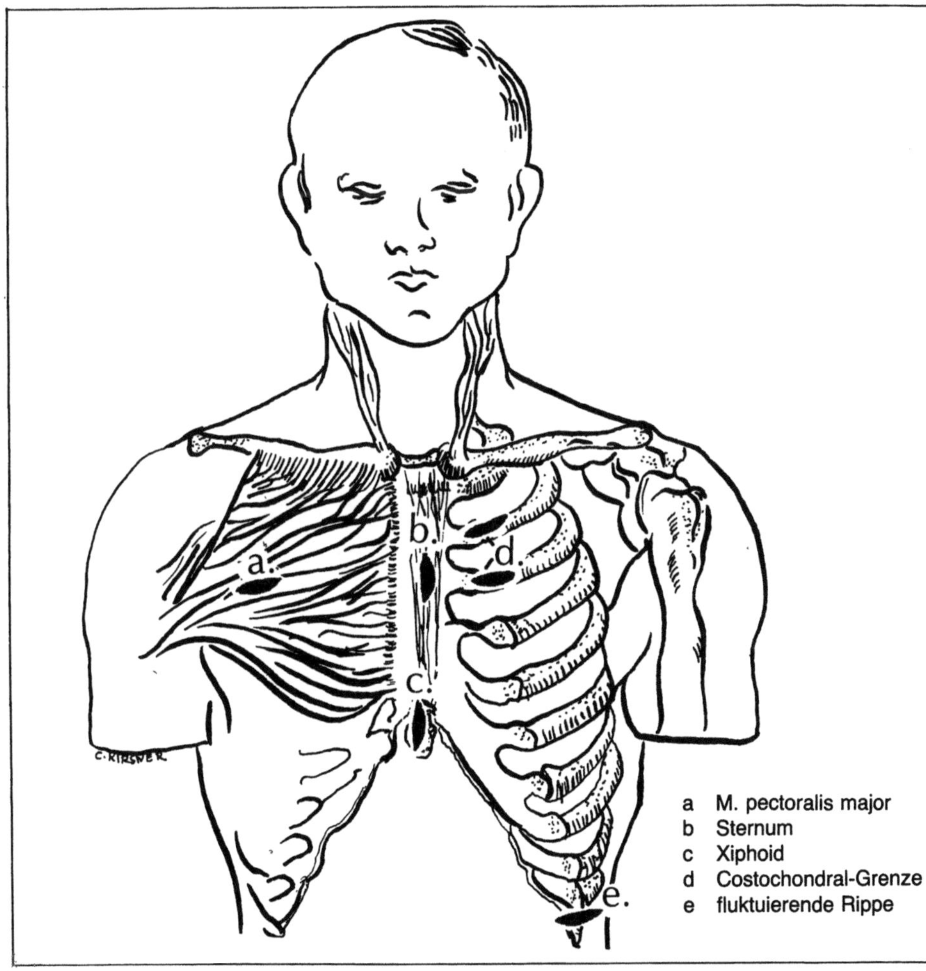

Abb. 6.1. Myofaszialer Brustkorbschmerz: Die Trigger points werden vor allem an der Knorpel-Knochen-Grenze der 2. oder 3. Rippe links oder im oberen äußeren Quadranten des M. pectoralis major gefunden sowie an den Sternokostalgelenken, am Schwertbeinfortsatz und im Zentrum des Manubrium sterni, ferner an den unteren Rippen.

beim Bücken oder Aufrichten vermehrt empfunden. Sie dauern Wochen oder Monate, verschwinden aber in der Regel ohne spezielle Therapie.

Das Rib-Tip-Syndrom. Hierbei werden starke, lanzinierende Schmerzen geäußert, die mit Hypermobilität der Vorderenden des Rippenknorpels einhergehen. Meist ist die 10. Rippe, manchmal sind auch die 8. und 9. Rippe betroffen [15]. Es gibt sehr viele Synonyme, die alle dasselbe meinen. Man kann durch Druck ein schmerzendes Klicken auslösen. Beim „Schlupfrippensyndrom" liegt eine rezidivierende Subluxation des Rippenknorpels vor, die den stechenden Schmerz auslöst [16]. Nicht selten werden diese Beschwerden fälschlicherweise auf eine Erkrankung der Abdominalorgane bezogen [17]. Traumatische Einwirkungen kommen als Ursache in Frage [18, 19]. Die Störungen verschlimmern sich manchmal bei der Abduktion des Armes, ein hörbares Klicken ist erkennbar. Der Schmerz beruhigt sich [19] in Rückenlage.

Ein charakteristischer Test ist das „Hakenphänomen", wobei der Untersucher mit gebeugten Fingern unter den Rippenbogen greift und die Rippen vorsichtig nach oben drückt [17] (Abb. 6.2). Dieses Manöver löst ein schmerzhaftes Schnappen aus. In therapeutischer Hinsicht ist zunächst eine lokale Injektion eines steroidhaltigen Anästhetikums in die benachbarten Interkostalmuskeln zu empfehlen, falls sich die Beschwerden nicht mit anderen symptomatischen Maßnahmen bessern lassen. Nur selten wird eine Exzision der betroffenen Rippe in Frage kommen.

In allen Fällen von Brustkorpschmerzen wird eine Messung der Atembreite vorgenommen. Bei der Spondylarthritis ankylosans ist durch Mitbeteiligung der Sternokostalgelenke die Atembreite auf weniger als 3 cm eingeschränkt [8]. Man hat auch auf Seitendifferenzen bei der Atembewegung des Brustkorbs zu achten, und man muß nach Lymphknotenschwellungen in den Achselhöhlen und in der

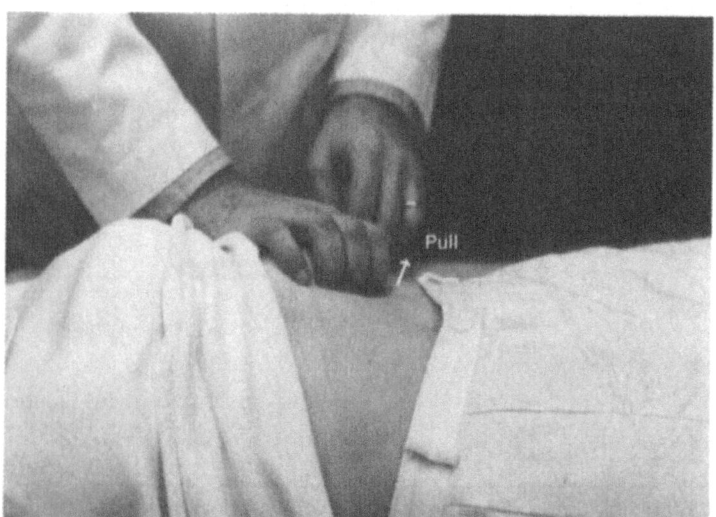

Abb. 6.2. Der Hakenhandgriff: Der Untersucher hakt mit den gebeugten Fingern unter die unteren Rippen und zieht diese sanft nach vorne. Dies löst eine Schnappsensation und Schmerz aus.

Supraklavikulargrube fahnden. Alle Gelenkverbindungen des Brustkorbs müssen einzeln abgetastet werden. Die Differentialdiagnose der epigastrischen Schmerzzustände und der Beschwerden, die von den Rippenbogen, dem Brustbein oder dem Schwertbeinfortsatz herkommen, ist oft schwierig. Manchmal ist die Druckempfindlichkeit im Epigastrium unterschiedlich in liegender oder halbsitzender Position. Xiphoidalgie und Rippenbogensyndrom verschlimmern sich in halbsitzender Position, während intraabdominelle Beschwerden meist Besserung zeigen.

Es ist charakteristisch für den myofaszialen Brustschmerz, daß er durch gezielten Druck reproduziert werden kann [10]. Assoziierte Druckpunkte können sich aber auch über den M. pectoralis, dem unteren M. sternocleidomastoideus [1], über den Rippenknorpeln und über dem 3. linken Kostochondralgelenk finden [15, 20]. Bei Betroffensein der Sternalmuskeln wird oft ein doppelseitiger Schmerz geäußert oder provoziert werden [14]. Wenn eine solche Palpationstechnik regelmäßig angewandt wird, so wird sich eine erstaunlich große Anzahl von Fällen mit Kostosternalsyndromen finden [13].

Ätiologie. Zuerst müssen entzündliche rheumatische Erkrankungen ausgeschlossen werden. Die Beschwerden sind sehr häufig von Angstzuständen begleitet. Psychologische Untersuchungen aber zeigen, daß der rein psychogene Brustkorbschmerz selten ist [21]. Oft resultieren die Beschwerden aus lokalen Überanstrengungserscheinungen, manchmal auch aus länger währenden Zwangshaltungen oder monotonen Bewegungen in Beruf und Freizeit [22]. Ein Schmerz–Krampf–Schmerz-Zyklus kann sich etablieren, der Angst gebiert und durch Angst verschlimmert wird [23].

Labor- und Röntgenuntersuchungen. Bei den reinen Brustkorbsyndromen werden typische Labor- oder Röntgenveränderungen nicht beobachtet. Verkalkungen der Rippenknorpel sind häufig, aber meist ohne Ursachenbeziehungen zu den Schmerzzuständen [24].

Differentialdiagnose. Natürlich müssen alle möglichen Organerkrankungen des Brustkorbs und der Bauchhöhle in Betracht gezogen werden [25]. Nur 7 von 50 Patienten mit Brustkorbsyndrom hatten eine koronare Herzkrankheit [26]. Etwa 2% aller Sprechstundenpatienten klagten über eine entsprechende Symptomatik. Die meisten hatten eines der erörterten Brustwandsyndrome. Die überwiegend psychogenen Beschwerdebilder sind dadurch gekennzeichnet, daß keine Beziehungen zu körperlichen Aktivitäten, zur Tageszeit usw. angegeben werden können. Der Schmerz wird regelmäßig in die Herzspitze lokalisiert. Oft kann man die Beschwerden nicht von bestimmten Trigger points auslösen [21].

Behandlung. Das myofasziale Brustwandsyndrom ist in der Regel selbstlimitierend. Dann genügt es, den Patienten zu beruhigen [1]. In den übrigen Fällen empfiehlt sich das folgende Vorgehen:

1. Schließe organische Krankheiten aus.
2. Gib dem Kranken eine ausreichende Erklärung, wozu gelegentlich auch der Vergleich mit Kopfschmerzen gebraucht werden kann, die außerhalb des Kopfes entstehen. Oft wird es gut sein, den Zyklus Schmerz–Krampf–Schmerz und seine Verschlimmerung durch Übermüdung oder emotionale Spannung darzustellen.
3. Erkenne Verschlimmerungsfaktoren und schalte sie aus. Dies betrifft eine schlechte Haltung beim Sitzen oder bei der Arbeit, vor allem auch Über- und

Fehlbelastung der großen Brustmuskeln bei Zwangshaltungen wie beim Maschinenschreiben.

4. Versorge den Betroffenen mit einem aktiven Übungsprogramm. Eine einfache und wirksame Maßnahme zum Training der Brustmuskeln sind Dehnübungen in der Zimmerecke [27]. Der Patient wendet das Gesicht der Zimmerecke zu, stellt die Füße etwa 60 cm zurück, legt die Hände an die Wand, so daß die Finger zur Ecke hin gerichtet sind. Die Handflächen werden an der Wand in Schulterhöhe angelegt. Dann preßt sich der Patient sanft in Richtung Ecke, bis er ein Spannungsgefühl im Musc. pectoralis oder anderen Brustmuskeln verspürt (Abb. 6.3). Diese Stellung muß 10 s lang mehrmals täglich eingehalten werden [27]. Auch andere korrigierende Übungen können nötig sein.

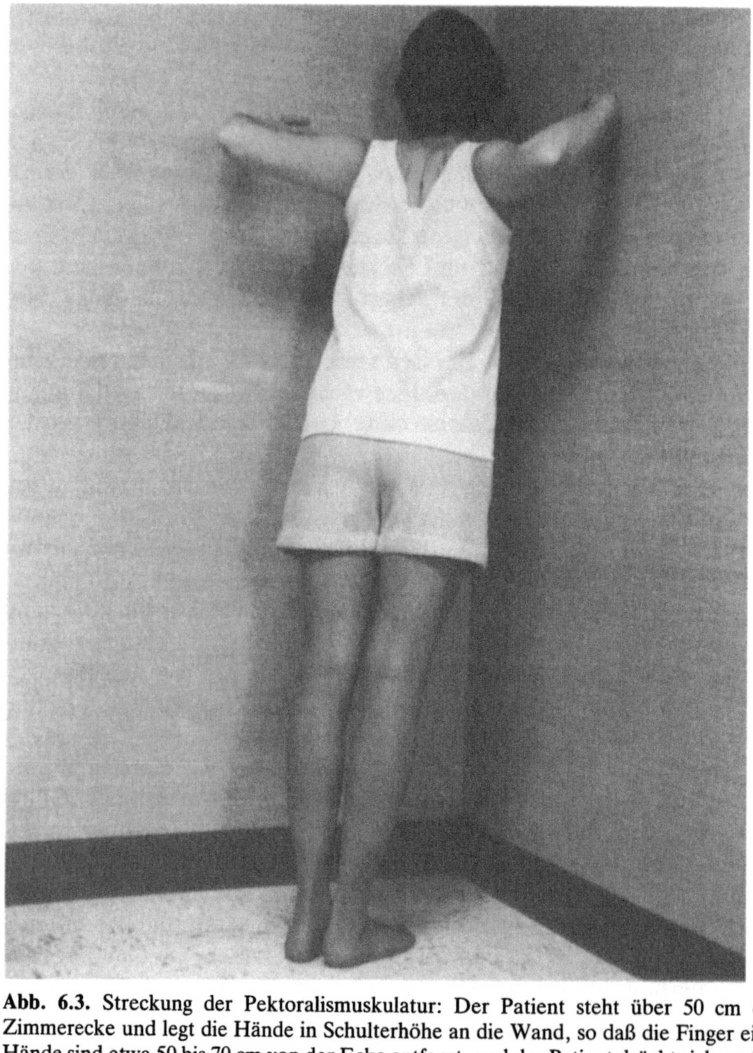

Abb. 6.3. Streckung der Pektoralismuskulatur: Der Patient steht über 50 cm entfernt von einer Zimmerecke und legt die Hände in Schulterhöhe an die Wand, so daß die Finger einwärts zeigen. Die Hände sind etwa 50 bis 70 cm von der Ecke entfernt, und der Patient drückt sich sanft, aber zunehmend kräftiger in die Ecke, bis er eine ziehende Sensation in der Pektoralismuskulatur verspürt.

5. Der Arzt muß für Schmerzlinderung sorgen. Die Triggerpunkte können durch Anwendung von Kälte-Sprays oder durch gezielte Injektionen behandelt werden [1, 23]. (Abb. 6.4). Wenigstens zwei Drittel der Patienten haben mit der beschriebenen Methode einen guten Erfolg [13].
6. Man muß auch eine Vorstellung über den mutmaßlichen Verlauf entwickeln. Die meisten kooperativen Patienten haben nach drei bis sechs Wochen wesentliche Erleichterung gefunden. Das Übungsprogramm muß aber dann noch mindestens drei Wochen weitergeführt werden. Der Betroffene muß gewissenhaft Fehlhaltung und Überlastungen der Brustwandmuskeln vermeiden.

Wenn Brustwandschmerzsyndrom und koronare Herzkrankheit zusammen vorkommen, müssen beide Krankheiten gleichzeitig mit der entsprechenden Vorsicht angegangen werden. Der Kranke muß aufhören zu rauchen, denn auch chronischer Husten kann die Brustmuskeln überanstrengen und zu Muskelspasmen führen. Entspannungsübungen im Biofeedbacktraining im Rahmen eines erweiterten Physiotherapieprogramms können zusätzlich Nutzen bringen. Falls die Therapie keine Fortschritte macht, muß genau überlegt werden, ob nicht noch andere Faktoren im Spiele sind. Dann könnte ein Versuch mit Antidepressiva gemacht werden. Myotonolytika haben enttäuscht, Anxiolytika dagegen können Vorteil bringen. Amitriptylin oder andere trizyklische Psychopharmaka können die Nachtruhe sichern und so die häufigen nächtlichen Angstattacken vermeiden. Der Nutzen von Analgetika ist sehr begrenzt, dagegen können nichtsteroidale Antiphlogistika wertvoll sein, insbesondere wenn auch nur die Möglichkeit einer entzündlichen Erkrankung etwa einer Spondylarthritis in Frage kommt. Im manchen Fällen ist ein Therapieversuch mit Nitroglyzerin zu empfehlen, sozus. zur Diagnose ex juvantibus hinsichtlich einer koronaren Herzerkrankung [10].

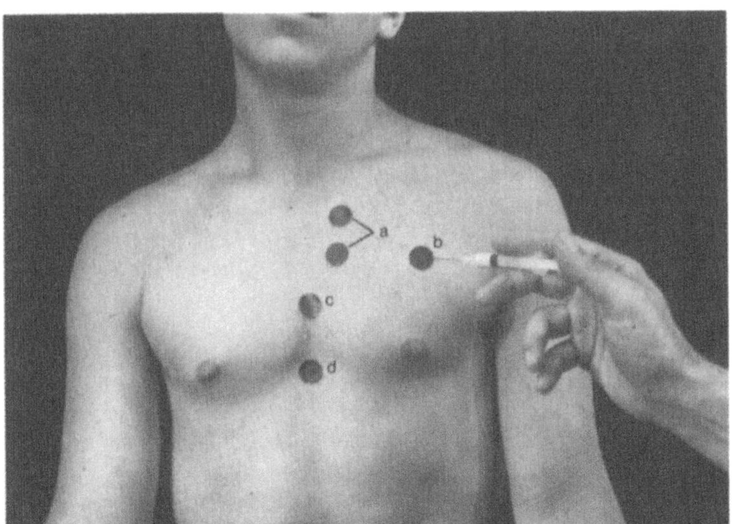

Abb. 6.4. Injektionssitus:
a) Knochen-Knorpel-Grenze der 2. und 3. Rippe, b) M. pectoralis major, c) M. sternalis und d) Schwertbeinfortsatz.

Das Tietze-Syndrom

Schmerz und Schwellung im Bereich einer hochsitzenden Rippenknorpelgrenze wird als Tietze-Syndrom bezeichnet [9] (Abb. 6.5). Es kann akut, intermittierend oder chronisch vorkommen. Die Schwellung ist derb oder knochenhart, etwas ausgezogen oder auch oft rund. Eine solche Schwellung wird bei keinem anderen Brustwandsyndrom gesehen, und darum verdient sie eine Sonderstellung. In nahezu 80 % der Fälle kommt das Tietze-Syndrom einseitig vor, meist im Bereich der 2., seltener der 3. Rippe oder anderswo [28]. Histologisch findet man eine vermehrte Kapillarisation mit Proliferation von Knorpelsäulen [29]. Es kommen auch Spaltbildungen mit mukoider Degeneration vor. Die Ätiologie ist unbekannt. Die Röntgenuntersuchung bringt in der Regel kein verwertbares Ergebnis, und die Entzündungstests fallen normal aus. Differentialdiagnostisch muß an bakterielle Entzündungen oder an Tumoren gedacht werden, die manchmal auch von intrathorakalen Strukturen ausgehen. Meist stellt sich eine Spontanremission ein, andererseits kann aber die Veränderung auch Monate bis Jahre bestehen, bis Besserung eintritt. Eine Biopsie kann dann zur Klärung der Diagnose notwendig werden. Lokale Anwendungen von Kortikoidgemischen sind in der Regel wirksam. Physiotherapie mit Kälte und Wärme sowie die Anwendung nichtsteroidaler Antiphlogistika müssen gelegentlich zur Hilfe genommen werden.

Die juvenile Kyphose (Scheuermannsche Erkrankung)

Besonders in der Pubertät werden Haltungsfehler häufig beobachtet, wobei der Heranwachsende manchmal Beschwerden hat, oft aber auch nicht. Häufig handelt es sich dann um eine Epiphysitis der Brustwirbel, die sich klinisch mit Entstehung eines Rundrückens und mit vornüberhängenden Schultern darstellt (Abb. 6.6). Die Veränderungen treten meist in den ersten Jahren des 2. Lebensjahrzehnts auf. Manchmal werden sie aber auch erst im Erwachsenenalter entdeckt. Die Scheuermannsche Erkrankung geht mit Wirbelkörperanomalien einher, die sich rönt-

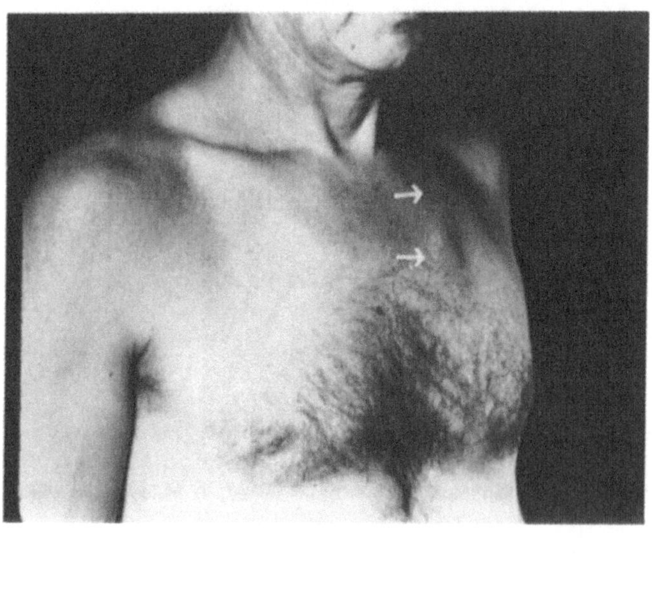

Abb. 6.5. Das Tietze-Syndrom mit Schwellung der Knochen-Knorpel-Verbindung.

genologisch als Unregelmäßigkeiten der Abschlußplatten oder Keilwirbelbildung zu erkennen geben [30–34]. Schon in der Jugend kann eine primäre Kyphose vorkommen, die als Haltungsschaden aufzufassen ist. Hierbei hat man dann nicht den beschriebenen Röntgenbefund [31]. Bei der juvenilen Kyphose mit Epiphysitis wird von etwa 60% der Betroffenen über Schmerzen geklagt, bei der einfachen Kyphose nur von 30 bis 40% [31].

Die Beschwerden verschlimmern sich in der Regel in Ruhe und bessern sich in der Bewegung. Die Schmerzen werden meist in der mittleren BWS als dumpfes Ziehen wahrgenommen. Der Schmerz weckt den Schläfer nicht auf. Der neurologische Befund ist normal.

Eine einheitliche Ätiologie kann nicht angegeben werden, ein ganzes Bündel von Ursachen wird angeschuldigt, so z.B. avaskuläre Nekrose der Wirbelabschlußplatten, Bandscheibenhernien, metabolische, endokrine Faktoren und Vit-

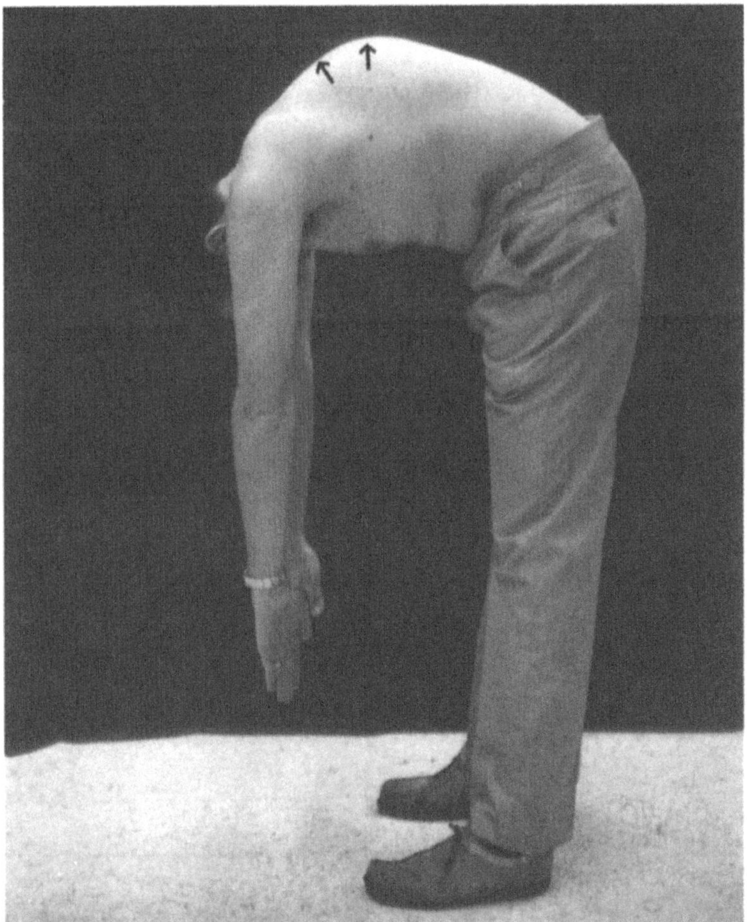

Abb. 6.6. Eine dorsale Kyphose kann entstehen infolge einer Scheuermannschen Erkrankung oder auch durch Haltungsschwäche oder als Ausdruck eines Altersrundrückens.

aminmangel [30]. Die Zentralarterie der Abschlußplatte des Wirbelkörpers obliteriert in der Regel im Alter von sechs Jahren. Bei der Scheuermannschen Erkrankung persistiert sie oft bis zum 13. Lebensjahr. Auch hieraus werden Ursachenfaktoren abgeleitet. Neuerliche histologische und elektronenmikroskopische Studien haben normale Befunde ergeben [32]. Es handelt sich um Probleme der Materialwertigkeit der Abschlußplatte oder der Spongiosa, so daß es zur Entwicklung von Bandscheibenhernien kommen kann [35]. Man könnte auch eine Osteoporose vermuten, aber ihre Ursache ist unbekannt [32].

Kalzium- und Phosphorstoffwechsel sind normal. Entzündliche Veränderungen werden nicht nachgewiesen. Charakteristisch sind die Schmorlschen Knorpelknöt-

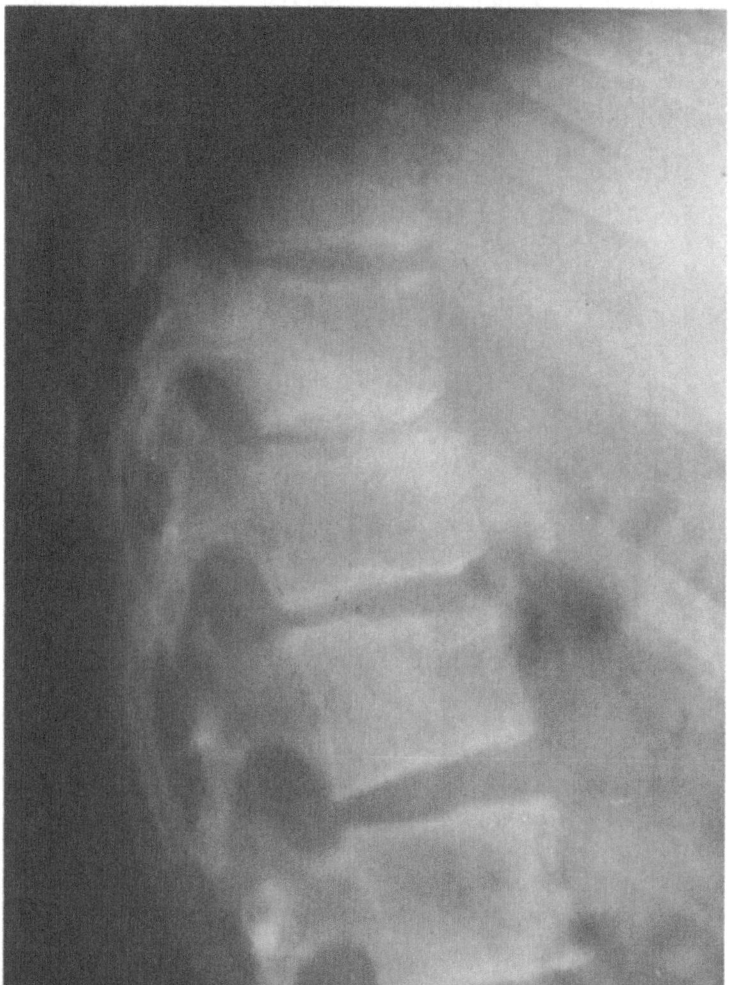

Abb. 6.7. Röntgenbild einer Scheuermannschen Epiphysitis. Man sieht Irregularitäten der Abschlußplatten, Bandscheibenhernien in Wirbelkörpern bei angedeuteter Keilform der Wirbelkörper.

chen und die Verschmälerung der Vorderkanten der betroffenen Wirbel [30, 31] Abb. 6.7.

Differentialdiagnostisch muß die juvenile ankylosierende Spondylitis berücksichtigt werden. Hier findet man in der Vorgeschichte häufig eine Iridozyklitis oder eine Synovialitis vor allem an den Gelenken der unteren Gliedmaßen, besonders bei männlichen Individuen mit positivem HLA-B-27-Antigen. Es muß auch an Leukämie, an Hämangiome, an juvenile Osteoporose und Osteomalazie gedacht werden. Hierbei findet man in der Regel charakteristische Röntgenbilder [33].

Behandlung. Es ist nicht ausreichend, daß die Eltern das Kind nur immerzu zu aufrechter Haltung auffordern [33]. Ein planmäßiges Übungsprogramm zur Kräftigung der Rückenstreckmuskulatur muß regel- und planmäßig durchgeführt werden. Hyperextension mit Beckenhochlagerung ist nützlich. Dies kann einfach dadurch erreicht werden, daß sich der Patient mit gebeugten Hüften über einen Tisch legt und in dieser Position Kopf und Schultern erhebt, so daß eine Extension der Brustwirbelsäule entsteht. Diese Stellung muß mehrmals täglich für 10 bis 30 Sek. eingehalten werden. Hochnahme der Schultern und Seitwärtsführen des Schulterblattes wirken der Neigung zum Hängenlassen der Schultern entgegen.

Eine Kyphose über 40° fällt auch dem Laien auf, und dann muß überlegt werden, ob ein Milwaukee-Mieder gebraucht wird oder ob eine Operation durchgeführt werden soll [30, 33, 36]. Je früher und je konsequenter ein Übungsprogramm durchgeführt wird, um so größer ist die Chance einer konservativen Therapie.

Osteoporose und Osteomalazie

Die Osteoporose verursacht in der Regel Rückenschmerzen mit Ausstrahlungen im Ausbreitungsgebiet der betroffenen Nervenwurzeln. Die Beschwerden nehmen häufig im Sitzen zu, und während der Nacht treten oft Muskelspasmen auf. Es stellen sich eine Dorsalkyphose und ein Verlust an Körpergröße ein. Am meisten betroffen sind Th 12 und L 1 [31]. Nicht selten werden Osteoporose und Wirbelkörperkompression röntgenologisch bei Menschen ohne Beschwerden zufällig festgestellt [31]. Gliedmaßenbrüche oder Erkrankungen des Zahnhalteapparates gehen den Wirbelsäulenbeschwerden oft voraus [37–41].

Ätiologie. Die Ursache ist komplexer Natur. Die Patienten haben meist eine Kombination von Osteoporose und Osteomalazie [42]. Der Begriff Osteopenie sollte deshalb bevorzugt werden. Die Osteoporose ist charakterisiert durch einen Verlust an osteoidem Material und an Mineralsalzen, wohingegen bei der Osteomalazie die primäre Störung im Verlust von Mineralsalzen besteht. Hinsichtlich der Ursächlichkeit werden für die Porose folgende Faktoren angeschuldigt: Östrogenmangel, Alter, Erbfaktoren, Überbelastung und Steroidtherapie [42–47].

Labor- und Röntgenuntersuchungen. Typische Röntgenzeichen sind Keilwirbel, Kompression, Fischwirbel, Schmorlsche Knötchen, Abschlußplattenunregelmäßigkeiten und allgemeine Demineralisation [38] (Abb. 6.8). Pseudofrakturen (Loosersche Zonen oder Milkmans Linien) (Abb. 6.9) werden als pathognomonisch für die Osteomalazie gehalten. Sie kommen hier aber in weniger als 10 % der Fälle vor. Allein die Knochenbiopsie kann die Diagnose einer senilen Osteomalazie sichern [43]. Andere Untersuchungen wie Knochenszintigraphie [42], Bestimmung von Serum-Kalzium und -Phosphor, alkalischer Phosphatase und Vitamin-D-Spiegel sowie Prüfung der Schilddrüsenfunktion können nützlich sein, um einige der vielen Ursachenfaktoren auszuschließen [43].

Die primäre Osteoporose muß als Ausschlußdiagnose gelten. Zuerst muß der Arzt überlegen, ob es sich um eine symptomatische Osteopenie handelt. Hier kommen Knochenmetastasen, multiples Myelom, Malabsorptionssyndrome und medikamenteninduzierte Porose wie z. B. bei Langzeitgebrauch von Phenhytoin in Frage [31, 38, 43, 46, 48].

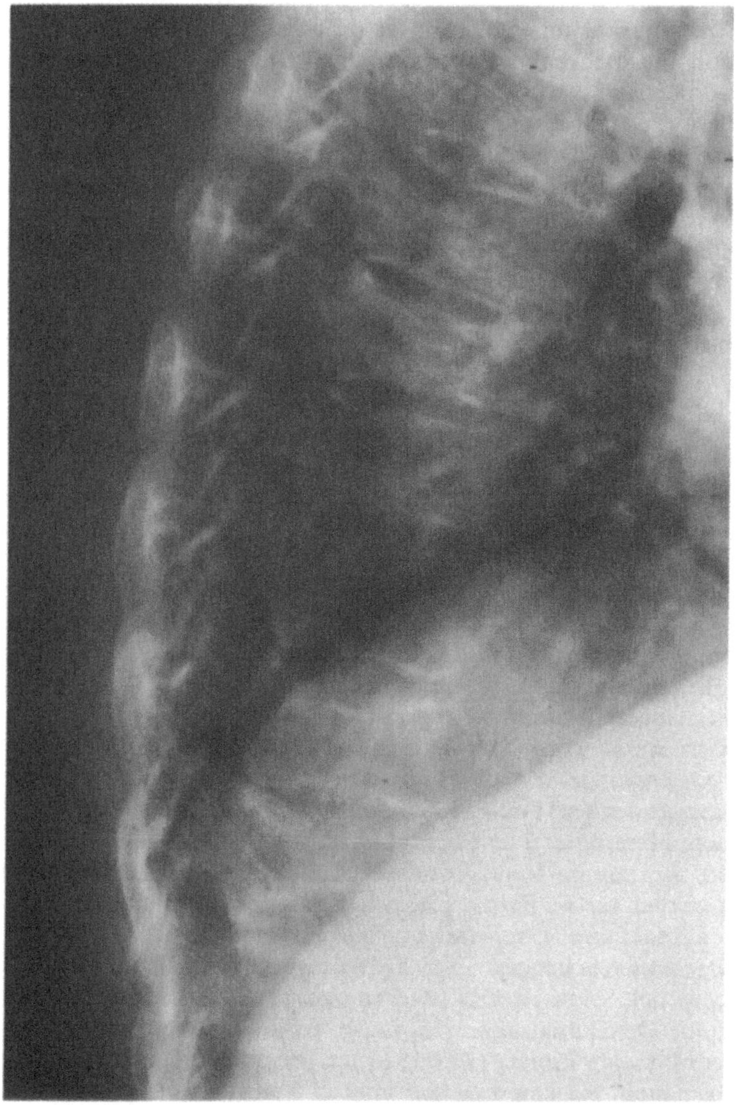

Abb. 6.8. Röntgenbild bei Osteoporose mit Keilwirbeln, Wirbelkompressionen und Abschlußplattenunregelmäßigkeiten bei allgemeiner Kalksalzminderung.

Behandlung. Das Ziel der Behandlung besteht darin, die Symptome zu bessern und eine fortschreitende Krankheit zum Stillstand zu bringen [38]. Die gegenwärtig verfügbaren Therapiemethoden bieten allerdings nur geringe Aussicht, das Knochengewebe wieder zu restaurieren. Trotzdem ist Resignation nicht am Platze. Besondere Bedeutung hat ein gezieltes, dosiertes und kontrolliertes Übungsprogramm, auch mit täglichen Spaziergängen [38, 45].

Bei vorhandenen Wirbelkörperfrakturen muß oft ein Mieder getragen werden, um das Gehen zu ermöglichen. Langdauerndes Tragen eines Mieders aber immobilisiert die Wirbelsäule und kann den Poroseprozeß ungünstig beeinflussen. Deshalb soll das Mieder immer dann weggelegt werden, wenn die Symptome es

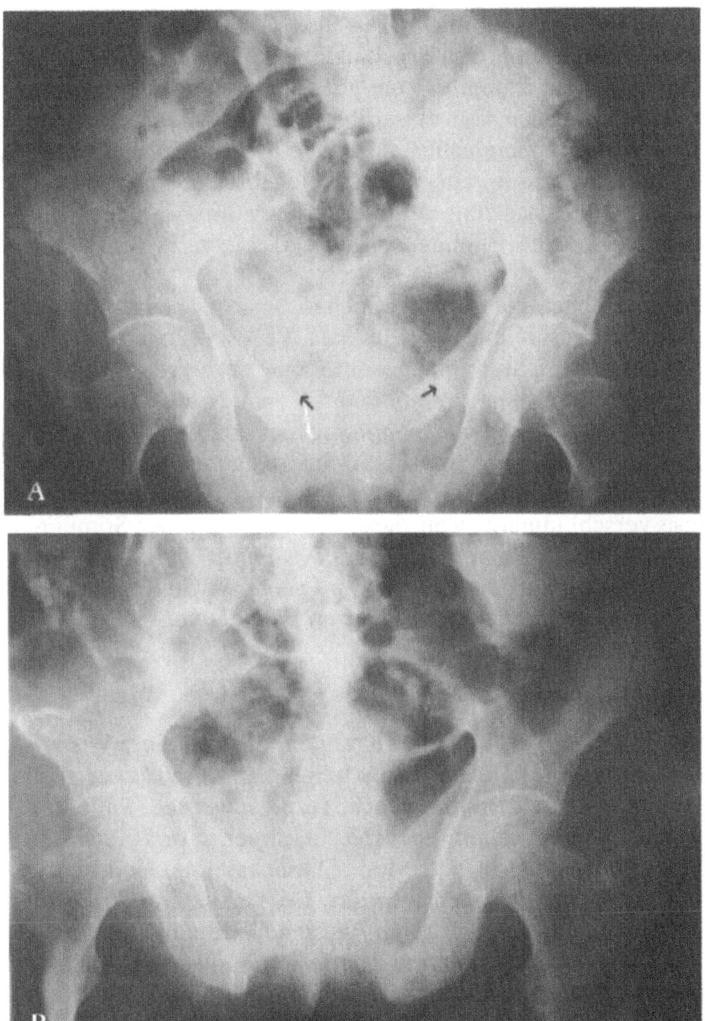

Abb. 6.9. A. Pseudofrakturen (Loosersche Zonen oder Milkman-Linien) an den Schambeinästen und B. Normalbefund nach Therapie.

erlauben. Der Patient soll kohlensäurehaltige Getränke während der Mahlzeiten vermeiden, weil diese bei Kalziumresorption behindern. Sonst wird man kalziumreiche Nahrungsmittel, insbesondere Milchprodukte mit hohem Ca-Gehalt, bevorzugen. Das Idealgewicht ist anzustreben.

Der Gebrauch von Medikamenten, die die Knochenresorption verhindern wie Östrogene, Fluor und Calcitonin, bleibt problematisch. Man befindet sich hier immer noch im Versuchsstadium [41–43, 47, 49]. Eine Behandlung mit Kalium und Vitamin D kann für solche Kranke nützlich sein, die wiederholt Wirbelkörperfrakturen gehabt haben oder die einen radikulären Segmentschmerz aufweisen, wobei gleichzeitig röntgenologisch eine Osteoporose festgestellt wird. Kalzium-Stoffwechsel-Untersuchungen mit Spiegelbestimmung in Serum und Urin müssen vorab gemacht werden. Dann werden täglich 1 g Kalzium und ein- bis zweimal wöchentlich 50000 Einh. Vitamin D verabreicht. Die Dosis kann später reduziert werden, wenn klinischer Verlauf und die Ergebnisse der Serum- und Urin-Kalzium-Bestimmung dies erlauben. Patienten, die gleichzeitig eine Osteoporose und eine Osteomalazie haben, werden von dieser Methode besondere Vorteile haben [38, 43, 50, 51]. Das Verfahren kann auch vorsorglich durchgeführt werden, um Knochensubstanzverluste bei chronischem Kortikoidgebrauch zu verhüten [51]. Wie schon betont, muß der Kalzium-Stoffwechsel regelmäßig überwacht werden, um Hyperkalzämien und die Bildung von Nierensteinen zu vermeiden [51].

Der Nutzen einer Vitamin-D-Therapie ist bisher noch nicht sicher bewiesen, und deswegen sollte diese Behandlungsart nur bei schweren Veränderungen oder in Kombination mit einer hochdosierten Steroidlangzeittherapie Verwendung finden. Die Dosis muß dann gegebenenfalls bis auf 50000 i.E. im Monat verringert werden, wenn klinische oder röntgenologische Symptome dies erlauben. Erst wenn solche Maßnahmen versagen, ist die Frage zu prüfen, ob Östrogene und Fluorpräparate Anwendung finden sollen. Ein neues stärkeres Vitamin D (1-25Dihydroxy-D) kann die Osteoporose verschlimmern, weil dieses Vitamin zu einer Stimulierung der Knochenresorption führen kann [41]. Exzessive Fluorzufuhr kann zur Fluorose des Skeletts mit erhöhter Sprödigkeit oder zu Osteomalazie führen [49]. Möglicherweise liegen hier auch Ursachen der plantaren Fasziitis vor.

Der thorakale Bandscheibenvorfall

Diese Erkrankung betrifft weniger als 1 % aller Kranken, die sich einer Wirbelsäulenoperation unterziehen müssen [52]. Ein Bandscheibenvorfall muß aber auch beim thorakalen Rückenschmerz trotzdem in Betracht gezogen werden. Patienten mit Bandscheibenprotrusion klagen selten über Nachtschmerz, und auch die paravertebrale Muskulatur ist meist nicht betroffen. Die Schmerzen sind häufig unbestimmt und dumpf, intermittierend oder konstant. Bei radikulärer Irritation kommt es in 50 % zu Schwäche oder Spastizität der unteren Gliedmaßen. In einer chirurgischen Statistik wird über 60 Patienten mit operierten Bandscheibenhernie berichtet [52]. Die Symptome hatten ein bis zwei Jahre vor der Operation schon bestanden und hatten sich graduell verschlimmert, so vor allem Schmerzen, Taubheitsgefühl, Schwäche der unteren Gliedmaßen, seltener Harnverhaltung oder spinaler Schock. Bei 50 % trat eine doppelseitige spastische Lähmung auf. Bei einem Bandscheibenvorfall Th 1 kann sich eine leichte Atrophie der Handmuskeln oder auch der Muskulatur der unteren Extremitäten entwickeln. Die Muskeleigenreflexe sind dann gesteigert, und ein positiver Babinski wird oft beobachtet. Der spinale Liquor ist meist normal, dagegen enthält der zerebrospinale Liquor erhöhtes Eiweiß um oder über 50 mg/100 ml, während andere pathologische Befunde im Liquor nicht gefunden werden.

Das Röntgenbild deckt gelegentlich eine Bandscheibenverkalkung auf, was aber noch keinen Ursachenbeweis darstellt.

Der Operationsbefund steht aber oft in krassem Gegensatz zu dem myelographischen Befund. Meist werden bei der Operation noch mehrere Bandscheibenprotrusionen in verschiedenen Etagen nachgewiesen. Die Neurochirurgen berichten auch über Hämatomyelien und Rückenmarkinfarkte auf der Höhe des Bandscheibenvorfalles [52]. Bei der Schwierigkeit einer exakten topischen Diagnose und der Häufigkeit einer polytopen komprimierenden Diskopathie wird von den Autoren eine großräumige Laminektomie über zwei oder mehr Intervertebralräume als Methode der Wahl vorgeschlagen, da der Lokalbefund immer wieder Überraschungen bietet. Man ist auch der Meinung, daß die bisher ungünstigen chirurgischen Ergebnisse ihren Grund in dem dorsalen Zugang haben, weswegen neuerdings ein anteriorer oder anterolateraler Weg empfohlen wird, der zu wesentlich besseren Resultaten geführt hat [52, 53, 54].

Literatur zu Kapitel 6

1. Wehrmacher, W.: The painful anterior chest wall syndromes. Med. Clin. North. Am. **42,** 111–118 (1958).
2. Edmeads, J.: Pain arising from thoracic nerves, nerve roots and spinal cord. In: Chest Pain: An integrated diagnostic approach. Edited by D. L. Levene. Philadelphia, Lea & Febiger (1977).
3. Saibil, F. G., J. Edmeads: Pain arising from extrathoracic structures. In: Chest Pain: An integrated diagnostic approach. Edited by D. L. Levene. Philadelphia, Lea & Febiger (1977).
4. Myers, G., R. Freeman, D. Scharf, et al.: Cervicoprecordial angina: Diagnosis and management. Am. J. Cardiol. **39,** 287 (1977) (Abstract).
5. Nachlas, W.: Pseudo-angina pectoris originating in the cervical spine. JAMA **103,** 323–325 (1934).
6. Levene, D. L., G. M. Davies, F. G. Saibil: Chest pain arising from intrathoracic structures. In: Chest Pain; An integrated diagnostic approach. Edited by D. L. Levene. Philadelphia, Lea & Febiger (1977).
7. Wooley, C. F.: Where are the diseases of yesteryear? Circulation **53,** 749–751 (1976).
8. Gelfand, M. L., I. Kronzon, P. Decarolis, H. Winer: Mitral valve systolic click syndrome. Am. Family Pract. **21,** 135–141 (1980).
9. Pinals, R. S.: Traumatic arthritis and allied conditions. In: Arthritis and Allied Conditions. Edited by D. J. McCarty. Philadelphia, Lea & Febiger (1979).
10. Epstein, S. E., L. H. Gerber, J. S. Borer: Chest wall syndrome: A common cause of unexplained cardiac pain. JAMA **241,** 2793–2797 (1979).
11. Master, A. M.: The spectrum of anginal and noncardiac chest pain. JAMA **187,** 894–899 (1964).
12. Hench, P. K.: Nonarticular rheumatism. In: Rheumatic Diseases: Diagnosis and Management. Edited by W. A. Katz. Philadelphia, J. B. Lippincott (1977).
13. Wolf, E., S. Stern: Costosternal syndrome. Arch. Intern. Med. **136,** 189–191 (1976).
14. Pace, J. B.: Commonly overlooked pain syndromes responsive to simple therapy. Postgrad. Med. **58,** 107–113 (1975).
15. McBeath, A. A., J. S. Keene: The rip-typ syndrome. J. Bone Joint Surge. **57-A,** 795–797 (1975).
16. Davies-Colley, R.: Slipping rib. Br. Med. J. **1,** 432 (1922).

17. Heinz, G. J., D. C. Zavala: Slipping rib syndrome: Diagnosis using the "hooking Maneuver". JAMA **237,** 794–795 (1977).
18. Holmes, J. F.: A study of the slipping rib cartilage syndrome. N. Engl. J. Med. **224,** 928–932 (1941).
19. Ballon, H. C., L. Spector: Slipping rib. Can. Med. Assoc. J. **39,** 355–358 (1938).
20. Benson, E. H., D. C. Zavala: Importance of the costochondral syndrome in evaluation of chest pain. JAMA **156,** 1244–1246 (1954).
21. Billings, R. F.: Chest pain related to emotional disorders. In: Chest Pain: An integrated diagnostic approach. Edited by D. L. Levene. Philadelphia, Lea & Febiger (1977).
22. Miller, A. J., T. A. Texidor: "Precordial catch", a neglected syndrome of precordial pain. JAMA **159,** 1364–1365 (1955).
23. Travell, J., S. H. Rinzler: Pain syndromes of the chest muscles: Resemblance to effort angina and myocardial infarction, and relief by local block. Can. Med. Assoc. J. **59,** 333–338 (1948).
24. Lovshin, L.: Personal communication.
25. Greenfield, S., M. A. Nadler, M. T. Morgan, K. I. Shine: The clinical investigation and management of chest pain in an emergency department: Quality assessment by criteria mapping. Med. Care **15,** 898–905 (1977).
26. Mohan, L. A.: Personal communication.
27. Swezey, R. L.: Arthritis: Rational Therapy and Rehabilitation. Philadelphia, W. B. Saunders (1978).
28. Levey, G. S., J. J. Calabro: Tietze's syndrome: Report of two cases and review of the literature. Arthritis Rheum. **5,** 261–269 (1962).
29. Cameron, H. U., V. L. Fornasier: Tietze's disease. J. Clin. Pathol. **27,** 960–962 (1974).
30. Bradford, D. S., J. H. Moe, R. B. Winter: Kyphosis and postural roundback deformity in children and adolescents.Minn. Med. **56,** 114–120 (1973).
31. Benson, D. R.: The back: Thoracic and lumbar spine. In: Musculoskeletal Disorders. Edited by R. D. D'Ambrosia. Philadelphia, J. B. Lippincott (1977).
32. Bradford, D. S., J. H. Moe: Scheuermann's juvenile kyphosis. Clin. Orthop. **110,** 45–53 (1975).
33. Winter, R. B., J. E. Hall: Kyphosis in childhood and adolescence. Spine **3,** 285–308 (1978).
34. Turek, S. L.: Orthopaedics: Principles and Their Applications. Philadelphia, J. B. Lippincott (1977).
35. Hilton, R. C., J. Ball, R. T. Benn: Vertebral end-plate lesions (Schmorl's nodes) in the dorsolumbar spine. Ann. Rheum. Dis. **35,** 127–132 (1976).
36. Levine, D. B.: The painful low back. In: Arthritis and Allied Conditions. Edited by D. J. McCarty. Philadelphia, Lea & Febiger (1979).
37. Krook, L., J. P. Whalen, G. V. Lesser, D. L. Berens: Experimental studies on osteoporosis. Methods Achiev. Exp. Pathol. **7,** 72–108 (1975).
38. Howell, D. S.: Metabolic bone diseases. In: Arthritis and Allied Conditions. Edited by D. J. McCarty. Philadelphia, Lea & Febiger (1979).
39. Khairi, M. R., C. C. Johnston: What we know – and don't know – about bone loss in the elderly. Geriatrics **33,** 67–76 (1978).
40. Aaron, J. E., J. C. Gallagher, J. Anderson, et al: Frequency of osteomalacia and osteoporosis in fractures of the proximal femur. Lancet **1,** 229–233 (1974).
41. Raisz, L. G.: Clinical strategy in osteopenia. Hosp. Pract. **13,** 11–12 (1978).
42. Mundy, G. R.: Differential diagnosis of osteopenia. Hosp. Pract. **13,** 65–72 (1978).
43. Avioli, L. V.: What to do with "post-menopausal osteoporosis"? Am. J. Med. **65,** 881–883 (1978).
44. Avioli, L. V.: Management of osteomalacia. Hosp. Pract. **14,** 109–114 (1979).
45. Aloia, J. F., S. H. Cohn, J. A. Ostuni, et al.: Prevention of involutional bone loss by exercise. Ann. Intern. Med. **89,** 356–358 (1978).
46. Finneson, B. E.: Low Back Pain. Philadelphia, J. B. Lippincott (1973).
47. Jowsey, J., B. L. Riggs, P. J. Kelly, D. L. Hoffman: Effect of combined therapy with sodium fluoride, vitamin D and calcium in osteoporosis. Am. J. Med. **53,** 43–49 (1972).
48. Newcomer, A. D., S. F. Hodgson, D. B. McGill, P. J. Thomas: Lactase deficieny: Prevalence in osteoporosis. Ann. Intern. Med. **89,** 218–220 (1978).
49. Marx, S. J.: Restraint in use of high-dose fluorides to treat skeletal disorders. JAMA **240,** 1630–1631 (1978).
50. Wallach, S.: Management of osteoporosis. Hosp. Pract. **13,** 91–98 (1978).

51. Hahn, B. H., T. T. Hahn: Reduction of steroid osteopenia by treatment with 25 OH vitamin D and calcium. Abstract presented to Fortieth Annual Meeting Am. Rheum. Assoc., Chicago (1976).
52. Love, J. G., V. G. Schorn: Thoracic-disk protrusions. JAMA **191,** 627–631 (1965).
53. Ransohoff, J., F. Spencer, F. Siew, and L. Gage: Transthoracic disc protrusions causing spinal cord compression. Neurosurgery **31,** 459–461 (1969).
54. Perot, P., D. D. Munro: Transthoracic removal of midline thoracic disc. protrusions causing spinal cord compression. Neurosurgery **31,** 452–458 (1969).

7 Kreuz und Becken

Kreuz- und Rückenschmerzen sind eine Begleiterscheinung des aufrechten Ganges des Menschen. Der Kreuzschmerz ist eine häufige und komplexe Erscheinung [1], die in jedem Fall einer sehr differenzierten Betrachtung bedarf. Fahrni geht so weit, anzunehmen, daß der häufigste Grund für eine Bandscheibenerkrankung eine „gute Haltung“ ist [2]. Hierfür könnte auch die Tatsache sprechen, daß Bandscheibenläsionen häufiger bei der abendländischen Bevölkerung sind als bei den Orientalen, die sich mehr hockend oder gebeugt halten. Es ist wohl möglich, daß beim gleichen Patienten gleichzeitig eine Spondylarthrose im Lendenteil der Wirbelsäule, fibrolipomatöse Knoten im Kreuzbeinbereich und eine klassische Ischias festgestellt werden [3].

Ischias ist ein Symptom und keine Krankheit [1]. Das Beschwerdebild kann seine Ursache in einem Bandscheibenprolaps aber auch in einem anderen Engpaßsyndrom sowie in einem myofaszialen Schmerz haben [4, 5]. Schädliche Belastungen in Beruf und Freizeit, sekundärer Krankheitsgewinn oder psychologische Ursachen können zur Chronifizierung der Beschwerden beitragen. In den USA ist der Arbeitsausfall durch Kreuzschmerzen dreimal höher als durch Streiks [6].

Kreuzschmerzen sind meistens Ergebnis einer örtlichen Erkrankung des Bekkens, können aber ihre Ursachen auch in einer Systemkrankheit haben [7]. Man hat dann daran zu denken, wenn ältere Menschen über zunehmende Beschwerden solcher Art klagen, vor allem im Liegen, und dann, wenn Allgemeinbeschwerden oder Fieber bestehen. Ein tiefsitzender, frühmorgendlicher Kreuzschmerz bei jungen Männern läßt besonders auch an eine Spondylarthritis denken [8].

Können Klagen über Rückenschmerzen die Notwendigkeit eines operativen Eingriffs anzeigen? Sechs Gefahrensignale sind in Tabelle 7.1 aufgeführt:

Tabelle 7.1. Gefahrensignale bei Rückenschmerzen

Blasen- oder Darmstörungen bzw. Impotentia coeundi
Schwäche der Dorsalflexion des Fußes
Fußklonus
Farbwechsel der Extremität
Erheblicher Nachtschmerz
Andauernde oder fortschreitende Symptomatik

In solchen Fällen sind eine rasche diagnostische Entscheidung und häufig genug chirurgischer Beistand notwendig. Als Ursachen kommen neben einem massiven Bandscheibenvorfall auch intraspinale Blutung, Infektion und Tumor in Frage [7]. Ein gutes Differentialdiagnostikum kann die Infiltration der Druckpunkte sein, was im Falle einer Verursachung durch Tendomyosen zu einer raschen Besserung führt und oft auch diagnostisch wertvoller ist als ein Röntgenbild.

Pathophysiologie des Kreuzschmerzes

Die besondere anatomische Situation dieser Region besteht darin, daß es sich um einen Dreigelenkekomplex handelt, der die beiden Iliosakralgelenke und die Wirbelkörper mit den zwischengelagerten Bandscheiben betrifft [9,10]. Alle diese Schwachpunkte können von Entzündungen, Degeneration, Bänderschwäche oder traumatischen Einwirkungen betroffen sein. Dies führt in vielen Fällen zu einer Einklemmung der Nervenwurzel. Es kommen aber auch Stenosen des Spinalkanals oder zusätzlich andere Instabilitäten von Bewegungssegmenten ober- und unterhalb der Hauptläsionszone vor. Hierher gehört auch das „Facettensyndrom" der Wirbelgelenke [3, 9, 10].

Abnormitäten der Facettengelenke (Zygapophyseal-Gelenk) kommen als Ursache für den Rückenschmerz in Frage [10]. Sie werden durch den Ramus posterior zweier Spinalnerven versorgt. Man kann den Schmerz experimentell dadurch auslösen, daß man hypertonische Kochsalzlösung in diese Gelenke einbringt. Der Schmerz strahlt dann in die Trochanterenregion oder auch in die posterolateralen Anteile des Oberschenkels aus. Im Gegensatz dazu bringt eine gezielte Anästhesie solche Beschwerden zur Ruhe [10].

Die Druckmessung im Nucleus pulposus beim Menschen hat sehr interessante Ergebnisse gebracht. In der 3. Lendenbandscheibe wurden im Vergleich zum Ausgangsbefund im Stehen folgende Veränderungen registriert: Der Druck erhöht sich im Sitzen um 30%, im Umhergehen um 15%, beim Husten um 50%, beim Springen um 50%, beim Vorwärtsbeugen um 20° bis zu 85%, beim Heben eines 20-Kilogramm-Gewichtes mit gebeugten Knien um 300% und mit gestreckten Knien um 500% [12]. Der Bandscheibendruck ist positiv mit dem Körpergewicht korreliert [11].

Besondere Bedeutung für die Entlastung der Wirbelsäule hat auch die Bauch- und Brustmuskulatur. So konnte gezeigt werden, daß bei Inanspruchnahme dieser Muskeln sowohl im thorakalen als auch im lumbalen Bereich eine Druckreduzierung von 30 bis 50% eintritt [14–16]. Bei ungeschicktem Heben kann ein Bandscheibendruck bis zu 1000 kg pro 2½ cm^2 erreicht werden. Liegt eine Vorschädigung des Anulus fibrosus vor, so kann ein Einriß schon bei 350 kg pro 2½ cm^2 eintreten [2, 16].

Der Körperstamm kann als ein Hohlkörper betrachtet werden, der größere Belastungen erträgt, wenn die Wandung gleichmäßig komprimiert wird.

Es ist auch zu vermuten, daß die Hypermobilität im Bereich des Körperstammes zur Instabilität beitragen kann. Weiter ist bekannt, daß der Lumbosakralwinkel, der normalerweise 120° beträgt, von Einfluß auf Neigung zu Kreuzschmerzen ist. Ein vergrößerter Lordosewinkel führt zu einer Verschmälerung des letzten Bandscheibenraumes. Erstaunlicherweise führen aber manche Wirbelsäulenverkrümmungen nicht zu einer erhöhten Kreuzschmerzanfälligkeit [7]. Auch die einfache Bandscheibendegeneration ist für sich noch keine Kreuzschmerzursache, und es scheint erst dann zu Kreuzschmerzen zu kommen, wenn auch die Abschlußplatten frakturiert sind [18]. Der Schmerz wird zwar in der Muskulatur empfunden, wahrscheinlich wird er aber von Ligamenten und Gelenkstrukturen hergeleitet [6]. Es entsteht dann der bekannte Schmerz–Krampf–Schmerz-Zyklus [19]. Interessant sind auch die Ergebnisse der Arbeitsmedizin. Es hat sich zeigen lassen, daß ein optimales Verhältnis von Muskelkraft und Beanspruchung besteht [20, 21].

Sowohl bei Über- als auch bei Unterschreitungen dieser Relation treten etwa dreimal mehr Kreuzschmerzprobleme auf. Dabei gibt es keine wesentlichen Unterschiede zwischen Arbeitern und Angestellten [22, 23].

Die Schmerzsyndrome

Früher dachte man, daß Bandscheibendegeneration und Veränderung des Faserrings die Hauptursache für die Entstehung von Kreuzschmerzen seien. Später hat sich die Auffassung durchgesetzt, daß die Beschwerden von einem Bandscheibenvorfall herrühren. Heute ist man überwiegend der Meinung, daß der Schmerz myofasziale Ursachen hat. Nicht selten wird der Kreuzschmerz durch eine mechanische Komponente gestartet. Schließlich entwickelt sich eine Ischias, und als Endausgang resultiert nicht selten ein chronisches Schmerzbild mit Bewegungseinschränkung der LWS. Dabei gibt es alle Übergänge auch beim einzelnen Patienten.

Meist reguliert sich der Schaden von selbst, und der Arzt kann nur als Berater tätig sein, insbesondere auch indem er verschlimmernde Faktoren erkennt und für Abhilfe sorgt. Seine Funktion besteht also nicht nur darin, Schmerz zu stillen, sondern Prävention zu betreiben.

Mechanisch bedingte Kreuzschmerzen

Eine mechanische Ursache kann man immer dann annehmen, wenn der Schmerz zu traumatischen Einwirkungen, Haltungsstörungen oder Überbeanspruchung in Beziehung steht [6]. Die Beschwerden treten dann oft episodisch auf. Sie bessern sich bei Ruhe und im Liegen. Die Betroffenen können die auslösende Situation oft genau beschreiben.

Eine solche Attacke dauert im Mittel vier Tage, und man nimmt an, daß der Schmerz in den Wirbelgelenken entsteht. Man findet dann meistens einen halbseitigen Muskelkrampf und eine antalgische Fehlhaltung, welch letztere aber auch bei der Bandscheibenhernie vorkommt. Die Lendenlordose ist meist aufgehoben. Der neurologische Befund ist normal [6].

Es gibt aber auch andere Schmerztypen, manchmal mehr diffuser Art mit Ausstrahlung in die Rückseite der Oberschenkel, und es ist nach der Symptomatologie nicht möglich, diese Beschwerden von dem Facetten-Syndrom zu unterscheiden [10].

Diese Art der Kreuzschmerzen kommt häufig im mittleren Lebensalter vor als selbstimitierender Prozeß mit wiederholten Rückfällen, sie verschwinden manchmal im Alter, in anderen Fällen führen sie zur Invalidität („low back loser") [26]. Beide Geschlechter sind etwa in gleicher Häufigkeit betroffen [27]. Immer aber besteht für den Arzt Anlaß, Nachforschungen über die auslösenden Ursachen anzustellen, um Rückfälle zu vermeiden [6, 25].

Traumatische Ursachen im engeren Sinne spielen nur in etwa 20 % der Kreuzschmerzen eine Rolle [27]. Das Vorhandensein einer Nervenwurzelreizung (Ischias) kann nicht als Prognostikum für den weiteren Verlauf gewertet werden, ebensowenig wie Lebensalter oder Geschlecht [27].

Ischias und andere Engpaßsyndrome

Ischias ist – wie gesagt – ein Symptomenkomplex aus vielen Teilursachen [4]. Nervale Strukturen sind alteriert, was sich in Taubheitsgefühl, Kribbeln und Brennschmerz äußern kann, wobei diese Beschwerden entfernt von der Konfliktzone entstehen. Wenn der intraabdominelle oder intrathorakale Druck erhöht wird, so beim Heben, Vorwärtsbeugen, Husten, Schneuzen und der Defäkation, kommt es oft zu einer Schmerzverstärkung. Man muß dann auch an eine intraspinale Ursache denken.

Bei der Ischias verschlimmern sich die Schmerzen auch durch Bewegungen, die eine Hyperextension der LWS auslösen – was auch als Unterscheidungsmerkmal gegenüber dem blanden myofaszialen Schmerz aufgefaßt werden kann. Wenn Ischiasattacken spontan während des Nachtschlafes auftreten, muß ein intraspinaler Prozeß ernsthaft in Erwägung gezogen werden.

Die einfache Ischias ist häufig einem chronischen Kreuzschmerz superponiert.

Eine Nucleus-pulposus-Hernie kann zu Schmerzen sowohl im Kreuz als auch im Bein vorkommen, während Ischias infolge eines Engpaßsyndroms im engeren Sinne das Kreuz oft verschont. Wenn die Schmerzen mehr in die Leistengegend ausstrahlen, so ist vor allem an eine L-4/5-Hernie zu denken. Meist geht ein Hexenschuß voraus, der dann verschwindet, wenn der fortgeleitete Schmerz sich einstellt [3]. Solche stark wechselnden Beschwerden sprechen gegen einen intraspinalen Tumor.

Bei allen atypischen Beschwerden oder Befunden muß Zweifel an der diskogenen Ursache aufkommen (Tabelle 7.2). Ein Engpaßsyndrom des Ischias-Nerven kann direkt beim Hinsetzen auf einen harten Gegenstand oder beim Reiten entstehen, wenn der N. ischiadicus direkt attackiert wird [28]. Ischiasähnliche Beschwerden (Pseudoradikulopathie) können bei einer Bursitis trochanterica oder anderen myofaszialen Störungen im Beckenbereich auftreten.

Tabelle 7.2. Nichtdiskogene Ischiasursachen

A. Engpaßneuropathie
   1. Obturator-Neuropathie
      a) Obturatorhernie
      b) Osteitis pubis
   2. Meralgia paraesthetica
      a) Arthritis
      b) Psoasabszeß
      c) Verletzung beim Strecken
      d) Adipositas
      e) Druckwirkung von außen
   3. Lumbale Spinalstenose
   4. Degenerative Veränderung der Wirbelgelenke
   5. Ankylosierende Spondylitis
   6. Zysten und Neoplasien des Sakrums

B. Trauma
   1. Fehlerhafte Injektionen
   2. Kontusion

C. Ischiasneuritis (selten)

Eine seltene Ischiasursache ist ein Spasmus des M. piriformis, der einen großen Abschnitt des Foramen ischiadicus ausfüllt [30]. Hier kann Druckschmerz am typischen Druckpunkt aber auch bei der digitalen rektalen Untersuchung ausgelöst werden [31, 32]. Eine Stenose des Spinalkanals kann solche Piriformisspasmen erzeugen, dann sind die Beschwerden in der Regel bilateral. Man kann die Beschwerden dadurch provozieren, daß der Untersucher seine Hände auf den Außenrand der Knie des sitzenden Patienten legt und ihn auffordert, mit seinen Knien den Widerstand des Arztes zu überwinden. Bei der rektalen Untersuchung kann man häufig eine ausgesprochene Druckempfindlichkeit des M. piriformis an der Seitenwand des Rektums auslösen. Hier kann eine gezielte Anästhesie vom Gesäß her Erleichterung bringen [31]. Selten kann der Ischiasnerv auch in der dorsalen Oberschenkelmuskulatur gedrückt werden, wodurch Taubheitsgefühl auf der Rückseite des Unterschenkels sowie an der lateralen Fußseite provoziert wird. Der Engpaß kann durch Muskulatur oder Faszien verursacht sein, die den Nervenverlauf queren. Hier ist die Elektrodiagnostik wertvoll [33], und mit chirurgischen Maßnahmen kann Hilfe gebracht werden.

Neurovaskuläre Strukturen können durch eine spinale Stenose behindert werden, wie sie durch degenerative Veränderungen der Wirbelsäule oder Spondylolisthesis, Ostitis deformans, Fluorose oder primär dysplastische Fehlbildungen hervorgerufen sein können [25, 33–38]. Typisch hierfür sind gleichzeitige Nervenwurzelirritation und Gefäßstörungen. Beim Umhergehen treten Schmerzen, Parästhesien und Koordinationsstörungen der unteren Extremitäten auf. Die Beschwerden bessern sich im Sitzen, dann entsteht aber oft Taubheitsgefühl und Kribbeln in beiden Beinen. Die Symptomatologie kann also ausgespannt sein zwischen Claudicatio intermittens und Nucleus-pulposus-Hernie. Der Nachtschmerz tritt in der Regel in den oberen Oberschenkelregionen auf. Die Symptome sind zunächst inkonstant, entwickeln sich aber in der Regel positiv, bis der Kranke gezwungen ist, sich hinzusetzen. Oft haben die Patienten Erleichterung, wenn sie sich nach vorwärts beugen, z. B. auch wenn sie sich über einen Tisch legen. Bei der physikalischen Untersuchung stellt man eine Abflachung der Lendenlordose fest. Die Zeichen einer Nervenwurzelirritation (Lasègue, Reflexstatus, Sensibilität) sind oft normal [39]. Beim Gehen neigen sich die Betroffenen nach vorne. Eine Überextension der Wirbelsäule vermehrt die Beschwerden. Die spinale Stenose betrifft überwiegend Männer zwischen dem 4. und 6. Lebensjahrzehnt.

Weichteilrheumatische Beschwerden können ähnliche Symptome auslösen, und es sollte versucht werden, mit Infiltration der Trigger points und Physiotherapie, mit Haltungskorrektur und Elimination verschlimmernder äußerer Einwirkungen diese Faktoren auszuschließen. Bei Fortdauer des Verdachtes sind Myelographie und Computertomographie notwendig; bevor man sich zu einem operativen Eingriff entschließt, muß man alle Vor- und Nachteile sorgfältig abwägen, und die Möglichkeiten der konservativen Behandlung sollten erschöpft sein.

Der myofasziale Kreuzschmerz

Der gewöhnliche Kreuzschmerz betrifft fast 80 % der Patienten, die wegen akuter Rückenschmerzen den Arzt aufsuchen [27, 43]. Meist äußert er sich in Reißen und Ziehen von unterschiedlicher Intensität. Die Beschwerden verschlimmern sich nach Einwirkung von Kälte und örtlicher Belastung, insbesondere auch im Sitzen. Sie bessern sich in der Wärme, beim Umhergehen und bei Bettruhe. Betroffen sind die Fascia glutaealis, die M. iliosacralis, sacrospinalis o.a. sowie oft die Bursa interspinosa [42] (Abb. 7.1). Häufig treten die Beschwerden im 3. bis 5. Lebensjahrzehnt auf, und meist haben sie mehrere Teilursachen. Wiederholte Mikrotraumen, Überanstrengung, sitzende Lebensweise können einen Schmerz–Krampf–Schmerz-Zirkel auslösen. Solche Weichteilrheumatismen können auch symptomatisch für ein Bandscheibenleiden, aber auch für eine degenerative Erkrankung der Wirbelgelenke sein und das Facettensyndrom begleiten.

Von den klassischen Trigger points aus können die Schmerzen reproduziert oder verschlimmert werden. Subkutane, episakrale Fibrolipome werden oft gefunden.

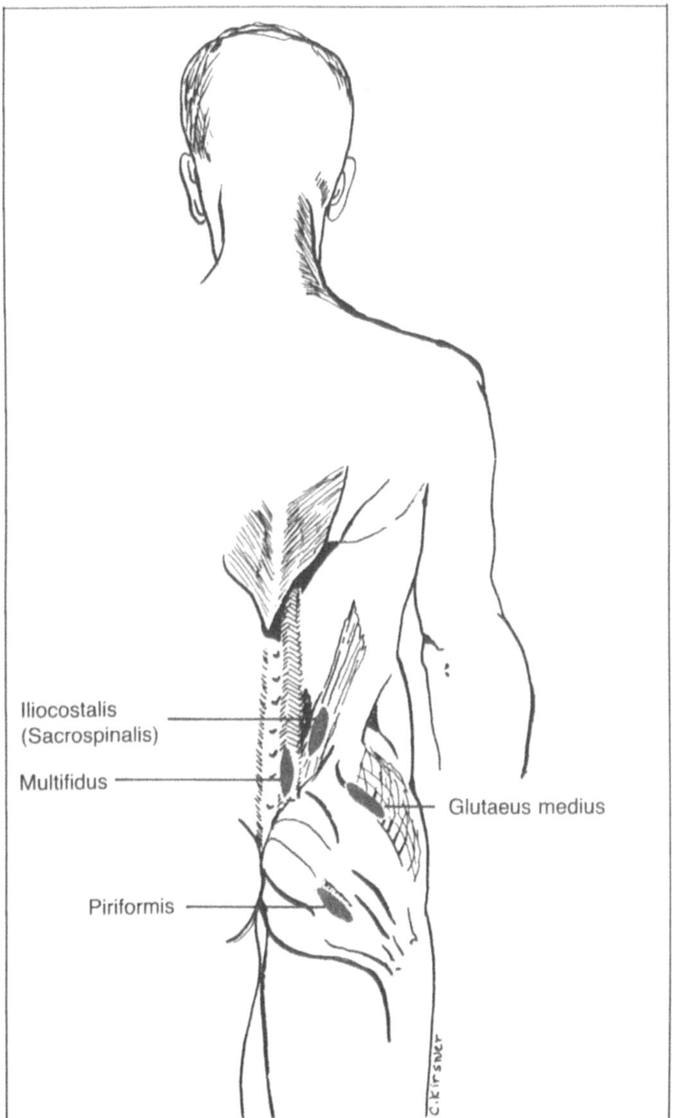

Abb. 7.1. Myofasziale Trigger points im Kreuz: Sie betreffen den M. erector trunci, die glutäalen und präsakralen Faszien.

Eine reine Ischias ist selten. Die häufigsten Trigger points liegen über dem Ursprung des M. sacrospinalis und im Multifidusdreieck, aber auch an der Insertion des M. glutaeus maximus, im Bereich der Spina iliaca superior posterior, über den Sakroiliakalgelenken oder bds. am Ursprung der Glutäalfaszie. Nicht selten nimmt der Betroffene eine Schonhaltung mit leichter Beugestellung für drei bis vier Tage ein [25].

Die episakroiliakalen Lipome, wie von Ries beschrieben [45], finden sich häufig über den Iliosakralgelenken oder der Insertion der Rückenstreckmuskeln [46] (Abb. 7.2). Bei einer Studie wurden diese Lipome bei 16% der „Normal"-

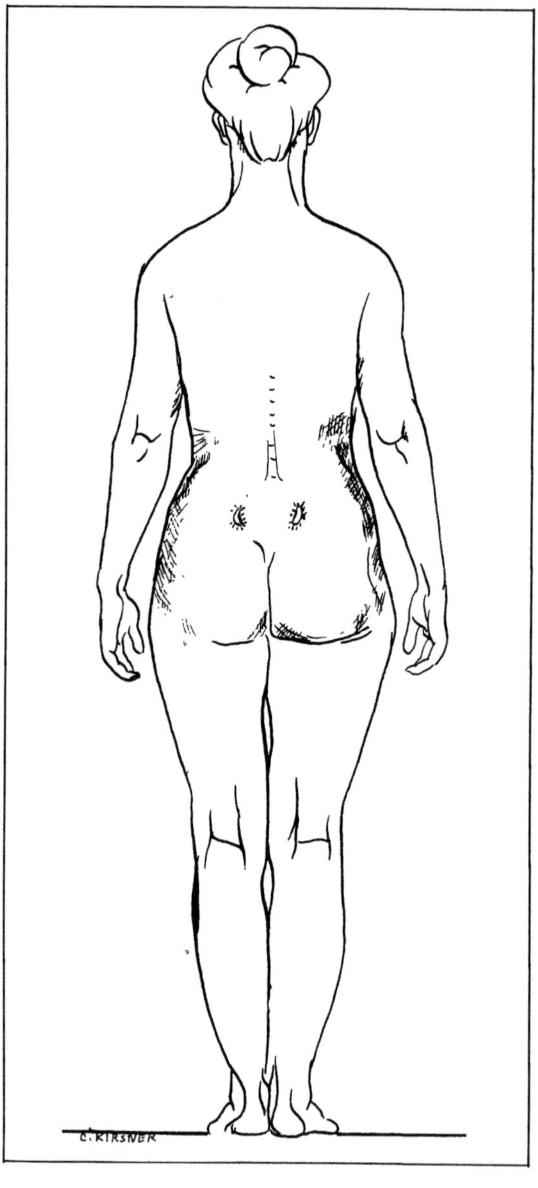

Abb. 7.2. Episakroiliakale Lipome: Es handelt sich um Fibrolipome in Knötchenform, meist über den Sakroiliakalgelenken am Ansatz der Mm. erectores.

Bevölkerung (1000 Personen) gefunden, und von diesen 16 % hatten nur 10 % Rückenschmerzen [45]. Die Beziehung zu Kreuzschmerzen ist unsicher, obwohl die Lipome sich wie gesagt in der Nähe von klassischen Trigger points befinden können [46, 47]. Im Zweifelsfall sollte eine Infiltration mit einem Procain-Kortikosteroid-Gemisch erfolgen.

Der psychogene Kreuzschmerz

Der rein psychogene Kreuzschmerz ist selten. In solchen Fällen ist die Vorgeschichte nichtssagend [7], der Betroffene aber stellt die Beschwerden lebhaft dar und ist bemüht, andere für seine Plagen zu beschuldigen [1]. Nicht selten ist eine Begehrensneurose der eigentliche Grund [1]. Immer aber muß man nach organischen Ursachen suchen, und an der Therapie sollte man einen Psychologen mitbeteiligen. Der im chronischen Kreuzschmerz ,,verirrte" Patient (von Sternbach ,,low back loser" genannt) [26] hat in der Regel folgende Charakteristika: einen niedrigen Bildungsstand, eine Vorgeschichte mit schwerer körperlicher Arbeit, aber auch Leugnen einer depressiven Symptomatik mit Verlust an Appetit und Libido, mit unruhigem Schlaf und mit zwei oder mehr Standardabweichungen in der mittleren Depressionsskala des MMPI (Minnesota Multiphasic Psychologic Inventory Assessment). Meist handelt es sich um Einzelgänger. Er hält sich für kränker als das ein Patient mit rheumatoider Arthritis tut. (Cornell Medical Index Scale). Diese Betroffenen sind oft Stubenhocker und ihre Auffassung von ihrer Krankheit ist fast ebenso schwer zu ändern wie beim chronischen Alkoholismus. Bei der Erhebung der Vorgeschichte machen sie oft unangebrachte Bemerkungen, und sie können den Arzt bei der Bewertung seiner diagnostischen Erhebungen frustrieren. Schon beim Erstinterview sollte daher die psychosoziale Situation besonders eingehend untersucht werden.

Die Psychodynamik des chronischen Kreuzschmerzes ist häufig untersucht worden. Prospektive Studien haben keine Beziehung zwischen Psychogramm und Prognose der Krankheit ergeben [48]. Bei der Aufstellung des Therapieprogramms sollte der Arzt durch die positive Beantwortung der zwei folgenden Fragen zu besonderer Vorsicht ermahnt werden: 1. ,,Hat sich Ihr Appetit in letzter Zeit verschlechtert?" und 2. ,,Hat sich Ihr sexuelles Interesse vermindert?" [49]. Obwohl man nicht sagen kann, daß der MMPI prognostischen Wert hat, so kann seine Anwendung aber doch sehr nützliche Informationen liefern [45, 50].

MacNab hat das ,,Rennpferd-Syndrom" beschrieben. Dieser Begriff wird angewendet auf den verspannten, hart arbeitenden, hyperreaktiven Menschen, der zu einer Hyperextension der Wirbelsäule neigt. Unter dem Begriff ,,Rasierklingen-Syndrom" versteht man Menschen, deren emotionale Stabilität ,,auf des Messsers Schneide" steht und die Ungewöhnlichkeiten in Erscheinung und Art der Beschwerden zeigen [51]. Für Patienten, die unter Angst leiden, hat der Schmerz etwas Bedrohliches [51]. Der Arzt muß sicher auftreten, sorgsam untersuchen und versuchen, den Patienten zu beruhigen.

Vorgeschichte und klinische Untersuchung

Bei der Vorgeschichte sind besonders zu beachten: Alter des Untersuchten, spezielle Wirbelsäulenanamnese, verschlimmernde Faktoren und etwaige Hinweise für sekundären Krankheitsgewinn und das Gesamtverhalten [50]. Wichtig ist die genaue Lokalisation des Schmerzes, Richtung und Ausmaß der Ausstrahlung. Die sorgfältige Schmerzanamnese ist oft wichtiger als eine genaue Sensibilitätsprüfung [50]. Man muß auch prüfen, ob etwa ein Trainingsverlust der Rückenmuskulatur z.B. nach einem Berufswechsel vorliegt.

Das Symptom Steifheit muß getrennt vom Schmerz betrachtet werden. Eine Lendensteife, die allmählich beginnt, sich über die Nacht und den frühen Morgen erstreckt, ist verdächtig auf eine entzündliche Erkrankung, z. B. eine Spondylitis ancylopoetica [8]. Mehr reißende Schmerzen mit Taubheitsgefühl und Kribbeln, das vornehmlich in den hinteren oder auch seitlichen Partien der unteren Region unterhalb des Knies wahrgenommen wird, spricht für eine Ischiaserkrankung. Schmerzhaftes Brennen, das in die Leiste oder die vorderen Anteile der Hüfte sich ausbreitet, könnte auf eine Bandscheibenhernie hinweisen.

Verschlimmerung der Beschwerden beim Husten, Niesen oder bei der Defäkation läßt ebenfalls an eine intraspinale Erkrankung denken. Nachtschmerz wird häufig bei intraspinalen Tumoren oder bei Erkrankungen des Retroperitoneums gefunden. Bei Schüttelfrost und Fieber kommt vor allem auch ein Harnwegsinfekt in Frage. Sind die Funktionen von Darm, Blase und der Geschlechtsorgane gleichzeitig betroffen, so hat man ein Kauda-Syndrom in Betracht zu ziehen, während eine Claudicatio intermittens, die von Taubheitsgefühl und Kribbeln gefolgt ist, für eine spinale Stenose spricht. Manche Kranke empfinden Erleichterung beim Vorwärtsbeugen [41].

Bei der klinischen Untersuchung muß man beobachten, wie der Patient sitzt, sich erhebt, steht, geht und sich beugt. Auch die Beobachtung des An- und Auskleidens kann nützlich sein. Völlige Entkleidung ist natürlich notwendig. Man muß auf kleine Fußübel achten, der Fingerspitzen-Fußboden-Abstand (FBA) ist zu prüfen. Hierbei kann auch eine Hypermobilität des Bänderapparates der Wirbelsäule erkannt werden. Skoliosen müssen beschrieben werden [25]. Die Atemexkursionsbreite ist zu bestimmen, wobei mehr als 5,0 cm erwartet werden müssen [52]. Andernfalls muß an entzündliche Erkrankungen, besonders an die Spondylarthritis ancylopoetica, gedacht werden. Die Beweglichkeit der übrigen Wirbelsäulenabschnitte wird in allen Ebenen geprüft (Abb. 7.3), wobei Rigidität, Muskelkrampf, Schmerz oder Hängenlassen einer Schulter registriert werden. Eine symmetrische Bewegungseinschränkung spricht mehr für degenerative oder entzündliche, eine einseitige mehr für eine diskogene Erkrankung [6, 25]. Druckpunkte können am besten palpiert werden, wenn der Patient sich über den Untersuchungstisch beugt bzw. darauf liegt [53] (Abb. 7.4).

Während der Kranke mit gebeugten Knien über dem Untersuchungstisch liegt, kann eine Beklopfung der Dorn- und Querfortsätze in der Lumbalregion den Ischiasschmerz reproduzieren [25] (Abb. 7.5). Ein positives Lasèguesches Phänomen spricht ebenfalls in diesem Sinne (Abb. 7.6) ebenso wie Reflexveränderungen. Druckschmerzhaftigkeit der Valleixschen Punkte sprechen für eine diskogene Ischias, man findet sie aber auch bei Tendomyosen und beim Piriformis-Syndrom.

Während der Kranke in Rückenlage auf dem Untersuchungstisch liegt, wird die Untersuchung fortgesetzt mit sorgfältiger Palpation des Abdomens. Hier ist die Gefäßauskultation von besonderer Wichtigkeit. Das Bewegungsausmaß der Hüften wird geprüft. Das Lasèguesche Phänomen wird aber häufiger durch Muskel-

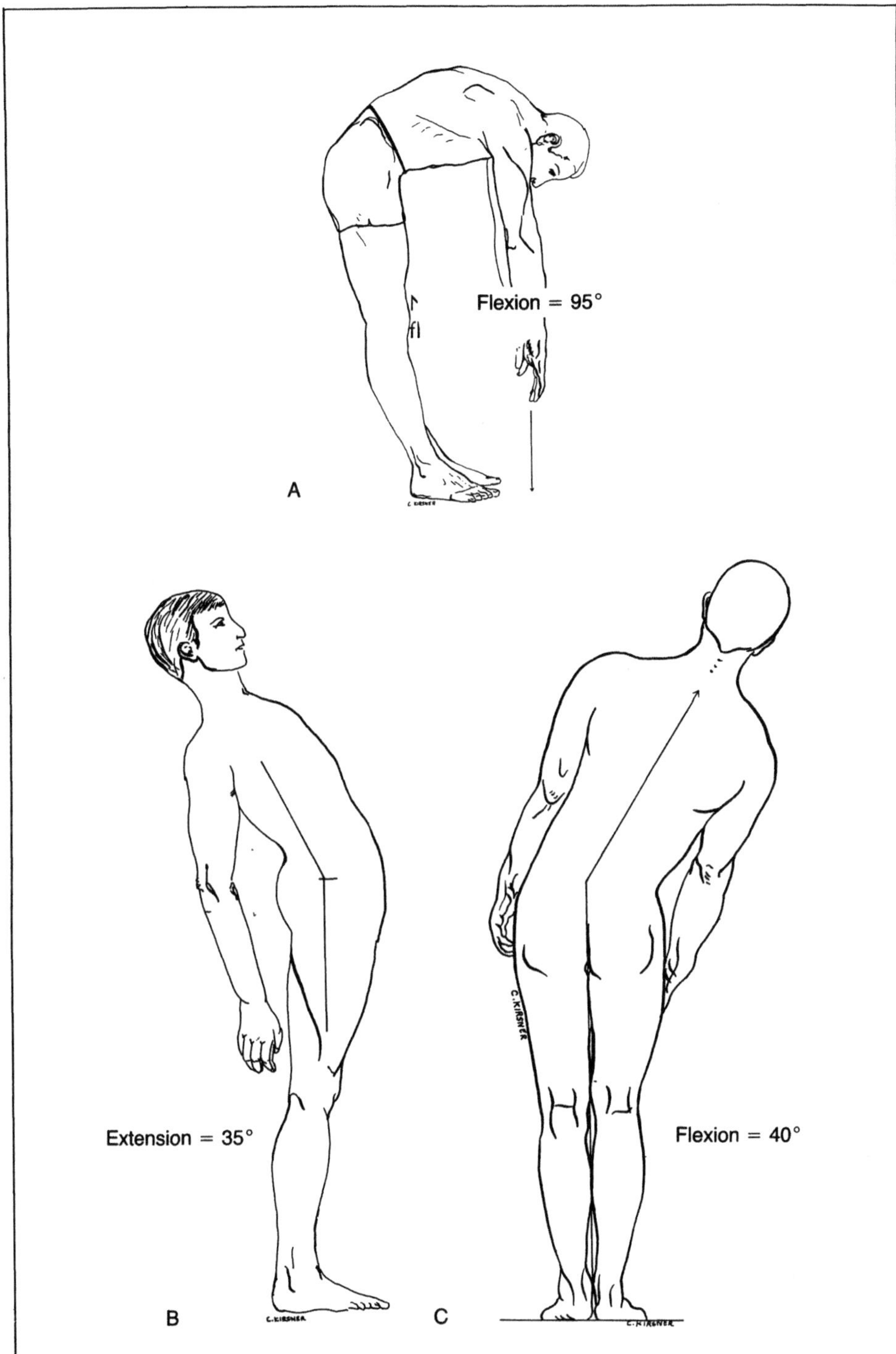

Abb. 7.3. Normale Beweglichkeit der LWS: A. Flexion, B. Extension, C. Lateralflexion.

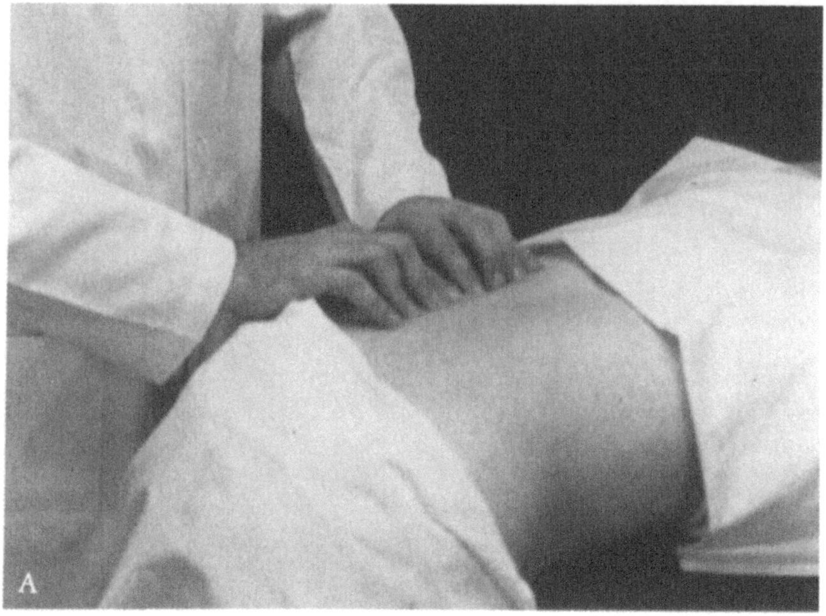

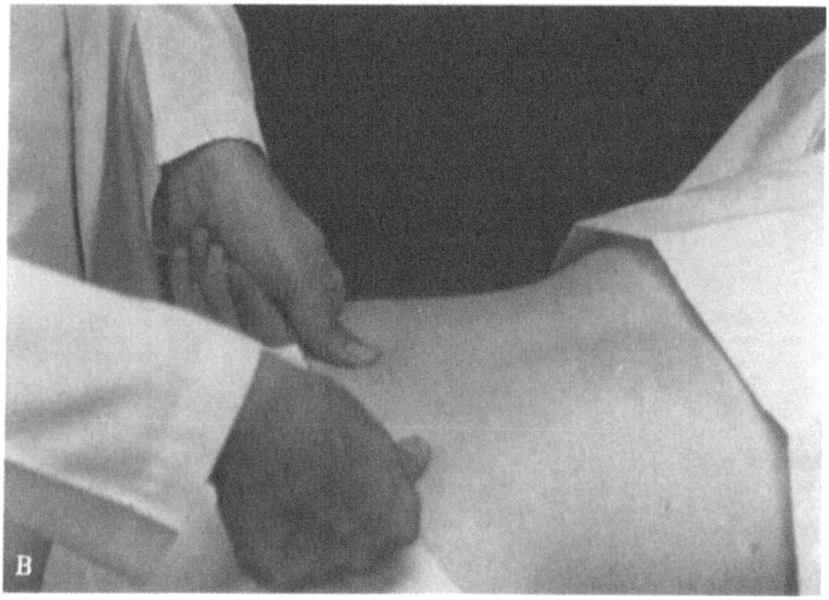

Abb. 7.4. Die physikalische Untersuchung auf myofasziale Trigger points wird am besten am liegenden Patienten bei gebeugten Kniegelenken durchgeführt. Dies erlaubt eine weitgehende Entspannung der Oberschenkelmuskulatur. Palpationstechnik des Rückenstreckers (A) und B der präfaszialen und glutäalen Faszien sowie der epiiliosakralen Knoten.

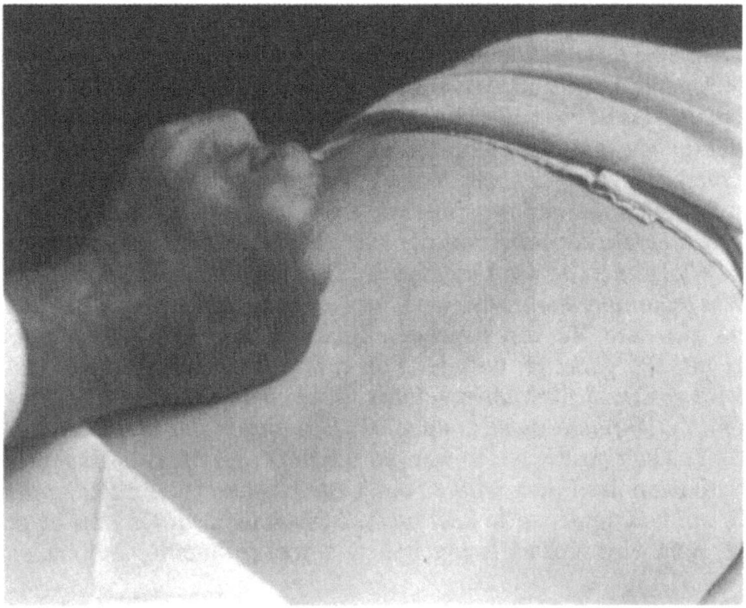

Abb. 7.5. Ein kräftiges Beklopfen der Dornfortsätze, aber auch der paravertebralen Muskulatur löst Schmerz in der betroffenen Hüfte oder Gliedmaße aus. Ein positiver Test spricht mit hoher Wahrscheinlichkeit für eine Nucleus-pulposus-Hernie.

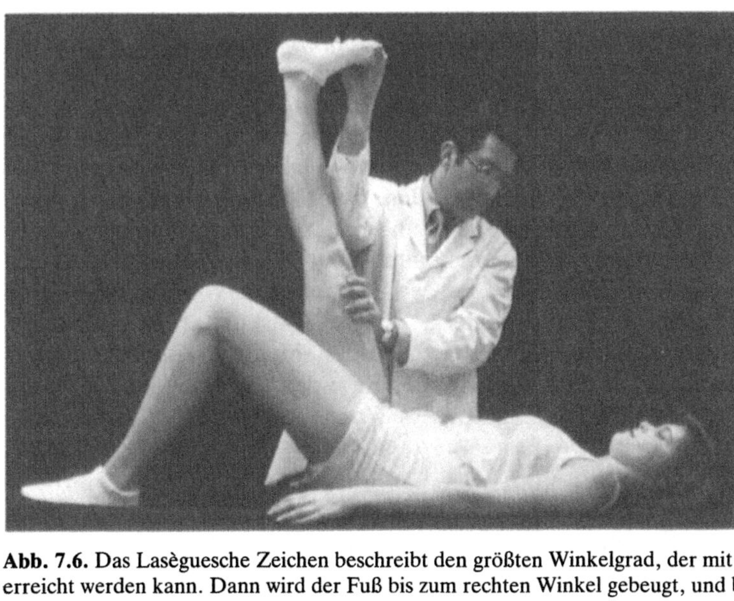

Abb. 7.6. Das Lasèguesche Zeichen beschreibt den größten Winkelgrad, der mit dem gestreckten Bein erreicht werden kann. Dann wird der Fuß bis zum rechten Winkel gebeugt, und bei einer Irritation des Nerven treten Parästhesien im Ischiasverlauf auf. Falsche Ergebnisse erzielt man bei Verspannung der Oberschenkelmuskulatur.

steife und reflektorische Verspannung ausgelöst als durch eine Irritation des Ischiasnerven, so daß eine Korrelation mit einer Bandscheibenhernie sehr unsicher ist. Primäre Muskelspannungen sind eine häufige Kreuzschmerzursache [1].

Für die diskogene Ischias ist ein reißender Schmerz im Gesäß typisch, der keinen brennenden Charakter hat und der in die Rückseite oder in die posterolateralen Abschnitte des Oberschenkels oder der Wade ausstrahlt. Parästhesien können auch am lateralen Fußrand oder auf der Fußsohle auftreten. Alterationen der S-1-Wurzel führen zu Schmerzirritationen von der hinteren Gesäßfalte bis zur Wade und zur Fußsohle. Wie gesagt, ist das Laseguesche Zeichen nicht verläßlich in der Diagnose eines Wurzelkompressionssyndroms, weil es recht unspezifisch ist. Der Test wird an dem auf dem Rücken liegenden Kranken ausgeführt. Das nicht beteiligte Knie ist um 40° gebeugt, und der Fuß ruht auf einer Unterlage. Das betroffene Bein wird gestreckt nach oben geführt, wobei der Fuß in 90°-Beugung gehalten wird (Abb. 7). Normalerweise können 90° Beugung in der Hüfte erreicht werden. Wenn das Zeichen positiv ist, so werden Schmerz und Parästhesie reproduziert. Die Dorsalflexion des Fußes wird zu einer zusätzlichen Verschlimmerung des Schmerzes führen. Das umgekehrte Lasèguesche Phänomen wird in Bauchlage ausgeführt und das Bein wird rückwärts angehoben, wobei es ohne Bedeutung ist, welches [41].

Die Hüftgelenksfunktionen müssen immer geprüft werden, um Muskelspasmen auszuschließen, die etwa aus einer Gelenkserkrankung resultieren (Abb. 8.1). Bei einer Jugularvenenkompression wird der intraspinale Druck erhöht, und dies kann bei entsprechenden Fragestellungen von Nutzen sein (Naffziger-Test). Die experimentelle Sensibilitätsprüfung etwa mit Nadelstichen ist nicht so ergiebig wie die spontanen oder provozierten Schmerzensäußerungen. Das L-5-Syndrom folgt dem entsprechenden Segment, dann ist eine Abschwächung des Tibialis-posterior-Sehnen-Reflexes die Regel, während eine Kompression bei L 3/4 mit einer Abschwächung oder Aufhebung des Patellarsehnenreflexes einhergeht [25, 50]. Alteration der Wurzel bei S 1 führt zu Reflexveränderungen der Achillessehne. Ein reflektorischer Hartspann der Lendenmuskeln löst oft eine Abflachung der physiologischen Lumballordose aus. Typische Druckpunkte werden in der Regel nicht gefunden, und eine Muskelatrophie ist ungewöhnlich. Trotzdem muß die grobe Kraft der Beinmuskulatur getestet werden. Gangstörungen sind zu registrieren. Die Unfähigkeit des Untersuchten, den Fußspitzen- oder Hackengang auszuführen, weist auf Schwächung der Gastrocnemius- oder Tibialis-anterior-Muskulatur hin. Die Dorsalflexion des Fußes und der Zehen gegen Widerstand ist eine empfindliche Prüfung auf die Schwäche der beteiligten Muskulatur. Die Beinlänge muß bestimmt werden, und eine digitale rektale oder eine gynäkologische Untersuchung vervollständigen das Bild. Die Kombination der Testergebnisse bringt in der Regel doch weitgehend klare diagnostische Vorstellungen.

Labor- und Röntgenuntersuchungen

Zur diagnostischen Absicherung sind Entzündungsreaktionen, Blutstatus, saure und alkalische Serumphosphatase, S.-Elektrophorese, Bestimmung des HLA-B-27-Antigens und gegebenenfalls Stoffwechseluntersuchungen notwendig.

Zum Ausschluß von Tumoren, traumatischen oder angeborenen Abnormitäten usw. bedarf man der röntgenologischen Unterstützung mit Standardaufnahmen der

LWS und des Beckens, gegebenenfalls aber auch der Zielaufnahme nach Barsony der Iliosakralgelenke und Schrägaufnahmen der LWS. Osteophyten oder andere Zeichen degenerativer Veränderungen sind so häufig, daß der Kliniker ihren Ursachenzusammenhang mit dem klinischen Bild sehr sorgfältig prüfen muß [54,55,7]. Eine dorsale Wirbelkörperosteophytose kann zur Einengung der Intervertebrallöcher führen, und eine blande Spondylose kann die Beweglichkeit der LWS einengen. Bei Nucleus-pulposus-Hernien erhält man jedoch zumeist ein normales Röntgenbild [1]. Kongenitale Deformierungen der unteren LWS und des lumbosakralen Überganges findet man in nahezu 30 % der Routineaufnahmen [1]. Veränderungen der Wirbelbogen, der Querfortsätze des 5. LWK mit oder ohne Sakralisation oder eine Spina bifida occulta sind meist als harmlos anzusehen [13]. Bei Jugendlichen, die bis dahin symptomlos waren, kann aber ein Unfall ein Beschwerdebild in Gang setzen. Quadratform der Wirbelkörper, Erosion oder Sklerose sind neben anderen Röntgenzeichen typisch für die ankylosierende Spondylarthritis [6]. Selten werden andere Befunde, etwa auch Osteomyelitiden, festgestellt. Zur Diagnostik des Spinalkanals und zum Nachweis von primären oder sekundären Tumoren sind meist Spezialtechniken, insbesondere die Computertomographie erforderlich [56].

Noch einmal ist auf die Bedeutung der HLA-B-27-Typisierung vor allem bei jungen Männern hinzuweisen, die über mehr als zwei Monate über morgendlich akzentuierten, tiefsitzenden Kreuzschmerz zu klagen haben, der sich bei Bewegung verbessert [8]. Auch bei Abwesenheit von Röntgenzeichen verstärkt ein positiver HLA-B-27-Test die Verdachtsdiagnose einer Spondylitis ancylopoetica [7]. An seltene Erkrankungen wie Morbus Paget, Cushing-Syndrom, Tumoren aller Art und an haematologische Erkrankungen sowie an Osteomalazie muß gedacht werden, und hier müssen die mehr oder weniger spezifischen Blutuntersuchungen eingesetzt werden.

Ein EMG kann fälschlicherweise normal sein, wenn es zu früh geschrieben wurde und nicht mehr kontrolliert wird. Dieser Test kann eine Nervenkompression nicht vor der Demyelisierung entdecken. Das EMG und die Feststellung der Nervenleitgeschwindigkeit können bei der atypischen Ischias, beim Kompressions-Syndrom und bei der peripheren Neuropathie wichtige Aussagen machen. Bei den Zeichen einer Rückenmarkkompression ist ein neurochirurgisches Konsilium rasch anzustreben. Die Kontrastmyelographie sollte ebenfalls in der Hand des Neurochirurgen belassen werden, da sie eigentlich nur als präoperativer Eingriff zu rechtfertigen ist. Die Diskographie wird noch kontrovers diskutiert [3].

Wenn weichteilrheumatische Faktoren im Spiele sind, muß eine sorgfältige Analyse der Druckpunkte erfolgen, und man wird dann mit gezielten Injektionen rasche Erleichterung schaffen können.

Differentialdiagnose

Die vielerlei Möglichkeiten von Rücken- und Kreuzschmerzen bedürfen einer breiten differentialdiagnostischen Diskussion. Immer muß man auch an Systemkrankheiten mit Allgemeinerscheinungen wie Gewichtsverlust, Fieber und Senkungsbeschleunigung denken. Traumafolgen und kongenitale Anomalien oder andere anatomische Veränderungen wie Spondylose, Spondylolisthesis und Spondylarthritis, M. Paget, Osteitis condensans ilii, Osteoporose, Osteomalazie, Tumoren und Infektionen bedürfen der Röntgendiagnostik. Man muß auch an intraspinale Tumoren, wie Ependymom, Neurofibrom, oder Tumormetastasen denken. Ein solcher Verdacht wird bestärkt durch andauernde Schmerzen, die sich auch im Liegen nicht bessern. Gutartige Geschwülste, wie Riesenzelltumoren, Hämangiome und Osteome, kommen selten vor. Herpes zoster und die postherpetischen Neuralgien können langdauernde halbseitige Kreuzschmerzen auslösen. An eine Erkrankung der Nachbarstruktur, insbesondere der Gelenke, muß gedacht werden [25,57].

Projektionsschmerzen können von einem floriden Ulcus, einer Erkrankung der Nieren oder der ableitenden Harnwege ausgehen; eine Neurofibromatose mit Café-au-lait-Flecken kann ischiasähnliche Beschwerden verursachen, die auch in die Beine ausstrahlen [41]. Erkrankungen des kleinen Beckens und Aortenaneurysmen können sich manchmal nur in Kreuzschmerzen äußern. Die retroperitoneale Fibrose ist sicher häufiger, als sie diagnostiziert wird; Nierenkoliken wegen Steinleidens können in die Hoden und von dort in den Rücken ausstrahlen; Prostatitis oder Pyelonephritis lösen nicht nur eine erhöhte Blutsenkung, sondern auch Rückenschmerzen aus.

Behandlung

Das Therapieprogramm wird bestimmt von der Akuität, der Dauer und der Ätiologie der Beschwerden. Die Frühdiagnose ermöglicht die besten Behandlungschancen [58]. In manchen Fällen tritt spontane Besserung ein, wohingegen besonders psychogene Faktoren zu einer Chronifizierung beitragen können, insbesondere auch dann, wenn versicherungspflichtige Unfälle vorausgegangen sind. Es ist auffällig, daß Unfallfolgen im Kreuz häufiger mit psychischen Begleiterscheinungen einhergehen als solche der Extremitäten.

Verschlimmernde Faktoren können in den Verhältnissen am Arbeitsplatz, aber auch in den Verhaltensgewohnheiten während der Freizeit oder beim Sport, aber auch in Modegewohnheiten liegen wie beispielsweise in modischem Schuhwerk mit hohen Absätzen. Es gibt Hinweise dafür, daß Überlastungsbeschwerden im Kreuz durch Heben mit gestreckten anstatt gebeugten Knien provoziert werden können [13], was besonders für die Arbeitsmedizin Bedeutung hat. Eine unzweckmäßige Sitzhaltung kann mehr oder weniger chronische Kreuzschmerzen auslösen. Mit Röntgenuntersuchungen konnte man zeigen, daß eine optimale Haltung dann angenommen werden kann, wenn der Winkel zwischen Oberkörper und Oberschenkel größer als 105 ° ist. Deswegen sollte auch die Rückenlehne hinter die Vertikale geneigt sein, die Sitzfläche wird am besten konvex gestaltet, und eine Kreuzstütze sollte an der Rückenlehne angebracht sein. Sitzhaltungen vorwärts oder rückwärts von dieser Position vergrößern die Lumbalflexion und hiermit auch den Druck auf die lumbalen Bandscheiben. Die Höhe des Stuhles muß variiert werden können. Der Augenabstand von der Arbeitsfläche sollte etwa 40 cm betragen, Beine und Knie sollten einen Freiraum haben, der eine Kniebeuge um mehr als 90° erlaubt [59], wobei die Füße bequem auf dem Fußboden ruhen können.

In liegender Position soll die lumbale Lordose möglichst ausgeglichen werden, wie dies beispielsweise durch eine Semi-Fowler-Bett-Position ermöglicht wird (Abb. 7.7). Diese Position wird dadurch erreicht, daß der Patient in Rückenlage ein dünnes Kissen unter seinen Kopf legt, während Ober- und Unterschenkel durch Unterlagen unter die Matratze erhöht sind [1, 13, 60]. Der Gebrauch einer Bettpfanne vermehrt die lumbale Lordose und den Druck auf die Bandscheiben, deswegen ist diese Stellung für den Patienten belastender als ein Toilettenstuhl neben dem Bett [3, 6]. Es liegen Untersuchungen darüber vor, daß eine geeignete Lagerung als einzige Therapiemaßnahme über acht Jahre betrieben wurde. In fast allen Fällen wurde eine Besserung des Kreuzschmerzes erreicht, nur 9% der Kranken bedurften einer chirurgischen Behandlung und nur 44% benötigten konservative Maßnahmen [61].

Die Extensionstherapie bringt meist nur subjektive Besserung. Es sind erhebliche Kräfte notwendig, um eine wirksame Distraktion im Bereich der LWS anzubringen, die Patienten werden aber auf diese Weise zu absoluter Ruhe gezwungen. Die günstige Wirkung wird oft auf einen Plazebo-Effekt zurückgeführt. Der Betroffene wird in einer Semi-Fowler-Position gelagert, wobei der Rückenteil der Matratze um 45°, das Fußende um 15 bis 25° erhöht werden, so daß das Kreuz in eine mehr konvexe Position gerät. Es müssen 8 bis 15 kg Belastung angelegt werden, was stufenweise erfolgen soll, ebenso wie die Dauer dieser Maßnahmen.

Die Nützlichkeit eines Korsetts wird unterschiedlich beurteilt, und es gibt eigentlich keine kontrollierten Untersuchungen [7]. Ein Korsett kommt für solche Patienten in Frage, die nicht Willens sind, Bettruhe einzuhalten. Das Hilfsmittel soll eine abdominelle Kompression ermöglichen und jeweils nur kurz gebraucht werden [1, 3, 25, 50, 53]. Gewöhnlich tragen weniger als 5% der Kranken das Korsett immer [63]. Die Kräftigung der Bauchmuskeln ist für die Entlastung des Rückens von besonderer Bedeutung. Ein Stützmieder hat horizontale Verstärkungen, so daß die WS-Beweglichkeit stärker eingeschränkt wird. Ein solches Hilfsmittel wird besonders bei Kompressionsfrakturen oder Osteoporose gebraucht [3].

Die Hauptsache in der Behandlung von Kreuzschmerzen ist das aktive Bewegungsprogramm. Obwohl auch hier kontrollierte Studien nicht vorliegen, ist nach der Erfahrung vieler Ärzte diese Methode von extremer Wichtigkeit. Von besonderer Bedeutung ist die Kräftigung der Bauchmuskulatur, aber auch ein Quadrizepstraining ist wertvoll zur Entlastung des Rückens beim Heben (Abb. 7.8) [64]. Strecken und Kippen des Beckens haben sich praktisch bewährt, obwohl theore-

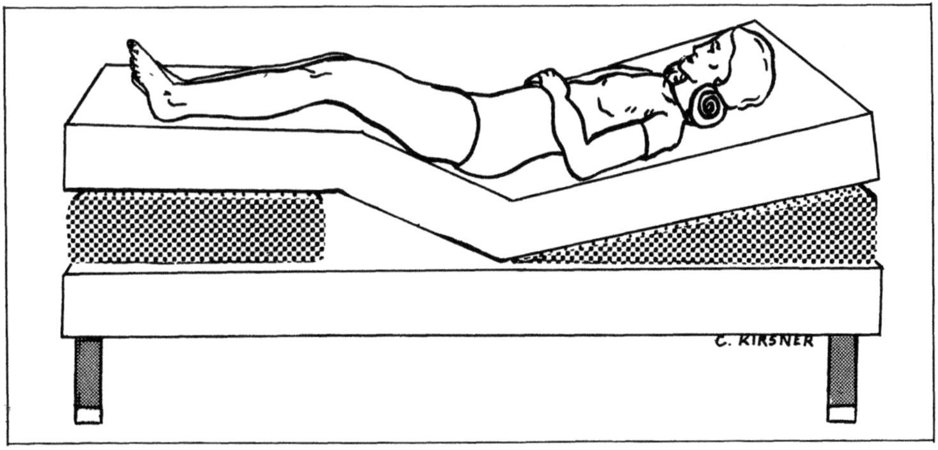

Abb. 7.7. Das Semi-Fowler-Bett gewährt eine hilfreiche Entspannungslagerung.

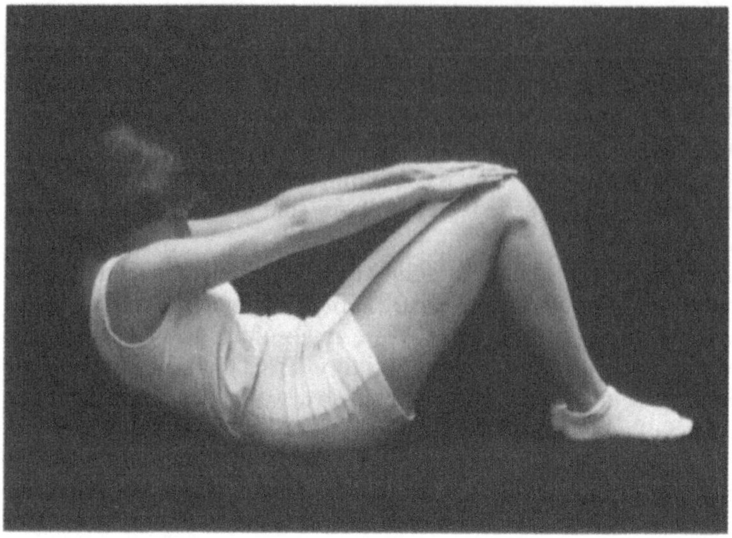

Abb. 7.8. Die Bauchmuskeln werden gekräftigt, wenn die Knie gebeugt werden, der Patient aber nicht völlig aufrecht sitzt. Die Bauchmuskeln werden belastet, nicht aber die Psoasmuskulatur.

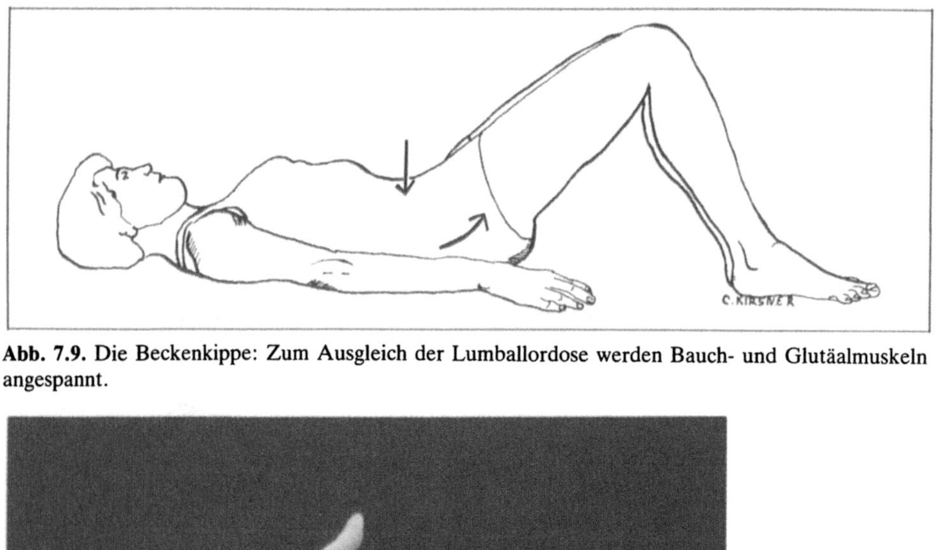

Abb. 7.9. Die Beckenkippe: Zum Ausgleich der Lumballordose werden Bauch- und Glutäalmuskeln angespannt.

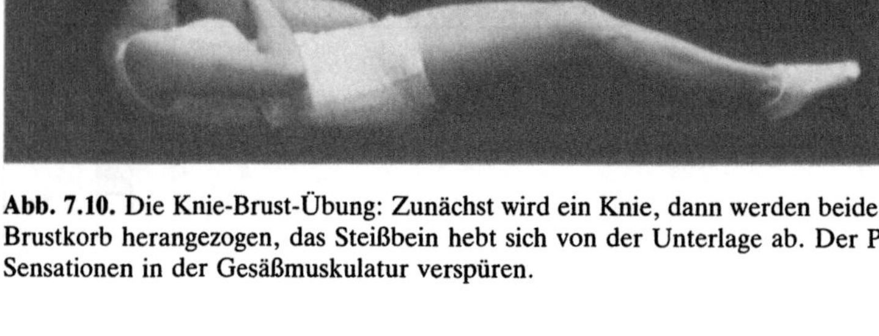

Abb. 7.10. Die Knie-Brust-Übung: Zunächst wird ein Knie, dann werden beide möglichst nahe an den Brustkorb herangezogen, das Steißbein hebt sich von der Unterlage ab. Der Patient sollte klopfende Sensationen in der Gesäßmuskulatur verspüren.

tisch eine Druckerhöhung in den Bandscheiben anzunehmen ist [7, 50, 65, 66]. Das Anziehen des gebeugten Knies bis zum Kopf in Rückenlage oder auch im Sitzen kann nützlich sein (Abb. 7.9 und 7.10 und 7.11). Spasmen in der Oberschenkelmuskulatur können eine Lumballordose verstärken und sollten deswegen beseitigt werden. Rückenbeugen im Sitzen ist eine nützliche Übung für viele Zwecke (Abb. 7.13). Der Patient sollte auch im täglichen Leben daran denken, daß er bei jeder Gelegenheit die Bauchmuskulatur durch geeignete Aktivitäten stärkt. Besonderer Nutzen kann auch vom Aushängen an einer Reckstange erwartet werden. Ein solches Hilfsmittel läßt sich mit einfachen Mitteln an einem Türrahmen anbringen (Abb. 7.14).

Dieses krankengymnastische Programm kann wirksam durch die Infiltration der ermittelten Trigger points unterstützt werden. Steindler [67] hat schon 1938 angegeben, daß man bei dieser Maßnahme die Nadelprobe anstellen sollte, die darin besteht, daß schon vor der Injektion der Kontakt mit der Injektionskanüle mit dem Trigger point den sonst geklagten Schmerz reproduziert. Die Beimischung

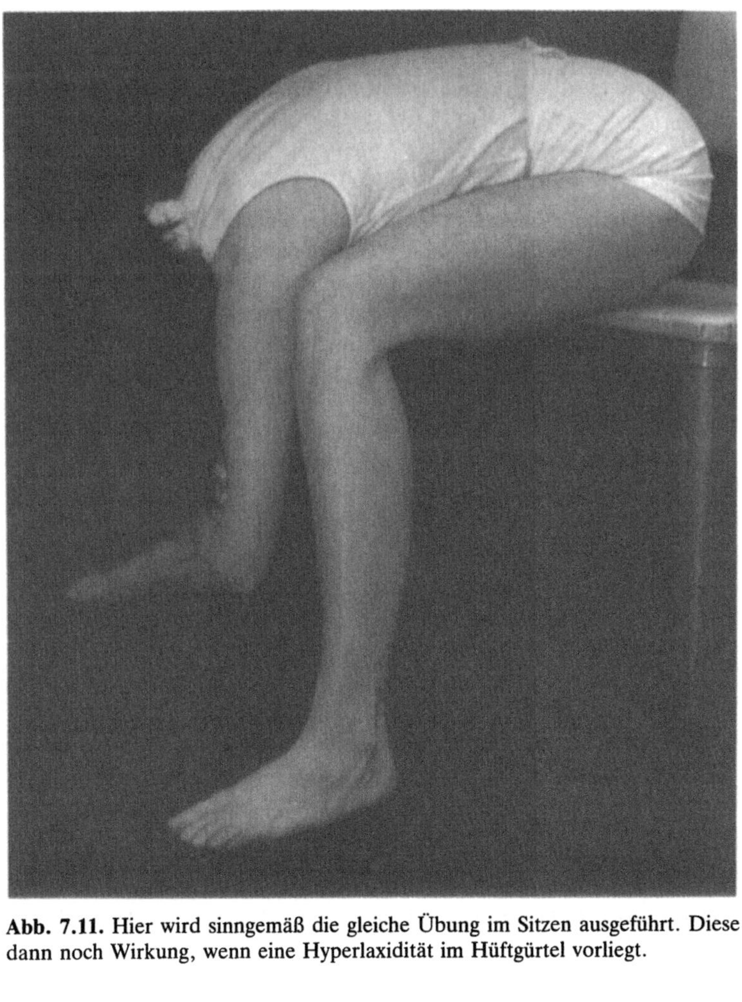

Abb. 7.11. Hier wird sinngemäß die gleiche Übung im Sitzen ausgeführt. Diese Maßnahme hat auch dann noch Wirkung, wenn eine Hyperlaxidität im Hüftgürtel vorliegt.

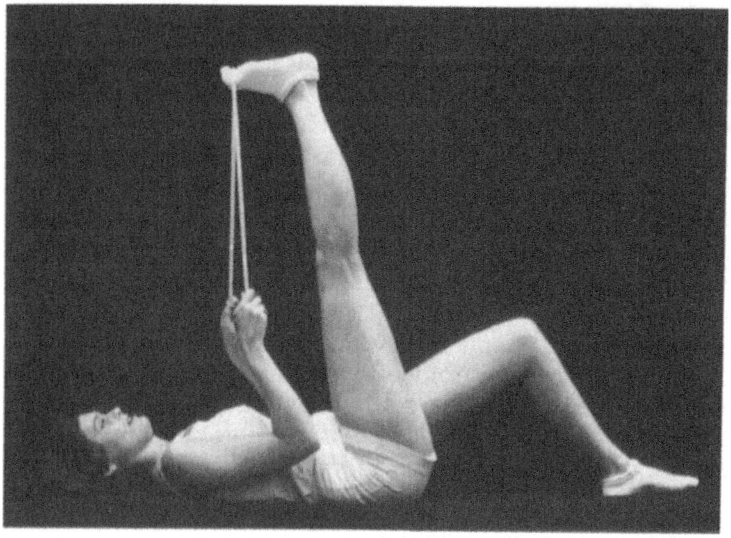

Abb. 7.12. Streckübung der Beine: Zur Kräftigung der Ober-, aber auch der Unterschenkelmuskulatur kann man ein etwa 120 cm langes Seil bei den Zehengrundgelenken plantarwärts einlegen und dann – zunehmend – einen kräftigen Zug ausüben. Auf dem Höhepunkt der Anstrengung wird die Position etwa 1 Min. lang gehalten.

von Kortikoidkristallsuspensionen verstärkt und verlängert die Wirkung der Infiltration (Abb. 7.15). Die orale Medikation eines Antirheumatikums spielt nur eine beschränkte Rolle bei der Behandlung des Kreuzschmerzes [63], obwohl der Gebrauch von Myotonolytika zur Nacht noch einige Fürsprecher hat [69]. In den letzten Jahren hat sich die Erfahrung vervielfältigt, daß stimmungsaufhellende Psychopharmaka von günstigem Effekt sind [50, 63, 70, 71]. Der Gebrauch von

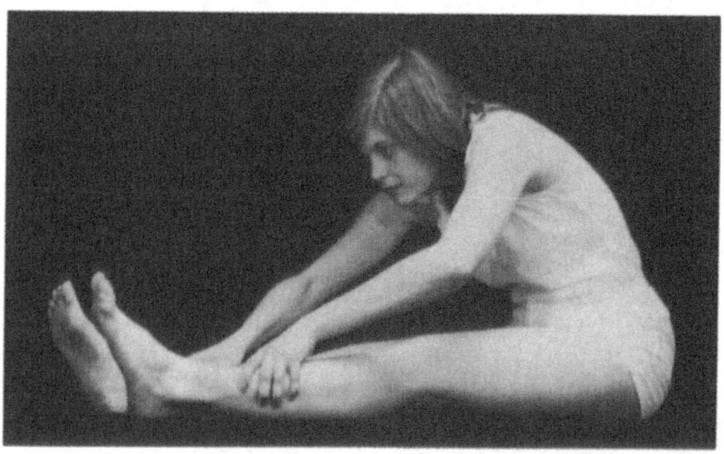

Abb. 7.13. Zur Dehnung der langen Rückenstrecker packt man mit den Händen beide Unterschenkel möglichst distal und zieht den Oberkörper kräftig heran.

trizyklischen Antidepressiva ist oft beim chronischen Kreuzschmerz ebenso wirksam wie bei Depressionen. Man steigert die Dosis dieser Mittel und gibt sie am Abend alle zwei Stunden, beispielsweise um 20, 22 und 24 Uhr. Dadurch wird ein Überhang in den Morgen und Mundtrockenheit vermieden. Wenn man eine aktivierte Arthrose der Wirbelgelenke vermutet, so kann ein Versuch mit Antiphlogistika nützlich sein. *Eine orale Kortikosteroidtherapie ist niemals gerechtfertigt.*

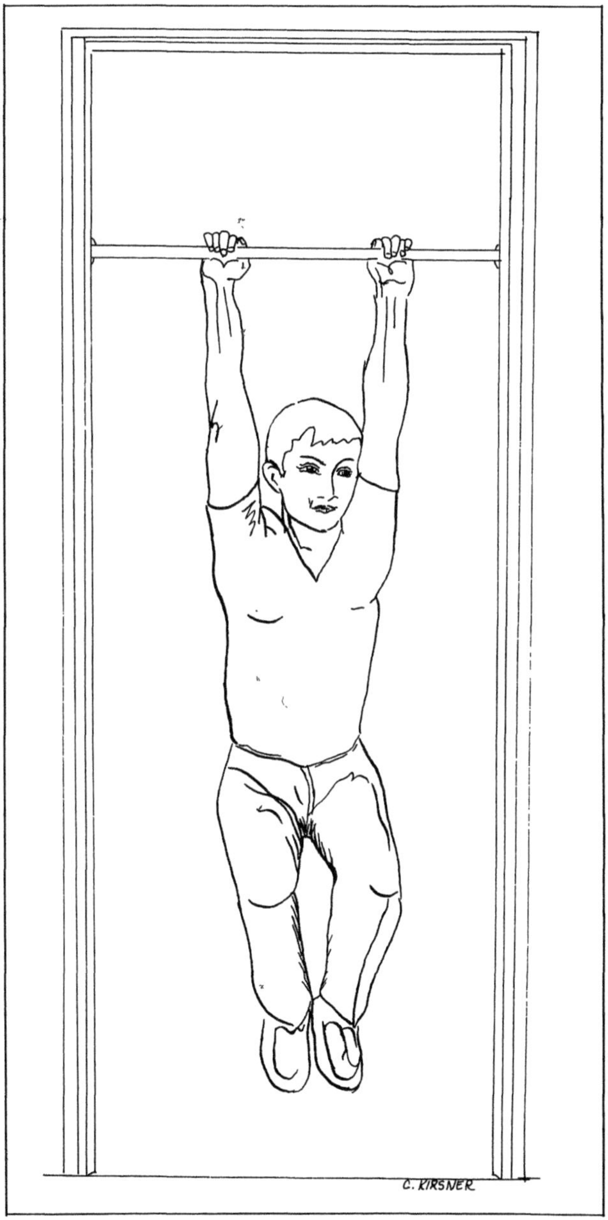

Abb. 7.14. Die Trapezübung: An einem Türrahmen befestigt man eine Reckstange, die man mit beiden Händen erfaßt. Das Gewicht des Körpers dehnt die Muskulatur und die Weichteile, vor allem im Schultergürtelbereich. Der Effekt wird vergrößert durch Anheben der Knie.

Verlauf und zusätzliche Empfehlungen

Der Kreuzschmerz bleibt auch heute noch oft ein Mysterium und häufig wechseln Exazerbationen und Remissionen. Ob eine totale Remission eintritt, ist natürlich abhängig vom Alter und der übrigen gesundheitlichen Gesamtsituation [63, 72]. Wegen der Komplexität der Ursachen muß das Behandlungsprogramm auch ein möglichst umfassendes Spektrum in Aussicht nehmen.

Reed und Harvey haben 1964 [72] ein solches Programm eingerichtet. Die Autoren haben in ihrem Team Ärzte, Psychologen, Soziologen und Krankengymnastinnen vereint. Es wird über 185 Patienten berichtet, die durch ihren Kreuzschmerz alle zu Wohlfahrtsempfängern geworden sind. Man hat geschätzt, daß 69 von ihnen wieder voll arbeitsfähig würden, und 31 erreichten tatsächlich dieses Ziel. 16 konnten immerhin eine Teilzeitarbeit annehmen. 33 andere Kranke konnten schon vor Abschluß des Kurses eine ganztägige Arbeit aufnehmen.

Nur vier Patienten waren der Meinung, daß sich ihr Zustand verschlechtert hätte. In einer anderen Studie an hundert Kreuzschmerzpatienten konnten 80 % gebessert werden, wovon allerdings nur drei völlig arbeitsfähig wurden, jedoch nur zwei von Hundert gaben eine Verschlimmerung ihrer Beschwerden an [63]. Es wäre zu überlegen, ob die unterschiedlichen Ergebnisse an der Steigerung der Arbeitslosenunterstützung liegen.

Weitere Resultate liegen von einer anderen Verlaufsstudie vor, die von einer Erfolgsquote von 90 % berichtet [27]. Während einer vierjährigen Beobachtungszeit mußte kein Patient operiert werden, 44 % hatten Rückfälle. Bei nachgewiesenen Bandscheibenschäden lag die Rückfallquote bei 74 %, wobei die Ischiassymptomatik für sich keinen prognostischen Wert hatte [27].

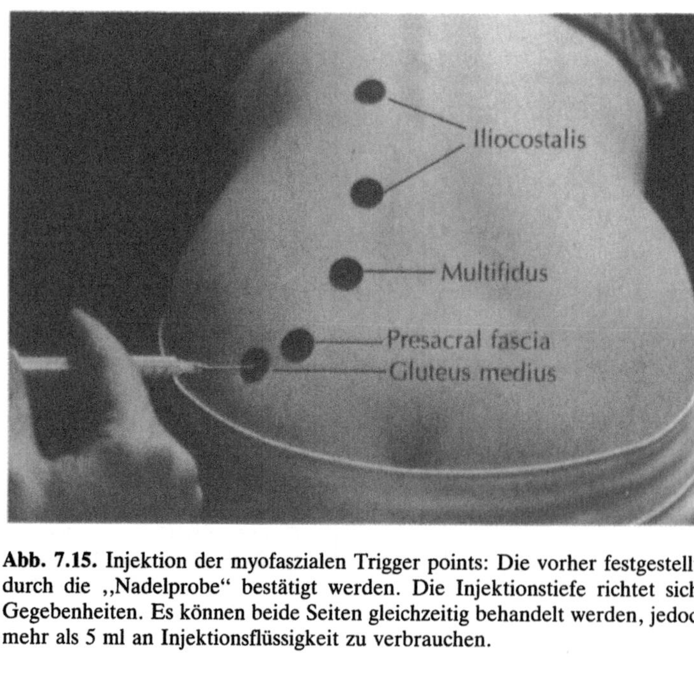

Abb. 7.15. Injektion der myofaszialen Trigger points: Die vorher festgestellten Druckpunkte können durch die „Nadelprobe" bestätigt werden. Die Injektionstiefe richtet sich nach den individuellen Gegebenheiten. Es können beide Seiten gleichzeitig behandelt werden, jedoch empfiehlt es sich nicht, mehr als 5 ml an Injektionsflüssigkeit zu verbrauchen.

Neue Methoden wie die transkutane Nervenstimulation, Akupunktur, Chiropraktik, Biofeedbacktraining und Spezialbehandlungen in Schmerzzentren kommen hinzu. Nach Anwendung eines transkutanen Nervenstimulators konnte in der Tat eine Erhöhung der Schmerzschwelle gefunden werden [26, 73]. Die Implantation von solchen Stimulatoren kann aber problematisch werden, da Narben entstehen, die ihrerseits Empfindlichkeiten auslösen können. Die Akupunktur wurde schon von Osler vor 50 Jahren empfohlen [7]. In dieser Zeit erfuhr diese Methode eine stark wechselnde Zahl von Anhängern bei Patienten und Ärzten. Wenn die Akupunktur nicht gleichzeitig mit positiven Suggestionen durchgeführt wird, so haben nur 4 % der Kranken anhaltende Besserung [75]. Chiropraktorische Manipulationen an der Wirbelsäule werden schon seit nahezu hundert Jahren angewandt, und der größere Teil der Kranken mit Kreuzschmerzen ist mit diesem Verfahren in Amerika schon behandelt worden. Finneson unterscheidet sieben Typen der Manipulation wie Druck, Überextension, Rotation, Torsion, Beckenruck u. a., im allgemeinen werden Rotation und Mobilisierung verwendet [76–78]. Doran und Newell berichten die Ergebnisse einer solchen Behandlung im Vergleich zu der üblichen medizinischen Therapie bei 456 Patienten mit schmerzhafter Bewegungseinschränkung der Wirbelsäule, die nicht durch Bandscheibenhernien verursacht war [78]. Nach drei Monaten hatten nahezu alle Betroffenen in beiden Therapiegruppen in gleicher Weise Besserung erfahren, so daß keinem Verfahren der Vorzug gegeben werden konnte. Analgetika brachten nur wenig Hilfe. Fast alle Kranken wurden wieder arbeitsfähig, aber 44 % hatten weiterhin Schmerzen, insbesondere während der Arbeit, unabhängig von der vorausgegangenen Behandlungsart. Im allgemeinen kann die gekonnte Chiropraktik heute als ein brauchbares Verfahren angesehen werden [1, 3, 63, 80].

Die Indikation für chirurgische Eingriffe hat sich in den letzten zehn Jahren beträchtlich geändert. Etwas weniger als 5 % der Kranken mit Nucleus-pulposus-Hernie benötigen eine operative Intervention. Die Ergebnisse sind abhängig von der Größe des Defektes, der im Myelogramm nachgewiesen werden kann. Die Intensität des Schmerzes allerdings ist ein schlechter Indikator für die Prognose eines solchen Eingriffs. Überraschenderweise bestand keine Korrelation zu psychopathologischen Veränderungen [81], die im MMPI-Test nachgewiesen wurden [81]. Dagegen war eine deutliche Abhängigkeit des Behandlungsresultates von der Aussicht auf Rente nachzuweisen [77, 79]. Wenn kein sekundärer Krankheitsgewinn möglich war, kehrten die Patienten schon 16 Tage nach dem Eingriff zu normalen Aktivitäten zurück, während bei Zahlung von Krankengeld die Arbeitsunfähigkeit 36 Tage andauerte [82].

Kaudale oder epidurale Blockaden und Durchtrennung der hinteren Wurzeln sind sehr selten gebrauchte Methoden, die nur bei therapieresistenter Ischias angewandt werden [37, 83, 84].

Von besonderer Bedeutung ist immer wieder die Tatsache, daß – gleich mit welchen Methoden – die besten Behandlungsergebnisse bei denjenigen erreicht werden, die gesund werden wollen (Sternbach) [26].

In Schmerzzentren werden in der Regel folgende Techniken geübt: Biofeedback-Entspannung, Selbstkontrolltechniken im Umgang mit Angst und Streß, patientenregulierte Medikation, Fallbesprechung und Physiotherapie, ,,Erziehung des Patienten“ und berufliche Rehabilitation in einem therapeutischen Milieu [85].

Ein umfassendes Behandlungsprogramm des Kreuzschmerzes kann sinnvoll nur im Team von Ärzten, Psychologen, Physiotherapeuten und Soziologen abgewickelt werden. Wenn die ambulante Therapie versagt, sollte eine stationäre Behandlung für vier bis sechs Wochen vorgesehen werden. Hier wird die tägliche Dauer der Bettlägerigkeit registriert ebenso wie die Zeit der freigewählten Aktivitäten. Dem Patienten werden seine Fortschritte verdeutlicht, und so wird er weiter motiviert, das erreichbare Ziel wird dem Kranken vorgegeben, und er wird in der Gruppe lernen, mit dem Schmerz umzugehen. Die Nachbeobachtung über zehn Monate zeigt, daß 70 % der Betroffenen mit den Verrichtungen des täglichen Lebens oder auch mit ihrer beruflichen Tätigkeit fertigwerden konnten. Die meisten der Kranken betrachten sich selbst als „fehlerhaft" und verlangen Anerkennung auch für die geringste Besserung [86].

Der Komplexität der Ursachen und der Tatsache, daß in vielen Fällen die Ursache überhaupt nicht aufgeklärt werden kann, muß ein multifaktorielles Therapieprogramm entsprechen, das auf alle Fälle aber auch die Eigenleistung und die Eigenverantwortung herausstellt.

Schmerzsyndrome des Beckens

Osteitis condensans ilii

Lange Zeit hat man irrtümlicherweise angenommen, daß es sich bei diesem Röntgenbefund um eine bedeutungslose Varietät handeln würde. Man findet Knochenverdichtungen auf der Darmbeinschaufelseite des Beckens. Hierdurch kann eine Unterscheidung von den röntgenologischen Veränderungen bei der Spondylitis ancylopoetica getroffen werden, bei welcher sowohl Sacrum als auch Ilium betroffen sind. Nach einer Untersuchung von Blaschke an 109 Patienten litt ein Drittel von ihnen mit einer Osteitis condensans ilii an einer Ischias, während

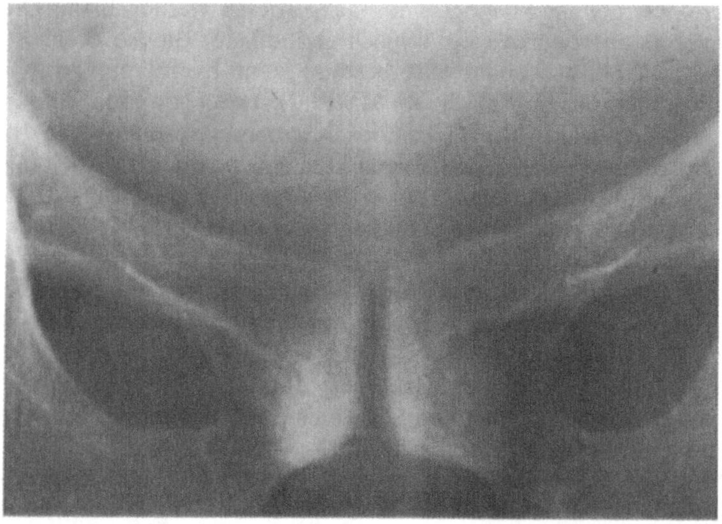

Abb. 7.16. Röntgenbild einer Osteitis pubis mit Erosion, Sklerose und Erweiterung des Symphysenspaltes.

andere ein diffuses Fibrositis-Syndrom hatten. Nahezu die Hälfte aller Patienten hatte eine Erhöhung der Blutsenkung [87]. Die Symptomatik neigt zur Selbstbegrenzung, und häufig sind nichtsteroidale Antiphlogistika von Nutzen. Bei etwa 25 % der Betroffenen wird die HLA-B-27-Typisierung positiv gefunden [88].

Osteitis pubis

Entzündliche Veränderungen beider knöcherner Anteile der Symphyse lassen sich klinisch durch Druckschmerzhaftigkeit und röntgenologisch durch Sklerose, Erosion und Erweiterung des Symphysenspaltes nachweisen (Abb. 7.16). Solche Veränderungen können durch einen entzündlichen Schub der Nachbarorgane bei chirurgischen Eingriffen an der Blase oder Prostata oder Leistenbrüchen auftreten. Häufig aber ist eine solche provozierende Ursache nicht erkennbar. Die Mehrzahl der Erkrankten sind Frauen im 3. oder 4. Lebensjahrzehnt. Die Betroffenen klagen in der Regel über Schmerzen in den vorderen und unteren Beckenabschnitten mit Ausstrahlung in die Adduktoren beider Oberschenkel. Häufig wird ein Watschelgang beobachtet. Druckschmerz wird oft schon vor den röntgenologischen Symptomen festgestellt, der seinerseits mehr oder weniger ausgeprägt ist [89].

Die Osteitis pubis kann auch bei einer Spondylitis ancylosans, bei Chondrokalzinose oder Polymyalgia rheumatica vorkommen [90, 91, 92]. Wenn nichtsteroidale Antiphlogistika ohne Wirkung bleiben, kann eine gezielte Infiltration mit Kortikoidkristallsuspension weiterhelfen (Abb. 7.17). Eine bakterielle Entzündung muß

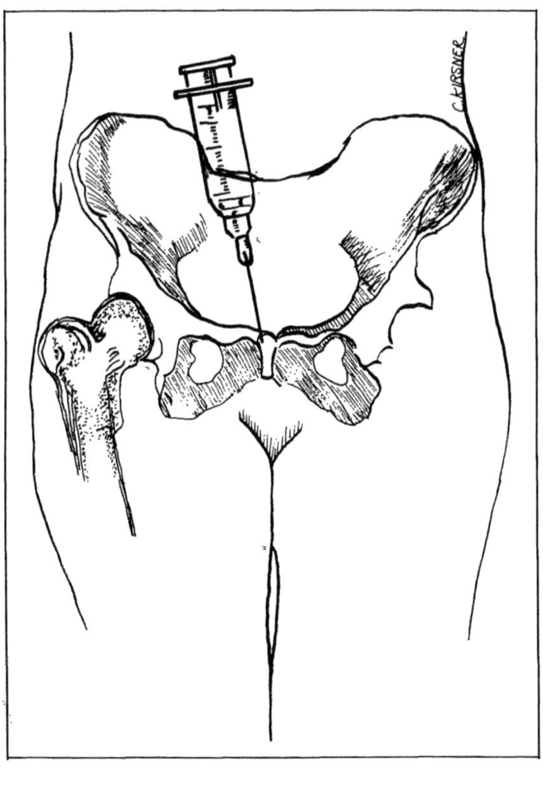

Abb. 7.17. Technik der Injektion bei einer Osteitis pubis: Strikte Asepsis ist notwendig.

natürlich vorher ausgeschlossen werden. Wenn starke Beschwerden bestehen, so kann auch ein Kreuzstützmieder hilfreich sein. Bei progressivem Verlauf muß an eine Osteomyelitis gedacht und der Chirurg hinzugezogen werden.

Coccygodynie

Dieses Schmerzbild kann ein Symptom von Kreuzschmerzen anderer Art mit Projektion in das Steißbein sein. Hier kommen als Ursache viszerale, rektale und urogenitale Störungen mit lokalen Muskelspasmen in Frage. Es gibt aber auch zahlreiche originäre Schmerzursachen infolge entzündlicher oder posttraumatischer Läsion des Steißbeins und seiner Bandverbindungen [25, 94, 95]. Nicht selten verbirgt sich hinter diesen Beschwerden eine Diskushernie bei L 4, dann kann man oft einen lokalen Klopfschmerz auslösen. Bei sorgfältiger Untersuchung läßt sich ein typischer trigger point lokalisieren und durch gezielte Injektion ausschalten. Durch eine mechanische Druckentlastung kann erreicht werden – man gebraucht eine Unterlage aus dickem Schaumstoff, in die ein handflächengroßes Loch geschnitten wurde –, daß Schmerzlinderung eintritt. Eine chirurgische Resektion des Steißbeines ist in der Regel nicht notwendig und auch nicht wirksam. Vor einer solchen Maßnahme sollte noch einmal die Frage überprüft werden, ob nicht eine L-4-Bandscheibenhernie vorliegt.

Ziehender Schmerz im Rektum, im Steißbein oder in der Umgebung mit Ausstrahlung in die Beine und Schmerz, der sich bei Defäkation und Geschlechtsverkehr einstellt, kann durch die schon erwähnten Spasmen des M. piriformis, im Levator ani und in den benachbarten Muskeln hervorgerufen werden [95]. Die Beschwerden pflegen sich im Sitzen zu verschlimmern und im Liegen zu bessern. Auch Angst und Erschöpfung können sich ungünstig auswirken. Die neurologische Prüfung ergibt normale Befunde. Auf die Bedeutung der rektalen digitalen Untersuchung wird noch einmal hingewiesen, diese Methode kann auch zum therapeutischen Eingriff umgestaltet werden, in dem vier- bis sechsmal im Laufe von zehn Tagen eine vorsichtige Massage der druckempfindlichen lateralen und dorsalen Darmwand vorgenommen wird, was sich auf die umgebende Muskulatur entspannend auswirkt. Zwei Drittel aller Patienten haben dadurch schon Linderung [94, 95]. Bemerkenswerterweise bleiben trizyklische Antidepressiva in diesen Fällen ohne Wirkung.

Literatur zu Kapitel 7

1. Duthie, R. B., A. B. Ferguson: Mercer's Orothopedic Surgery. 7th Ed. Baltimore, Williams & Wilkins (1973).
2. Fahrni, W. H.: Conservative treatment of lumbar disc degeneration: Our primary responsibility. Orthop. Clin. North Am. **6,** 93–103 (1975).
3. Finneson, B. E.: Low Back Pain. Philadelphia, J. B. Lippincott (1973).
4. King, J. S., R. Lagger: Sciatica viewed as a referred pain syndrome. Surg. Neurol. **5,** 46–50 (1976).
5. Swezey, R. L.: Pseudo-radiculopathy in subacute trochanteric bursitis of the subgluteus maximus bursa. Arch. Phys. Med. Rehabil. **57,** 387–390 (1976).
6. Matthews, J. A.: Backache, Br. Med. J. **1,** 432–434 (1977).
7. Quinet, R. J., N. M. Hadler: Diagnosis and treatment of backache. Semin. Arthritis Rheum. **8,** 261–287 (1979).
8. Calin, A.: Back pain: Mechanical or inflammatory? Am. Fam. Pract. **20,** 97–100 (1979).

9. Kirkaldy-Willis, W. H.: Five common back disorders: How to diagnose and treat them. Geriatrics **33,** 32–41 (1978).
10. Mooney, V., J. Robertson: The facet syndrome. Clin. Orthop. **115,** 149–156 (1976).
11. Nachemson, A., J. M. Morris: Lumbar discometry: Lumbar intradiscal pressure measurements in vivo. Lancet **1,** 1140–1142 (1963).
12. Nachemson, A., J. M. Morris: In vivo measurements of intradiscal pressure: Discometry, a method for the determination of pressure in the lower lumbar discs. J. Bone Joint Surg. **46A,** 1077–1092 (1964).
13. Nachemson, A.: Towards a better understanding of low-back pain: A review of the mechanics of the lumbar disc. Rheumatol. Rehabil. **14,** 129–143 (1975).
14. Morris, J. M., D. B. Lucas, B. Bressler: Role of the trunk in stability of the spine. J. Bone Joint Surg. **43A,** 327–351 (1961).
15. Farfan, H. F.: Muscular mechanism of the lumbar spine and the position of power and efficiency. Orthop. Clin. North Am. **6,** 135–144 (1975).
16. Bartelink, D. L.: The role of abdominal pressure in relieving the pressure on the lumbar intervertebral discs. J. Bone Joint Surg. **39B,** 718–725 (1957).
17. Howes, R. G., I. C. Isdale: The loose back: An unrecognized syndrome. Rheum. Phys. Med. **11,** 72–77 (1971).
18. Hirsch, C.: The mechanical response in normal and degenerated lumbar discs. J. Bone Joint Surg. **38A,** 242–243 (1956).
19. Bonica, J. J.: Management of myofascial pain syndromes in general practice. JAMA **164,** 732–738 (1957).
20. Snook, S. H., C. H. Irvine, S. F. Bass: Maximum weights and work loads acceptable to male industrial workers: A study of lifting, lowering, pushing, pulling, carrying, and walking tasks. Am. Ind. Hyg. Assoc. J. **31,** 579–586 (1970).
21. Snook, S. H., V. M. Ciriello: Maximum weights and work loads acceptable to female workers. J. Occ. Med. **16,** 527–534 (1974).
22. Chaffin, D. B., K. S. Park: A longitudinal study of low-back pain as associated with occupational weight lifting factors. Am. Ind. Hyg. Assoc. J. **34,** 513–525 (1973).
23. Chaffin, D. B.: Human strength capability and low-back pain. J. Occ. Med. **16,** 248–254 (1974).
24. Hadler, N. M.: Industrial rheumatology: Clinical investigations into the influence of the pattern of usage on the pattern of regional musculoskeletal disease. Arthritis Rheum. **20,** 1019–1025 (1977).
25. Levine, D. B.: The painful low back. In: Arthritis and Allied Conditions. 9th Ed. Edited by D. J. MacCarty. Philadelphia, Lea & Febiger (1979).
26. Sternbach, R. A., R. W. Murphy, W. H. Akeson, S. R. Wolf: Chronic low-back pain: The "low-back loser". Postgrad Med. **53,** 135–138 (1973).
27. Dillane, J. B., J. Fry, G. Kalton: Acute back syndrome – a study from general practice. Br. Med. J. **2,** 82–84 (1966).
28. Gelmers, H. J.: Entrapment of the sciatic nerve. Acta Neurochir. **33,** 103–106 (1976).
29. Breneman, J. C.: The herniated disc syndrome. J. Occ. Med. **11,** 475–479 (1969).
30. Retzlaff, E. W., A. B. Berry, A. S. Haight et al.: The piriformis muscle syndrome. J. Am. Osteopath. Assoc. **73,** 799–807 (1974).
31. Pace, J. B., D. Nagle: Piriform syndrome. West. J. Med. **124,** 435–439 (1976).
32. Brown, B. R.: Diagnosis and therapy of common myofascial pain syndromes. JAMA **239,** 646–648 (1978).
33. Banerjee, T., C. D. Hall: Sciatic entrapment neuropathy. J. Neurosurg. **45,** 216–217 (1976).
34. Kestler, O. C.: Posterior lumbar fusions, spinal stenosis, and arachnoiditis. An overview. Contemp. Orthop. **1,** 43–53 (1979).
35. Shenkin, H. A., C. J. Hash: Spondylolisthesis after multiple bilateral laminectomies and facetectomies for lumbar spondylosis. J. Neurosurg. **50,** 45–47 (1979).
36. Choudhury, A. R., J. C. Taylor: Occult lumbar spinal stenosis. J. Neurol. Neurosurg. Psychiatry **40,** 506–510 (1977).
37. Wiltse, L. L.: Common problems of the lumbar spine: Degenerative spondylisthesis and spinal stenosis. J. C. E. Orthop **7,** 17–30 (1979).
38. Wilson, E. S., R. F. Brill: Spinal stenosis: The narrow lumbar spinal canal syndrome. Clin. Orthop. **122,** 244–248 (1977).
39. Keim, H. A.: Awareness that spinal nerve entrapment syndromes really exist is most important step in treatment. Orthop. Rev. **7,** 79–86 (1978).

40. Verbiest, H.: A radicular syndrome from developmental narrowing of the lumbar vertebral canal. J. Bone Joint Surg. **36B,** 230–237 (1954).
41. Benson, D. R.: The back: Thoracic and lumbar spine. In: Musculoskeletal Disorders: Regional Examination and Differential Diagnosis. Edited by R. D. D'Ambrosia. Philadelphia, J. B. Lippincott (1977).
42. Bywaters, E. G. L.: Tendinitis and bursitis. Clin. Rheum. Dis. **5,** 883–927 (1979).
43. Sarno, J. E.: Therapeutic exercise for back pain. In: Therapeutic Exercise. 3rd Ed. Edited by J. V. Basmajian. Baltimore, William & Wilkins (1978).
44. Fowler, W. M., R. G. Taylor: Differential diagnosis of muscle diseases. In: Musculoskeletal Disorders: Regional Examination and Differential Diagnosis. Edited by R. D. D'Ambrosia. Philadelphia, J. B. Lippincott (1977).
45. Ries, E.: Episacroiliac lipoma. Am. J. Obstet. Gynecol. **34,** 490–494 (1937).
46. Pace, J. B., C. Hening: Episacroiliac lipoma. Am. Fam. Physician **6,** 70–73 (1972).
47. Singewald, M. L.: Sacroiliac lipomata – an often unrecognized cause of low back pain. Johns Hopkins Med. J. **118,** 492–498 (1966).
48. Crown, S.: Psychological aspects of low back pain. Rheumatol. Rehabil. **17,** 114–122 (1978).
49. Forrest, A. J., S. N. Wolkind: Masked depression in men with low back pain. Rheumatol. Rehabil. **13,** 148–153 (1974).
50. Pheasant, H. C.: The problem back. Curr. Pract. Orthop. Surg. **7,** 89–115 (1977).
51. MacNab, I.: Backache Baltimore, Williams & Wilkins (1977).
52. Brown, M. D.: Diagnosis of pain syndromes of the spine. Orthop. Clin. North Am. **6,** 233–248 (1975).
53. Russek, A. S.: Biomechanical and physiological basis for ambulatory treatment of low back pain. Orthop. Rev. **5,** 21–31 (1976).
54. Lawrence, J. S., J. M. Bremner, F. Bier: Osteoarthrosis: Prevalence in the population and relationship between symptoms and x-ray changes. Ann. Rheum. Dis. **25,** 1–24 (1966).
55. Lawrence, J. C.: Disc degeneration: Its frequency and relationship to symptoms. Ann. Rheum. Dis. **28,** 121–138 (1969).
56. Porter, R. W., M. Wicks, D. Ottewell: Measurement of the spinal canal by diagnostic ultra-sound. J. Bone Joint Surg. **60B,** 481–484 (1978).
57. Terry, A. F., R. DeYoung: Hip disease mimicking low back disorders. Orthop. Rev. **8,** 95–104 (1979).
58. Beals, R. K., N. W. Hickman: Industrial injuries of the back and extremities. J. Bone Joint Surg. **54A,** 1593–1611 (1972).
59. Keegan, J. J.: Alterations of the lumbar curve related to posture and seating. J. Bone Joint Surg. **35A,** 589–603 (1953).
60. Kraus, H.: Clinical Treatment of Back and Neck Pain. New York, McGraw-Hill (1970).
61. Pearce, J., J. M. H. Moll: Conservative treatment and natural history of acute lumbar disc lesions. J. Neurol. Neurosurg. Psychiatry **30,** 13–17 (1967).
62. Mathews, J. A., J. Hickling: Lumbar traction: A double-blind controlled study for sciatica. Rheumatol. Rehabil. **14,** 222–225 (1975).
63. Mooney, V., D. Cairns: Management in the patient with chronic low back pain. Orthop. Clin. North. Am. **9,** 543–557 (1978).
64. Nachemson, A.: Physiotherapy for low back pain patients: A critical look. Scand. J. Rehabil. Med. **1,** 85–90 (1969).
65. Kendall, P. H., J. M. Jenkins: Exercises for backache: A double-blind controlled trial. Physiotherapy **54,** 154–157 (1968).
66. Kendall, P. H., J. M. Jenkins: Lumbar isometric flexion exercises. Physiotherapy **54,** 158–163 (1968).
67. Steindler, A., J. V. Luck: Differential diagnosis of pain low in the back. Allocation of the source of pain by the procaine hydrochloride method. JAMA **110,** 106–113 (1938).
68. Dilke, T. F. W., H. C. Burry, R. Grahame: Extradural corticosteroid injection in management of lumbar nerve root compression. Br. Med. J. **2,** 635–637 (1973).
69. Hindle, T. H. III: Comparison of carisoprodol, butabarbital, and placebo in treatment of the low back syndrome. Cal. Med. **117,** 7–11 (1972).
70. Beaumont, G.: The use of psychotropic drugs in other painful conditions. J. Int. Med. Res. **4,** [Suppl (2)] 56–57 (1976).

71. deJong, R. H.: Central pain mechanisms. JAMA **239,** 2784 (1978).
72. Reed, J. W., J. C. Harvey: Rehabilitating the chronically ill: A method for evaluating the functional capacity of ambulatory patients. Geriatrics **19,** 87–103 (1964).
73. Ignelzi, R. J., R. A. Sternbach, M. Callaghan: Somato-sensory changes during transcutaneous electrical analgesia. In: Advances in Pain Research and Therapy. Vol I. Edited by J. J. Bonica, D. G. Albe-Fessard. New York, Raven Press (1976).
74. Long, D. M.: Use of peripheral and spinal cord stimulation in the relief of chronic pain. In: Advances in Pain Research and Therapy. Vol I. Edited by J. J. Bonica, D. G. Albe-Fessard. New York, Raven Press (1976).
75. Murphy, T. M.: Subjective and objective follow-up assessment of acupuncture therapy without suggestion in 100 chronic pain patients. In: Advances in Pain Research and Therapy. Vol I. Edited by J. J. Bonica, D. G. Albe-Fessard. New York, Raven Press (1976).
76. Maigne, R.: Orthopedic Medicine: A New Approach to Vertebral Manipulations. Springfield, Ill., Charles C. Thomas (1972).
77. Glover, J. R., J. G. Morris, T. Khosla: Back pain: A randomized clinical trial of rotational manipulation of the trunk. Br. J. Ind. Med. **31,** 59–64 (1974).
78. Doran, D. M. L., D. J. Newell: Manipulation in treatment of low back pain: A multicentre study. Br. Med. J. **2,** 161–164 (1975).
79. Kane, R. L., C. Leymaster, D. Olsen et al.: Manipulating the patient: A comparison of the effectiveness of physician and chiropractic care. Lancet **1,** 1333–1336 (1974).
80. Firman, G. J., M. S. Goldstein: The future of chiropractic: A psychosocial view. N. Engl. J. Med. **293,** 639–642 (1975).
81. Waring, E. M., G. M. Weisz, S. I. Bailey: Predictive factors in the treatment of low back pain by surgical intervention. In: Advances in Pain Research and Therapy. Vol. I. Edited by J. J. Bonica, D. G. Albe-Fessard. New York, Raven Press (1976).
82. Finneson, B. E.: Modulating effect of secondary gain on the low back pain syndrome. In: Advances in Pain Research and Therapy. Vol I. Edited by J. J. Bonica, D. G. Albe-Fessard. New York, Raven Press (1976).
83. Stanton-Hicks, M.: Therapeutic caudal or epidural block for lower back or sciatic pain. JAMA **243,** 369–370 (1980).
84. Tarlov, E.: Therapeutic caudal or epidural block for lower back or sciatic pain. JAMA **243,** 369 (1980).
85. Gottlieb, H., L. C. Strite, R. Koller et al.: Comprehensive rehabilitation of patients having chronic low back pain. Arch. Phys. Med. Rehabil. **58,** 101–108 (1977).
86. Cairns, D., L. Thomas, V. Mooney, J. B. Pace: A comprehensive treatment approach to chronic low back pain. Pain **2,** 301–308 (1976).
87. Blaschke, J. A.: Clinical characteristics of osteitis condensans ilii. Abstract. Paper presented to VI Pan-American Congress on Rheumatic Diseases, June 16–21 (1974).
88. Singal, D. P., P. deBosset, D. A. Gordon et al.: HLA antigens in osteitis condensans ilii and ankylosing spondylitis. J. Reumatol. [Suppl. (3)] **4,** 105–108 (1977).
89. Samellas, W., P. Finkelstein: Osteitis pubis: Its surgical treatment. J. Urol. **87,** (4) 553–555 (1962).
90. Scott, D. L., C. J. Eastmond, V. Wright: A comparative radiological study of the pubic symphysis in rheumatic disorders. Ann. Rheum. Dis. **38,** 529–534 (1979).
91. Pinals, R. S.: Traumatic arthritis and allied conditions. In: Arthritis and Allied Conditions. 9th Ed. Edited by D. J. McCarty. Philadelphia, Lea & Febiger (1979).
92. O'Duffy, J. D.: Increasing evidence suggests polymyalgia rheumatica is not a muscle disease. Wellcome Trends in Rheumatology **1,** 1–2 (1979).
93. Barnes, W. C., M. Malament: Osteitis pubis. Surg. Gynecol. Obstet. **117,** 277–284 (1963).
94. Thiele, G. H.: Coccygodynia and pain in the superior gluteal region and down the back of the thigh: Causation by tonic spasm of the levator ani, coccygeus, and piriformis muscles and relief by massage of these muscles. JAMA **109,** 1271–1275 (1941).
95. Sinaki, M., J. L. Merritt, G. K. Stillwell: Tension myalgia of the pelvic floor. Mayo Clin. Proc. **52,** 717–722 (1977).

8 Becken- und Oberschenkelregion

Bei Schmerzen im Becken-Oberschenkel-Bereich gilt es, viele Differentialdiagnosen abzuklären. Es muß an abdominelle, retroperitoneale Erkrankungen mit Irritation des M. psoas ebenso gedacht werden wie an Veränderungen der Hüftgelenke oder auch der Wirbelsäule und des Bindegewebes. Routinemäßig wird man den „Fabere"-Test ausführen (Kunstwort aus den Anfangsbuchstaben *F*lexion, *Ab*duktion, *e*xterne *R*otation und *E*xtension) [1]. Nachtschmerz spricht häufig für Entzündung der Bindegewebsstrukturen oder für ein Tumorleiden. Man muß auch beachten, daß zwei Probleme zur gleichen Zeit vorkommen können, etwa eine Hüftgelenkserkrankung und ein Engpaßsyndrom.

Die Fascia lata und der Iliotibialtrakt können chronische Beinschmerzen verursachen, die ja in der Regel im lateralen Oberschenkel empfunden werden [2]. Betroffen sein können der vordere obere Darmbeinstachel, das Leistenband, das Schambein, der Sitzbeinhöcker und das Kreuzbein. Der Tractus iliotibialis inseriert an der anterolateralen Seite der Tibia, er löst Flexion und Abduktion der Hüfte aus und kann das Syndrom der „schnappenden Hüfte" verursachen. Es ist wichtig, die Lokalisation der oberflächlichen und tiefen Schleimbeutel des großen Rollhügels zu kennen wie auch den Ursprung und den Verlauf der peripheren Nerven, um typische Druckpunkte zu ermitteln.

Klinische Untersuchung. Die normale Hüftbeweglichkeit ist durch folgende Maße definiert: Flexion zwischen 120 und 135°, Abduktion in Streckung 35 bis 40°, Abduktion in Beugehaltung 70–75°, Adduktion (gekreuzte Beine) 25–30°, Innenrotation (in Beugung oder Streckung) 45°, Außenrotation in Beugung oder Streckung 45° und Streckung der Hüfte 20–30° [3] (Abb. 8.1).

Der Untersucher muß auch die Beinlänge messen und prüfen, ob die Knie völlig durchgedrückt werden können. Man nimmt Maß von dem vorderen oberen Darmbeinstachel zum Innenknöchel. Eine Differenz von 1 cm kann als physiologisch gelten. Offensichtliche Beinlängendifferenzen können durch Messung des Abstandes zwischen Nabel und dem Innenknöchel kontrolliert werden [3].

Weitere Untersuchungen. Der Trendelenburg-Test ist wichtig für den Nachweis einer Störung der Hüftstabilisatoren (M. glutaeus medius, M. glutaeus minimus). Der Patient steht hierbei mit dem Rücken zum Untersucher. Es werden zwei Punkte über dem hinteren Darmbeinstachel bds. markiert. Dann hebt der Untersuchte das eine, danach das andere Bein, wobei die Seite des Standbeins beurteilt wird. Wenn das Becken nach der Seite kippt, die nicht belastet wird, so ist der Test positiv und spricht für eine Erkrankung der Abduktoren oder der Hüftstabilisatoren, aber auch für eine angeborene Hüftluxation, für Coxa vara, für eine Perthessche Erkrankung oder für Abnormalitäten der proximalen Oberschenkelepiphyse [3]. Der Fabere-Test, der auch Patrick-Test genannt wird, wird so ausgeführt, daß der Fuß der betroffenen Seite auf das Knie des anderen ausgestreckten Beines gelegt wird. Der Untersucher drückt dann Knie und Oberschenkel nach unten, womit er einen Schmerz in der erkrankten Hüfte auslöst (Abb. 8.2).

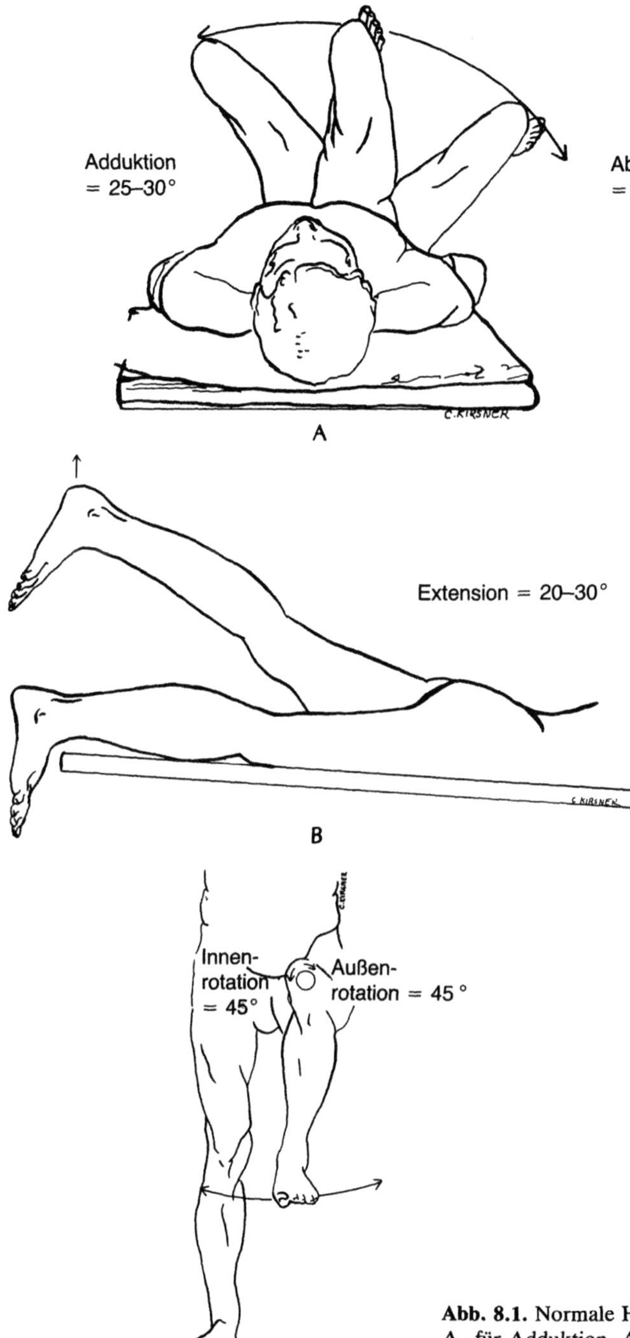

Abb. 8.1. Normale Hüftgelenksbeweglichkeit:
A. für Adduktion, Abduktion und Flexion,
B. für Extension,
C. Innen- und Außenrotation..

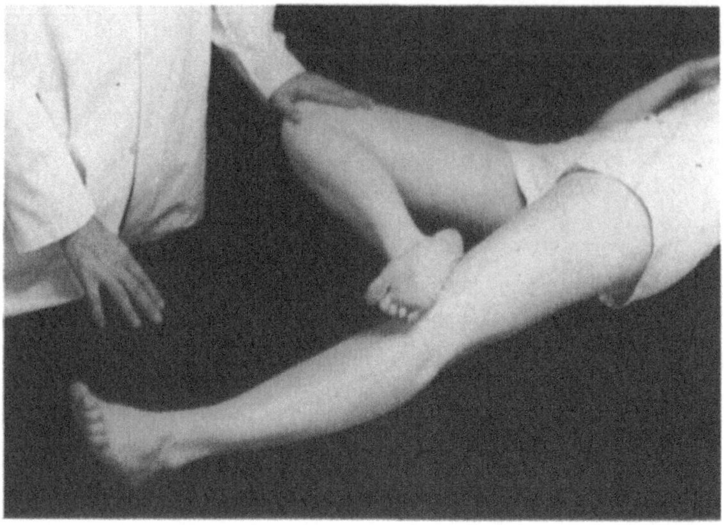

Abb. 8.2. Der Patrick- oder Fabere-Test: Der Untersucher drückt Knie- und Oberschenkel in der gezeigten Position nach unten. Tritt Schmerz auf, so spricht dies für eine Hüftgelenkserkrankung.

Das Erichsensche Zeichen mit Druckschmerz über dem Darmbein ist verdächtig für eine Iliosakralarthritis.

Der Test nach Ober wird positiv gefunden, wenn eine Kontraktur des Lig. iliotibialis vorliegt. Der Kranke liegt auf der gesunden Seite, das freie Bein wird rückwärts geführt, was eine Hyperextension der Hüfte auslöst. Dann beugt man das Knie (Abb. 8.3). Wenn das Bein losgelassen wird, so wird im positiven Falle

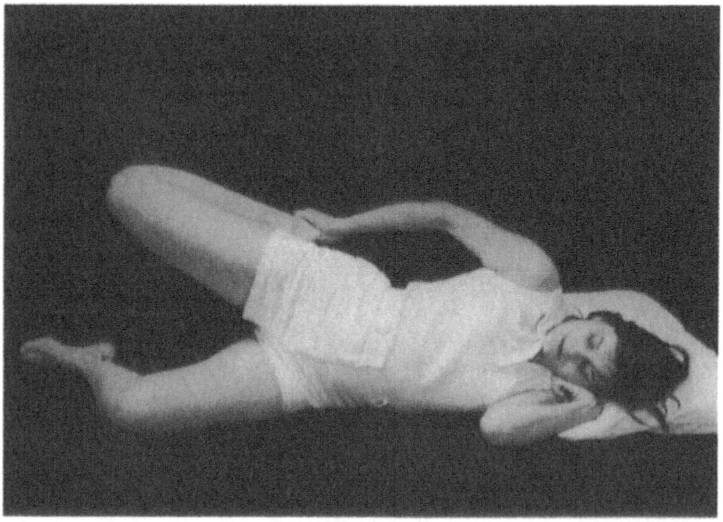

Abb. 8.3. Der Ober-Test: Behinderung dieser Bewegung spricht für eine Kontraktur des Lig. iliotibiale oder für Steifigkeit der Hüftbeuger.

das Knie nicht auf den Tisch zurückgeführt, was eine Kontraktur der Hüftbeuger wahrscheinlich macht [3].

Differentialdiagnose. Es liegt in der Besonderheit der Anatomie des Becken- und Oberschenkelbereiches, daß an so viele Möglichkeiten einer schmerzhaften Erkrankung dieser Region gedacht werden muß. So kommen neben einer Erkrankung der Beckenorgane auch Knochenerkrankungen, entzündliche rheumatische Prozesse, Pannikulitis und okkulte Sepsis oder Neoplasie in Frage [4–7]. Gegebenenfalls muß eine breite Differentialdiagnostik entfaltet werden, um alle Einzelfragen abzuklären, wobei die Untersuchung des Urogenitalsystems niemals unterlassen werden darf. Man muß auch darauf hinweisen, daß das Bändersystem des Beckens eine ungewöhnliche Schmerzursache bei Frauen darstellt und daß der Grad der Druckschmerzhaftigkeit ein sehr subjektives Symptom darstellt.

Myofasziale Schmerzsyndrome

Die schnappende Hüfte

Eine akute Hüftdistorsion ist sehr schmerzhaft, wohingegen die schnappende Hüfte schmerzlos ist, aber Gelenkgeräusche verursacht [8]. Sie können dadurch entstehen, daß das gespannte Lig. iliotibialis über den großen Rollhügel rutscht [1, 3]. Dann kann man Abhilfe dadurch schaffen, daß man dieses Band zweimal täglich für einige Augenblicke einer Streckung unterwirft (Abb. 8.4). In der Regel verliert sich die Symptomatik in einigen Wochen.

Die Fasziitis der Fascia lata

Schmerzen in dieser Region können ihre Ursache in Entzündungen oder Verspannung durch Überanstrengung haben. Der Patient gibt oft nur vage Berichte über Spannen und Ziehen beim morgendlichen Aufstehen oder nach langem

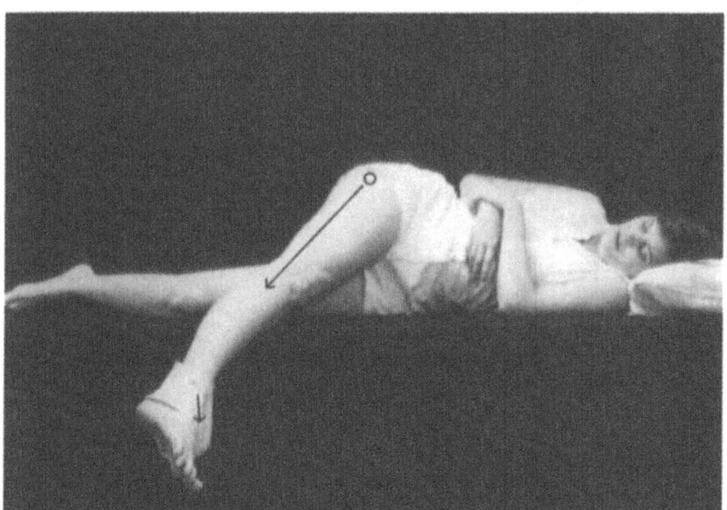

Abb. 8.4. Dehnübungen bei Verkürzung des Lig. iliotibiale oder der Fascia lata.

Gehen. Manchmal verschwinden die Beschwerden beim Umhergehen, um aber bei längerer Gehbelastung wieder aufzutreten. Die Beschwerden können in den ganzen Oberschenkel lokalisiert werden und bis zu den äußeren Partien des Knies ausstrahlen. Bei der Untersuchung liegt der Kranke auf der gesunden Seite, das gestreckte freie Bein wird über die Tischkante nach unten gezogen, und der Unterschenkel wird nach abwärts gedrückt (Abb. 8.4). Dadurch wird die Fascia lata straffgezogen. Bei schmalen Personen sieht man dann eine Grübchenbildung, die dadurch hervorgerufen wird, daß hier subkutane Adhäsionen vorliegen (Abb. 8.5). Solche Veränderungen können auch getastet werden, meist 5 bis 6 cm unterhalb der Bursa trochanterica und entlang dem Spalt zwischen den vorderen und hinteren Muskelgruppen. Man markiert diese Punkte, um sie später gezielt zu infiltrieren. Spannungen findet man auch häufig in Höhe des M. glutaeus medius und etwa 5–10 cm unterhalb des Fibulaköpfchens. Bei der Physiotherapie wird wie bei der Untersuchung das gestreckte Bein des auf der gesunden Seite liegenden Patienten über die Tischkante geführt, und der Unterschenkel wird mit einem Gewicht bis fünf kg belastet. Der Betroffene sollte dann die Hüfte so weit beugen, bis ein leichter ziehender Schmerz im Oberschenkel auftritt (Fig. 8.4).

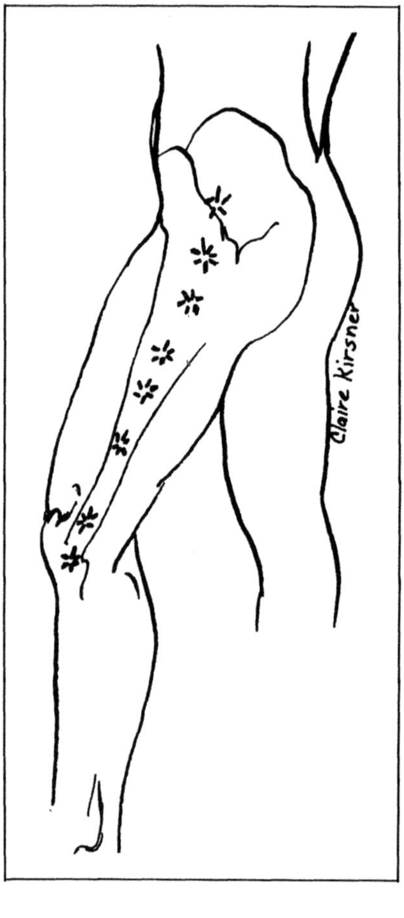

Abb. 8.5. Typische Druckpunkte bei Adhäsionen entlang der Fascia lata.

Bursitis

In der Hüftregion kommen etwa 18 Schleimbeutel vor. Die wichtigsten sind: die Bursa trochanterica, iliopectinalis und ischioglutaealis.

Die Bursitis trochanterica

Der Schleimbeutel liegt zwischen der Sehne des M. glutaeus maximus und der posterolateralen Prominenz des großen Trochanters. Oft liegt ein Schleimbeutel auch direkt über dem großen Rollhügel. Charakteristisch ist der Nachtschmerz der Bursitis, die häufig auch bei Hüftarthrose symptomatisch auftritt. Ein typischer Druckpunkt liegt wenige Zentimeter hinter und oberhalb des Trochanter major in etwa 8 cm Tiefe (Abb. 8.6). Die Beschwerden können durch Mikrotraumen, aber auch durch Adipositas verschlimmert werden. Das System wird oft überlastet bei Arbeiten im Bücken mit gestreckten Knien. Die Patienten müssen sich angewöhnen, zuerst die Knie zu beugen, bevor sie sich bücken. Eine Entlastung kann auch erreicht werden, wenn ein kleines Kissen unter die betroffene Gesäßseite gelegt wird.

Die Bursitis iliopectinalis und des Iliopsoas

Die Bursa iliopectinalis liegt zwischen dem Iliopsoasmuskel und der Eminentia iliopectinalis auf der Gelenkkapsel lateral von den Oberschenkelgefäßen. Die

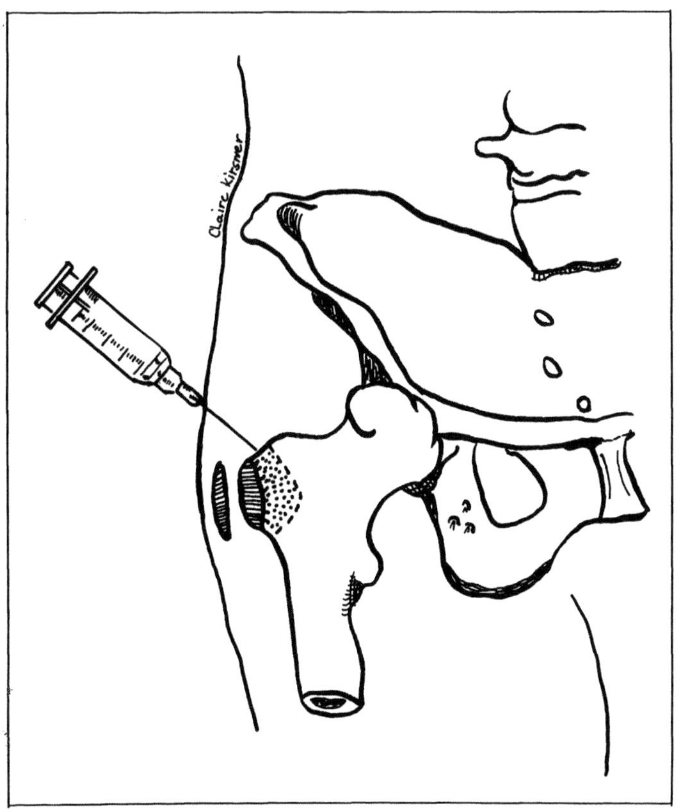

Abb. 8.6. Oberflächliche und tiefe Bursitis trochanterica: Die Zonen der maximalen Druckschmerzhaftigkeit werden infiltriert.

Bursa iliopsoas liegt im Scarpaschen Dreieck. Bei Affektionen, die relativ selten sind, werden Schmerzen in den vorderen Beckenabschnitten und der Leiste sowie im Oberschenkel geäußert [1, 3]. Die Beschwerden sind manchmal abhängig von Bewegungen in der Hüfte und können auf eine Hüftgelenkserkrankung hinweisen [1]. Falls eine konservative Behandlung mit gezielten Injektionen nicht zum Ziele führt, muß in schweren Fällen auch an eine Exzision der Schleimbeutel gedacht werden.

Die ischiogluteale Bursitis

Unter dem Begriff „Weber- oder Schneidergesäß“ werden Schmerzen der Schleimbeutel über der Prominentia ischiadica verstanden, die mit einer Irritation des Ischiasnerven einhergehen [10]. Der Schmerz wird bei bestimmten Lagen oder Sitzhaltungen verstärkt. Öfter hängen die Beschwerden mit einer sonst symptomlosen Prostatitis, etwa bei der Reiterschen Erkrankung oder auch mit einer Spondylitis ancylosans zusammen. Hier wird man zu Druckentlastungen durch ausgeschnittene Kissen o. ä. Hilfsmittel raten [1]. Bei der gezielten Therapie muß man eine intraneurale Injektion in den Ischiasnerven vermeiden [10].

Engpaßsyndrome

Typisch dafür sind intermittierendes Taubheitsgefühl, Parästhesien und ein Schwellungsgefühl.

Der Nervus cutaneus abdominalis

Häufig sind weibliche Teenager betroffen, die über einen dumpfen Schmerz mit zeitweise starkem Stechen klagen. Der Schmerz verläuft quer im Unterbauch zur Mittellinie, und oft kann die Betroffene den Ursprung mit einem Finger angeben [11, 12]. Der befallene Nerv entspringt dem Truncus thoracoabdominalis und teilt sich in einen anterioren, lateralen und posterioren Stamm. Der Nerv passiert einen engen fibrösen Spalt in der Bauchwand. Ein Zug an diesem Nerven kann einen Schmerzausbruch auslösen. Manchmal finden sich anatomische Variationen, manchmal liegen lokale Überanstrengungen vor, oft findet man keine Ursache [11, 12]. Bei sorgfältiger Palpation läßt sich der Druckpunkt finden, und die Lokalanästhesie ist gleichzeitig eine diagnostische und therapeutische Handlung [11].

Der Nervus obturatorius

Nach Beckenbruch, Osteitis pubis oder bei einer Obturatorhernie kann es zu Schmerzen und Parästhesien in der Leiste kommen, die an der Innenseite des Oberschenkels entlang ausstrahlen. Die Beschwerden werden durch eine passive oder aktive Hüftbewegung verschlimmert [13]. Auch hier hilft eine gezielte Injektion.

Die Meralgia paraesthetica

Das Engpaßsyndrom des Ramus cutaneus nervi femoris lateralis kommt häufig vor. Es verursacht intermittierende Par- und Hypästhesien oder auch Schmerzen in der vorderen anterolateralen Region des Oberschenkels (Abb. 8.7). Die Engstelle liegt an der Spina ilica anterior superior, wo der Nerv durch das laterale Ende des

Leistenbandes oder der benachbarten Fascia ilica hindurchtritt [13, 14]. Der Nerv muß außerdem den M. sartorius passieren, und er tritt durch eine Öffnung der Fascia lata aus [15]. Die Beschwerden könnten ausgelöst werden durch Trauma, durch Beinlängendifferenz, langes Sitzen mit übergeschlagenen Beinen, aber auch durch behindernde Fettmassen oder Schwangerschaft sowie beim Gebrauch von schnürenden Gürteln [16]. Die Therapie besteht in Infiltrationen am Nervenaustrittspunkt im Bereich des Leistenbandes und in dem dysästhetischen Bereich, nachdem die erkannten Ursachen – wenn möglich – beseitigt sind.

Pseudoischias

Ischialgische Beschwerden können durch eine Bursitis trochanterica ausgelöst werden, aber auch durch Schrumpfung von Weichteilen im Bereich der Rückseite des Oberschenkels sowie bei Beckenprozessen. Nur eine sorgfältige Untersuchung, die gegebenenfalls wiederholt werden muß, schützt gegen die zahlreichen Fallgru-

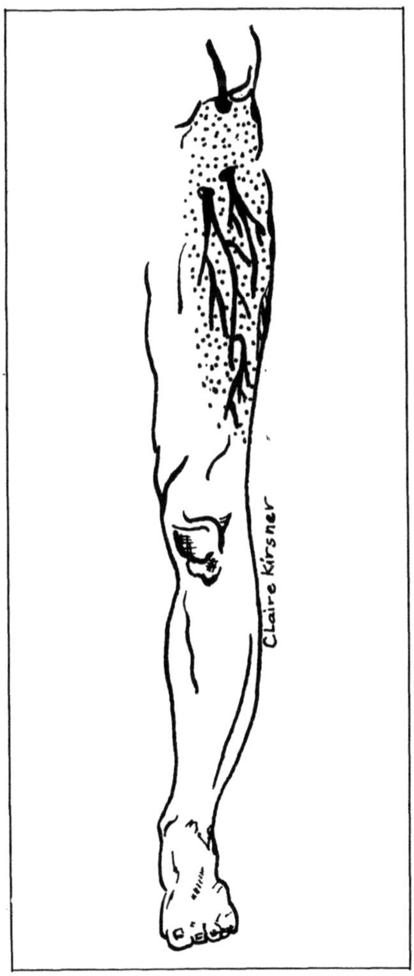

Abb. 8.7. Engstelle des N. cutaneus femoris lateralis (Meralgia paraesthetica). Der Nerv wird häufig an der Spina iliaca anterior superior eingeklemmt, und Dysästhesien werden vor allem an der Vorderseite des Oberschenkels registriert (markierte Zone).

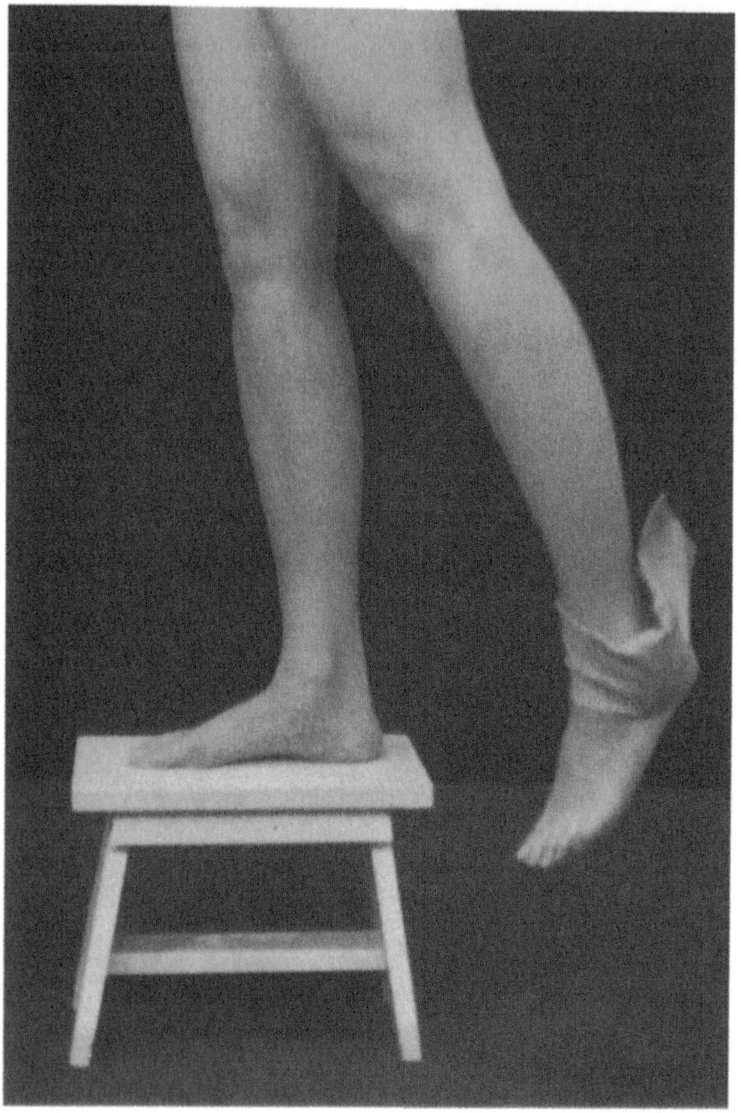

Abb. 8.8. Pendelübung zur Streckung der Hüftgelenkskapsel und der umgebenden Muskulatur.

ben und ein dauerhafter Behandlungserfolg wird nur dann möglich sein, wenn es gelingt, nicht nur eine symptomatische, sondern auch eine ursächliche Therapie zu betreiben.

Literatur zu Kapitel 8

1. Turek, S. L.: Orthopaedics; Principles and Their Application. 3rd Ed. Philadelphia, J. B. Lippincott (1977).

2. Lowman, E. W.: Connective tissue diseases. In: Handbook of Physical Medicine and Rehabilitation. 2nd Ed. Edited by F. H. Kruzen. Philadelphia, W. B. Saunders (1971).
3. D'Ambrosia, R. D.: The hip. In: Musculoskeletal Disorders. Philadelphia, J. B. Lippincott (1977).
4. Benson, R., P. D. Fowler: Treatment of Weber-Christian disease. Br. Med. J. **2,** 615–616 (1964).
5. Pinals, R. S.: Traumatic arthritis and allied conditions. In: Arthritis and Allied Conditions, 9th Ed. Edited by D. J. McCarty. Philadelphia, Lea & Febiger (1979).
6. Swezey, R. L.: Transient osteoporosis of the hip, foot, and knee. Arthritis Rheum. **13,** 858–868 (1970).
7. Duncan, H., B. Frame, H. M. Frost, A. R. Arnstein: Migratory osteolysis of the lower extremities. Ann. Intern. Med. **66,** 1165–1173 (1967).
8. Carter, C., J. Wilkinson: Persistent joint laxity and congenital dislocation of the hip. J. Bone Joint Surg. **42B,** 40–45 (1964).
9. Swezey, R. L., T. N. Spiegel: Evaluation and treatment of local musculoskeletal disorders in elderly patients. Geriatrics **34,** 56–75 (1979).
10. Swartout, R., E. L. Compere: Ischio-gluteal bursitis. JAMA **227,** 551–552 (1974).
11. DeValera, E., H. Raftery: Lower abdominal and pelvic pain in women. In: Advances in Pain Research and Therapy. Vol. 1. Edited by J. J. Bonica, D. Albe-Fessard. New York, Raven Press (1976).
12. Applegate, W. V.: Abdominal cutaneous nerve entrapment syndrome. Am. Fam. Physician **8,** 132–133 (1973).
13. Kopell, H. P., W. A. Thompson: Peripheral Entrapment Neuropathies. Huntington, N.Y., R. E. Krieger (1976).
14. Dan, N. G.: Entrapment syndromes. Med. J. Aust. **1,** 528–531 (1978).
15. Brown, P. W.: Peripheral nerve lesions. In: Musculoskeletal Disorders. Edited by R. D. D'Ambrosia. Philadelphia, J. B. Lippincott (1977).
16. Hench, P. K.: Nonarticular rheumatism. In: Rheumatic Diseases: Diagnosis and Management. Edited by W. A. Katz. Philadelphia, J. B. Lippincott (1977).
17. Swezey, R. L.: Pseudo-radiculopathy in subacute trochanteric bursitis of the subgluteus maximus bursa. Arch. Phys. Med. Rehabil. **57,** 387–390 (1976).
18. Banerjee, T., C. D. Hall: Sciatic entrapment neuropathy. J. Neurosurg. **45,** 216–217 (1976).

9 Das Knie

Das Kniegelenk vereinigt in sich einen Komplex von gleitenden, rotierenden und feststellenden Funktionen [1]. Beim Strecken aus der Hocke rotiert die Tibia nach außen und der Femur nach innen. Diese Rotationsmechanismen verlangen eine Bänderstabilität besonders auch beim Laufen. Die Funktion der Menisci ist nicht völlig abgeklärt, wohl aber, daß sie eine Druckaufnahme bewirken und die Drehfunktion stabilisieren [1]. Etwa ein Dutzend Schleimbeutel sind in der Knieregion lokalisiert, einige davon kommunizieren mit der Gelenkhöhle selbst (Abb. 9.1).

Vorgeschichte. Bei der Erhebung der Vorgeschichte sind Alter des Patienten, Anamnese und Schmerzbild von besonderer Bedeutung. Weiter hat man nach dem Beginn der Störungen, der Schmerzlokalisation und nach Erscheinungen wie Geräuschen, Lockerungen, Blockierungen und Schwellungen sowie Bewegungseinschränkung zu fragen [2, 3]. Intermittierende Gelenksperren, die dann wieder von einer Periode mit normalen Funktionen abgelöst werden, können durch Meniskustorsion, freie Gelenkkörper, Kreuzbandlockerung, patellofemorale Instabilität, Hypertrophie des infrapatellaren Fettkörpers oder auch durch intraar-

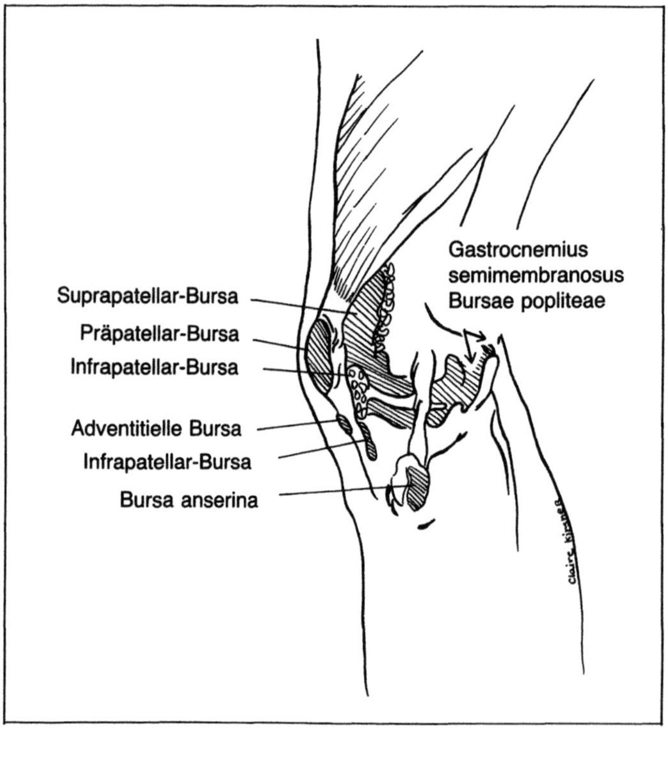

Abb. 9.1. Schleimbeutel der Knieregion: Nach vorne liegen die Bursae supra-, prae-, infrapatellaris sowie adventitielle Schleimbeutel; die Bursa anserina liegt medial, und dorsal findet man die Bursa poplitea (Baker). Sie kann eine Vereinigung der Schleimbeutel des M. gastrocnemius oder semimembranatus sein.

tikuläre Tumoren des Knies bedingt sein. Diese Störungen werden unter dem Begriff des Kniegelenkbinnenschadens zusammengefaßt [4]. Eine möglichst frühzeitige Erkennung und Einleitung einer geeigneten Behandlung kann die sonst unvermeidliche Sekundärarthrose verhindern. Wenn entzündliche Schübe mit Überwärmung und Schwellung und einer andauernden Gelenkblockade auftreten, muß ein ernsterer Binnenschaden angenommen werden, und dann ist ein chirurgischer Eingriff oft notwendig.

Eine genaue Lokalisation des Maximalschmerzes ist von großer Wichtigkeit. Ein Schmerz mitten im Kniegelenk, insbesondere nach einem Unfall, spricht für einen Kreuzbandschaden, für eine Bursitis anserina oder auch eine Erkrankung der Kniegelenksbinnenräume. Schmerzen in der Kniekehle können durch Tendinosen, Poplietalzysten oder auch Kapselschrumpfungen bedingt sein. Schmerzen an der Außenseite sprechen für eine Bursitis in der Umgebung des Fibulaköpfchens, für eine Arthritis oder ein Derangement der lateralen Kniegelenksabschnitte. Schmerz an der Vorderseite des Knies ist verdächtig auf eine Störung im Patellofemoralgelenk oder eine Quadrizepsalteration. Bei all diesen Überlegungen muß man sich aber vergegenwärtigen, daß auch hier Projektionsschmerzen vorkommen und Verwirrung stiften können. Brennender oder klopfender Schmerz kann auf eine Reflexdystrophie hinweisen, seltener auch auf eine präpatellare Neuralgie [5, 6].

Klinische Untersuchung. Sie beginnt mit einer Inspektion beider unterer Gliedmaßen im Liegen, beim Aufrichten, Stehen und Gehen. Spezielle traumatologische Untersuchungstechniken werden hier nicht beschrieben, weil sie nicht der Absicht des Buches entsprechen. Allein eine sorgfältige Beobachtung kann aber schon wichtige Aussagen machen, und man kann beispielsweise anatomische Variationen wie Genu recurvatum, Patella alta oder andere Fehlstellungen der Kniescheibe auf Blick erkennen. Eine laterale Patellasubluxation kommt häufig in Verbindung mit einer Chondromalacia patellae vor [2, 8].

Auch das Genu valgum kann zu einer lateralen Patellardislokation Anlaß geben. Dies wird besonders deutlich, wenn der sitzende Patient die Knie streckt und die Kniescheibe sich nach außen anstatt nach oben bewegt. Eine Bursitis praepatellaris, suprapatellaris, Schwellungszustände oder Baker-Zyste kann man am besten im Stehen erkennen. Man muß auch bedenken, daß kleine Fußübel Kniebeschwerden auslösen können. Die Prüfung der Quadrizepsfunktion kann einfach dadurch geschehen, daß man den Untersuchten auffordert, sich aus sitzender Position ohne Gebrauch der Hände aufzurichten. Bei der Betastung kann man manchmal weitgehend schmerzlose, granuläre Strukturen über der Kniescheibe fühlen, wie sie häufig bei Bergleuten vorkommen [10]. Eine chronische Bursitis praepatellaris wird oft bei Berufen gefunden, die vieles Knien erforderlich machen (Abb. 9.2).

Die Gelenkkapsel wird auf beiden Seiten durch das System der Seitenbänder verstärkt. Nach einer Läsion ergibt sich eine erhöhte Seitwärtsbeweglichkeit, während bei einer Insuffizienz der Kreuzbänder der anterior-posteriore Spielraum vergrößert wird. Bei einer Bänderinstabilität kommt es häufig zu einer Quadrizepsatrophie. Unter dem Belastungstest sind das „Schubladenphänomen" und die Steinmannschen Prüfungen zu erwähnen. Der Untersucher probiert bei voller Extension den Unterschenkel ein- oder auswärts zu bewegen (Abb. 9.3). Gelingt es nicht, so kann mit einer Unversehrtheit sowohl der Kreuz- als auch der Seitenbänder gerechnet werden. Wird dieser Test bei gebeugtem Knie vorgenommen, so werden nur die Seitenbänder belastet. Diese Techniken können durch reflektorische Muskelkrämpfe behindert werden, weshalb eine hinreichende Entspannung notwendig ist.

Das „Schubladenphänomen" wird am liegenden Patienten ausgeführt, die Hüfte ist bis 45° gebeugt, der Kopf liegt auf dem Kissen. Das Knie wird um 80 bis 90° gebeugt, der Fuß entsprechend festgestellt. Die Muskulatur soll entspannt sein, und die Tibia wird vorsichtig nach allen Seiten hin- und herbewegt, wobei der Fuß zunächst in neutraler Position verbleibt. Anschließend wird der Fuß nach innen und zuletzt nach außen gedreht. Ein Seitenvergleich ist notwendig. Eine abnorme

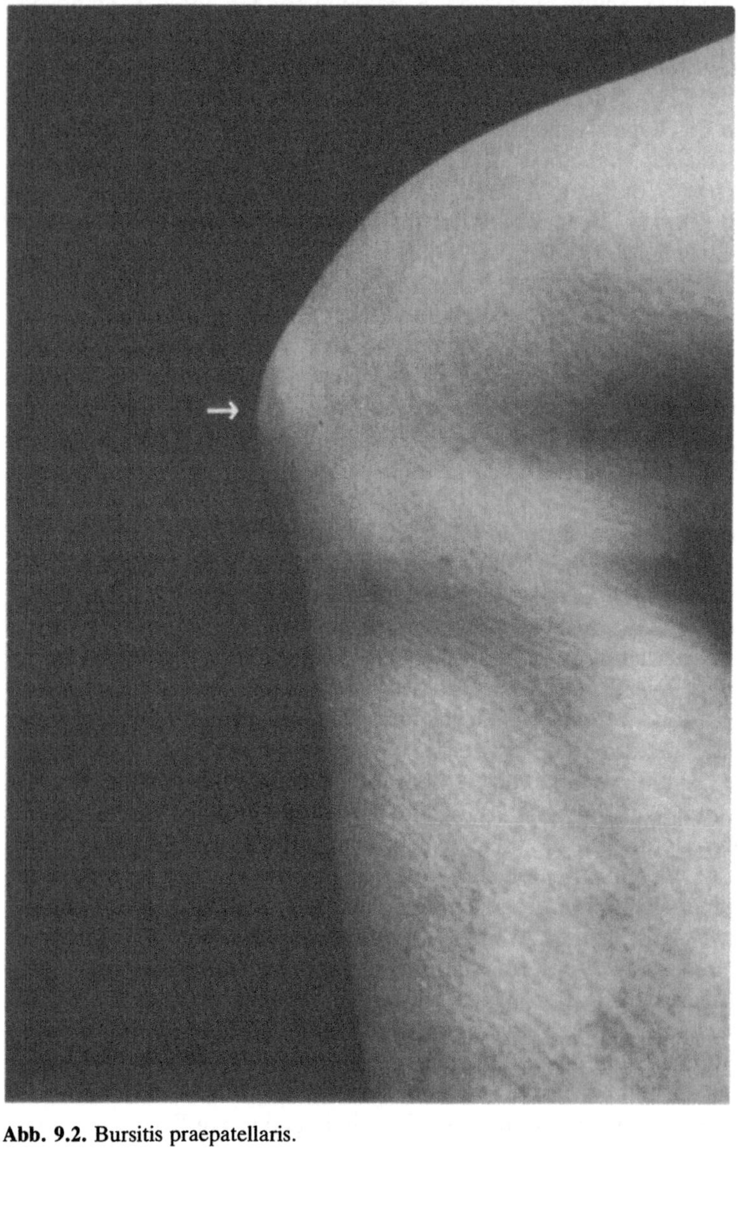

Abb. 9.2. Bursitis praepatellaris.

Beweglichkeit spricht für eine Bänderinsuffizienz vor allem der vorderen Kreuzbänder, wobei man drei Schweregrade unterscheidet: Schweregrad I: weniger als 5 mm, II bis 10 mm und III darüber [7]. Ergibt sich ein vergrößerter Spielraum nach hinten, so sieht man dies an einer entsprechenden Tibiabewegung. Dies spricht für eine Insuffizienz der posterioren Kreuzbänder [12].

Das McMurraysche Zeichen und der Reibetest nach Apley können zur Differentialdiagnose zwischen Meniskustorsion und anderen Arten des Kniegelenkbinnenschadens beitragen. Beim McMurray-Test wird das betroffene Knie so stark gebeugt, daß die Ferse sich dem Gesäß nähert, dann wird der Unterschenkel gestreckt, während die Tibia zunächst nach medial, dann nach lateral gedreht wird. Ein tast- oder hörbarer Klick ist pathologisch [2, 11, 13]. Im Test nach Apley liegt der Untersuchte auf dem Bauch. Das Knie ist um 80 bis 90° gebeugt, der Untersucher bewegt Fuß und Unterschenkel auf- und abwärts, während er gleich-

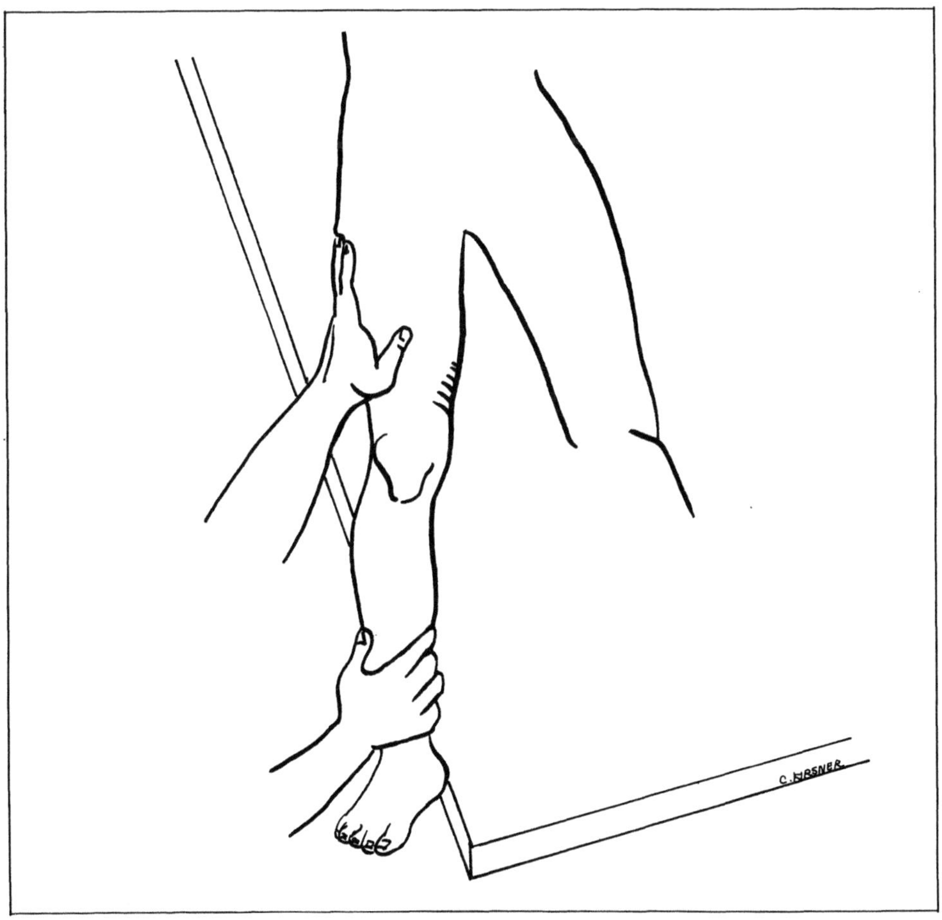

Abb. 9.3. Der Valgus-Belastungstest (Steinmann): Der Unterschenkel des gestreckten Beines wird forciert nach außen geführt. Bei Schmerz muß mit einer Läsion des hinteren Kreuzbandes und des medialen Seitenbandes gerechnet werden. Bei Schmerzangabe bei der gleichen Übung mit gebeugtem Knie ist in der Regel lediglich das Seitenband betroffen.

zeitig Rotationsbewegungen vornimmt. Starker Schmerz, ein klickendes Geräusch oder eine Gelenkblockade sind krankhaft und sprechen für einen Meniskusschaden oder für eine Läsion der Gelenkfläche, nicht aber für einen Bänderschaden.

Beim „haltlosen" Knie ist der objektive Befund in der Regel nur geringfügig. Häufig besteht eine allgemeine Hypermobilität mit Quadrizepsschwäche. Man sollte dann nach anderen Zeichen des Hyperlaxiditäts-Syndroms suchen [1, 11, 14, 15].

Freie Gelenkkörper (Gelenkmäuse) können ähnliche Erscheinungen wie ein Meniskusschaden verursachen: Blockierung, Lockerung, Reiben und Schwellung. Bei den freien Gelenkkörpern kann es sich um Knorpel- oder Knochenmaterial, um Meniskusbestandteile [4] oder um Sequestrierungen bei Osteochondritis dissecans [16] handeln. Die Röntgenuntersuchung kann den Arzt im Stich lassen, wenn die Gelenkmaus aus Knorpelmasse besteht oder sich im hinteren Gelenkraum

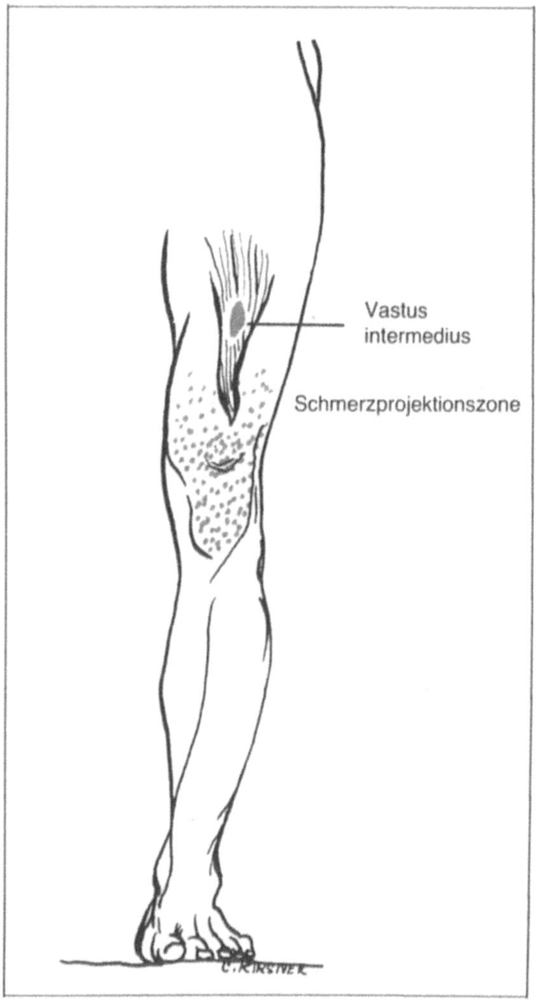

Abb. 9.4. Ein myofaszialer Trigger point im Bereich des Ansatzes des M. vastus intermedius, der Schmerzen in der Knieregion verursachen kann.

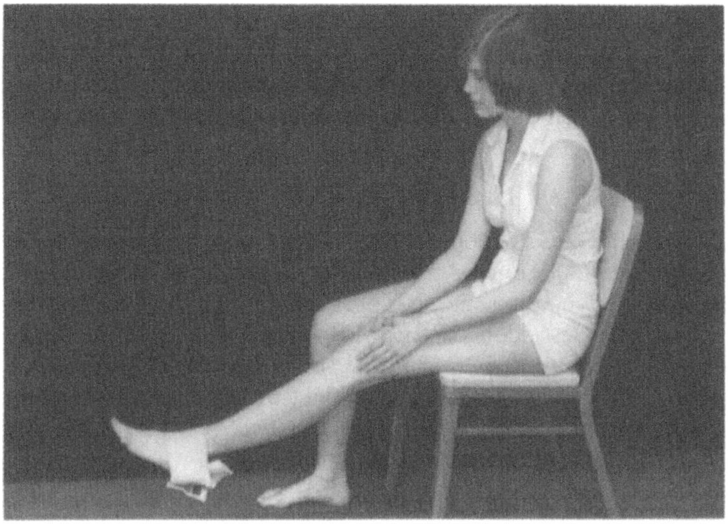

Abb. 9.5. Widerstandsübungen zur Kräftigung des M. quadriceps mit zunehmender Belastung von 5 bis 15 kg oder mehr wird der gebeugte Unterschenkel gestreckt und das Bein abgehoben.

verbirgt. Man muß auch an eine synoviale Chondromatose denken. Typisch für das Störungsbild sind episodisch auftretende Beschwerden ohne Unfallanamnese.

Quadrizeps-Probleme

Muskel- und Sehnenriß

Bei jungen Athleten ist die Sehne so stark, daß eher Muskel- als Sehnenrisse vorkommen, während bei älteren Menschen leichter die Sehne reißt [11]. Diese Ereignisse treten vor allem bei einer forcierten Kniebeugung bei kontrahiertem Quadrizeps auf. Schwellungszustände pflegen sich im Kniescheibenbereich einzu-

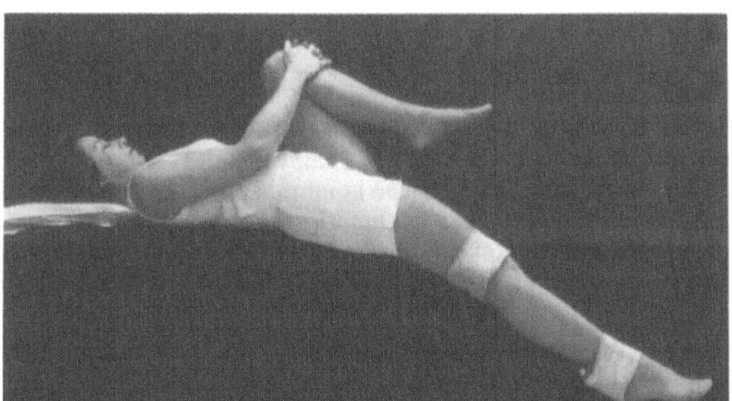

Abb. 9.6. Streckung der Hüftbeuger und des Quadrizeps vor allem auch bei myofaszialen Schmerzen in der Kniegegend.

stellen, und der Patient bemerkt eine Streckbehinderung. Eine chirurgische Behandlung ist in allen Fällen angezeigt. Handelt es sich lediglich um Muskeleinrisse, so ist konservative Therapie mit vorübergehender Immobilisierung in Extension zu empfehlen, die dann von einem Physiotherapieprogramm abgelöst wird [11].

Quadrizepsatrophie

Sie ist die häufigste Ursache einer Knieinstabilität. Meist wird sie durch primäre Kniegelenkserkrankung wie rheumatoide Arthritis oder Gonarthrose ausgelöst, oft aber auch durch übermäßige Schonung, durch Gebrauch der Hände beim Aufstehen aus sitzender Position. Besonders ältere Menschen sollte man in dieser Hinsicht beobachten und belehren, weil eine Reihe schmerzhafter Folgezustände entstehen können (Abb. 9.4). Ein entsprechendes Übungsprogramm kann bequem zu Hause durchgeführt werden (Abb. 9.5). Auch Streckungen der Hüfte bei angespanntem M. vastus intermedius sind nützlich (Abb. 9.6).

Die kalzifizierende Quadrizepstendinitis

Eine Sehnenansatzverkalkung am oberen Patellarrand wird nicht selten angetroffen, besonders auch bei Patienten mit einer Gonarthrose [17]. Häufig verursachen diese Veränderungen keine Beschwerden, manchmal aber lösen sie auch chronischen oder akuten Schmerz aus. Nicht selten finden sich auch anderwärts kalzifizierende Tendopathien, so daß gegebenenfalls eine Prüfung auf Stoffwechselstörungen notwendig wird [17].

Veränderungen in der Kniescheibe

Auch in der Kniescheibenregion herrscht eine komplexe Problematik, da hier verschiedene anfällige Strukturen in enger Nachbarschaft beieinanderliegen. Häufig sind Folgezustände nach Fehl- oder Überbelastung, und auch eine Quadrizepsinsuffizienz kann sich im Kniescheibenbereich bemerkbar machen. Weiter muß an die Auswirkungen einer generalisierten Hyperlaxidität oder aber auch an eine Kontraktur des Lig. iliotibialis gedacht werden.

Das patellofemorale Schmerzsyndrom. Dieses Syndrom ist gekennzeichnet durch Schmerz und Crepitatio im Bereich der Patella, während der Kniebeugung unter Belastung wie beispielsweise Treppensteigen. Die Symptome sind oft intermittierend, eine Gelenkschwellung kann vorkommen [18]. Bei Adoleszenten oder jungen Erwachsenen kommt es nicht so selten zu einer idiopathischen oder auch posttraumatischen Chondromalazie. Als Ursache kommt häufig eine Lateralverlagerung der Kniescheibe bei dysharmonischer Quadrizepsfunktion, eine anatomische Varietät oder ein Fehlstand der Kniescheibe und das Hypermobilitätssyndrom in Frage. Die Diskussion darüber, ob der Crepitatio ein Krankheitswert beizumessen ist, ist noch immer offen [4, 18, 19].

Bei einer Untersuchung an gesunden und beschwerdefreien Studenten hat man in mehr als der Hälfte der Fälle eine Kniescheibenkrepitation beobachtet [18].

Das „Kino"-Zeichen beschreibt einen anterioren Knieschmerz, der nach langem Sitzen mit gebeugten Knien auftritt und der in Bewegung wieder verschwindet [11]. Krepitation kann auch durch Palpation wahrgenommen werden [19]. Der

Patellarschmerz kann durch Druck auf die Patella während der Kniebewegung ausgelöst werden oder aber auch durch Lateralbewegungen (Perkin-Test) [2, 11]. Der Untersucher muß allerdings vermeiden, die Synovialis zu quetschen.

Eine laterale Kniescheibenverlagerung kann beim sitzenden Patienten dann festgestellt werden, wenn der Untersucher die Patella mit Daumen und Zeigefinger an den oberen Konturen umfaßt und dann das Bein strecken läßt. Eine laterale Subluxation etwa auch bei Chondromalazie oder Hypermobilität erzeugt das Bild einer „Heuschreckenaugen-Patella".

Die Hoffasche Krankheit. Dieses Beschwerdebild kommt auch nach milder äußerer Einwirkung bei Hypertrophie des infrapatellaren Fettkörpers zustande. Dann werden Teile dieser Strukturen bei plötzlicher Streckung des gebeugten Knies eingeklemmt. Die Symptome können einen Kniegelenksbinnenschaden simulieren, eine Gelenksperre kommt aber nicht vor. Bei der Untersuchung findet man häufig Schwellungszustände bds. des Lig. patellae und nicht selten eine Quadrizepshypotrophie [13]. Bei Frauen wird das Hoffasche Syndrom auch intermittierend im Prämenstruum angetroffen.

Die infrapatellare Tendinitis kommt oft bei lateraler Abweichung der Kniescheibe, aber auch bei Überanstrengung, insbesondere beim Hoch- und Weitsprung, zustande [2].

Die traumatische präpatellare Neuralgie tritt als posttraumatischer Schmerzzustand, manchmal auch zusammen mit Schwellung, auf. Der Schmerz ist meist sehr erheblich, wohl durch Mitbeteiligung des Gefäßnervenbündels. Rasche Linderung kann mit einer Lokalanästhesie geschaffen werden [6, 11].

Ätiologie. Das Beschwerdebild wird durch anatomische Varietäten ungünstig beeinflußt, und es kommen auch degenerative Knorpelveränderungen vor. Die Beschwerden werden manchmal auch durch lokale Überbelastung z. B. bei Arbei-

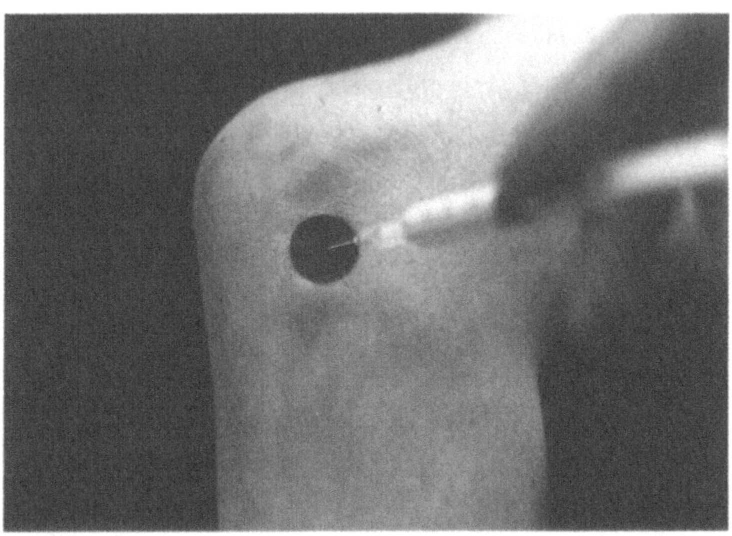

Abb. 9.7. Die Einspritzung der Infrapatellarregion muß sicher unterhalb der Kniescheibensehne geschehen. Das System darf in den folgenden Wochen nicht übermäßig belastet werden.

ten im Knien ausgelöst. Häufig findet sich aber eine Diskrepanz zwischen Symptom und Befund.

Labor- und Röntgenuntersuchungen. Zeichen einer systemischen Entzündung werden in der Regel nicht gefunden. Die Röntgenuntersuchung soll auch eine Tangentialaufnahme einschließen, die eine Patella-Deviation oder auch eine anatomische Varietät am besten darstellt [4].

Behandlung. Man wird Entlastung schaffen durch relative Ruhigstellung, durch Gewichtsreduktion und durch isometrisches Muskeltraining des Quadrizeps [8]. Auch von elastischen Binden oder Bandagen kann man Gebrauch machen. Manchmal sind auch nichtsteroidale Antiphlogistika von zusätzlichem Nutzen. Die Therapie nimmt meist Wochen in Anspruch (Abb. 9.7). Eine Kortikoidinstillation ist in der Regel nicht notwendig und bei Sportlern, die zur Überbelastung der präpatellaren Strukturen neigen, sogar kontraindiziert.

Verlauf und zusätzliche Empfehlungen. In der Regel bessern sich die Beschwerden, wenn auch langsam, so doch stetig und meist vollständig [1, 11, 18, 19]. Immer wieder ist der Kräftigung des M. quadriceps besondere Bedeutung beizumessen. Nur selten ist eine chirurgische Behandlung notwendig, die die Korrektur von anatomischen Abnormitäten zum Ziel hat. Bei der Chondromalazie kann ebenfalls ein operativer Eingriff nötig werden, in seltenen Fällen sogar die Patellektomie. Bei der lateralen Patellardyslokation ist gleichfalls eine Normalisierung der anatomischen Verhältnisse anzustreben, da sonst mit einer Frühartrose gerechnet werden muß [11, 21].

Die Bursitis in der Kniegelenksumgebung

In dieser Gegend befinden sich etwa 12 Schleimbeutel. Sie liegen supra-, prä- und infrapatellar und weitere in der vorderen Knieregion. Die Schleimbeutel des M. gastrocnemius und semimembranosus sind in rückwärtigen Abschnitten gelagert und sind Schauplatz der Poplitealzysten (Bakerzysten), die Bursae anserinae und des M. sartorius liegen medial, drei weitere befinden sich in Nähe des Lig. fibularis lateralis und der Sehne des M. popliteus [11, 13, 23–25]. Man muß auch an die weitgehend unbekannte Stuttlesche Bursa denken, die am Vorderrand des Lig. tibiale lateralis liegt.

Eine Bursitis ist charakterisiert durch Schmerz, der sich bei Bewegung verschlimmert und oft auch nachts deutlicher hervortritt. Druckdolenz wird über dem betroffenen Schleimbeutel angegeben. Die aktive Beweglichkeit kann behindert sein. Manchmal ist eine Schwellung offensichtlich. Die Bursitis praepatellaris wird nicht selten chronisch, besonders bei chronischer Belastung, bei Bergleuten, Bauern oder Hausfrauen [25]. Die Stuttlesche Schleimbeutelentzündung kann bei der Kniebeugung als rundliche Vorwölbung an der Randkontur des Lig. lateralis sicht- und tastbar werden [26]. Entzündungen anderer Schleimbeutel können über der Tuberositas tibiae palpabel sein [13]. Die Poplitealzyste (Baker) ist im allgemeinen hinreichend bekannt. An eine Bursitis anserina muß man denken, wenn sich der Schmerz in den mittleren Kniegelenksabschnitten lokalisiert. Häufig liegt auch eine Pannikulitis bei adipösen Frauen im Postklimakterium vor [24]. Schleimbeutelentzündungen treten öfter bei Kranken mit einer Gonarthrose auf. Nachtschmerz spricht eher für eine Bursitis anserina, während Belastungsbeschwerden mehr bei Schleimbeutelentzündungen im Bereich des medialen Gelenkspaltes in Erscheinung treten.

Ätiologie. Schleimbeutelentzündungen des Knies kommen häufig bei Frauen vor: Plattfüße disponieren zu einer Bursitis der medialen Gelenksregion [26]. Schleimbeutel oberhalb der Patella und der Kniekehle kommunizieren oft mit der Gelenkhöhle, so daß Schwellungszustände in dieser Zone auch eine Synovialitis oder einen Kniegelenksbinnenschaden anzeigen können [13]. Die Bursae der medialen oder lateralen Region zeigen keine Verbindung mit der Gelenkhöhle, und sie sind deswegen bei entzündlichen Kniegelenkerkrankungen nicht betroffen

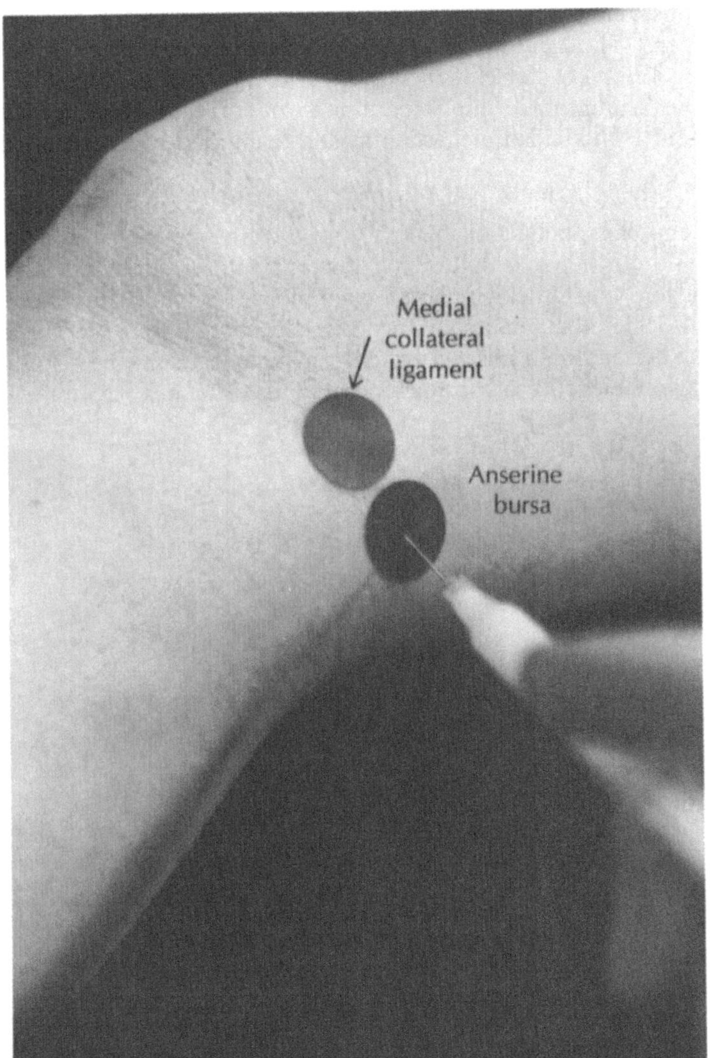

Abb. 9.8. Injektion im Bereich des medialen Seitenbandes oder der Bursa anserina. Hierzu eignen sich insbesondere kleine Nadeln.

[24]. Eine Pannikulose der medialen Kniegelenkabschnitte kommt vor allem bei adipösen Frauen vor und löst oft einen Nachtschmerz aus.

Labor- und Röntgenuntersuchungen. Die Bursitiden können auch durch bakterielle Infektion hervorgerufen oder überlagert sein, deswegen sollte eine Punktion erfolgen, und das Punktat sollte mikroskopisch und bakteriologisch untersucht werden, wobei besonders auch versucht werden sollte, Kristalle zu finden und zu identifizieren. Die Chondrokalzinose (Pseudogicht) kommt bei älteren Patienten häufiger vor, als sie diagnostiziert wird. Nicht selten sind auch kalzifizierende Tendo- und Bursopathien.

In die **differentialdiagnostischen** Erwägungen müssen auch die Osteochondromatose, die Synovialitis villonodularis, die Xanthomatosis und Geschwülste der Synovia berücksichtigen [11]. Man muß auch an eine aseptische Knochennekrose denken, die in der Regel einen Dauerschmerz auslöst. Dabei kann das Röntgenbild noch normal sein. Die Szintigraphie mit Strontium 85 oder Technetium 99 läßt aber dann eine vermehrte Nukleidanreicherung in den Femurkondylen erkennen [27].

Behandlung. Die nichtbakterielle Bursitis wird durch gezielte Instillationen eines Kortikoid-Procain-Gemisches behandelt [24] (Abb. 9.8). Sind die medialen Abschnitte des Knies betroffen, so sollte sich der Patient ein kleines Kissen zwischen die Beine legen, um Druckwirkungen während des Schlafes zu vermeiden. Bei bakteriellen Schleimbeutelentzündungen ist eine parenterale Verabreichung von Antibiotika bei Immobilisation notwendig, manchmal auch eine Aspiration oder eine Drainage. Gelegentlich wird die operative Exzision des Schleimbeu-

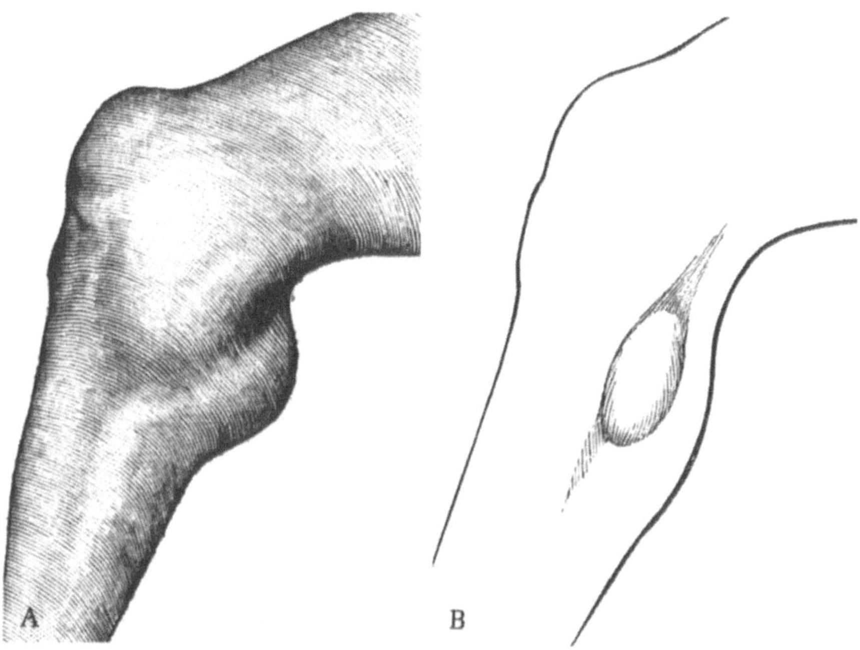

Abb. 9.9. Bakerzyste: Nachdruck nach dem Originalbericht von W. M. Baker, London, 1877.

tels unumgänglich. Es gelingt fast regelmäßig, mit diesen Maßnahmen die Erscheinungen unter Kontrolle zu bringen. Die Bursitis praepatellaris allerdings wird nicht selten chronisch [25].

Die Poplitealzyste (Baker)

Schwellungszustände in der Kniekehle kommen bei Kindern und Erwachsenen vor. Im Kindesalter handelt es sich in der Regel um angeborene Veränderungen, die meistens spontan wieder verschwinden. Die Bakerzyste der Erwachsenen ist meist sekundär, hier liegen primäre oder sekundäre Gelenkentzündungen oder ein Kniegelenksbinnenschaden zugrunde. Die Beschwerden verschlimmern sich beim Gehen und beruhigen sich gewöhnlich in Ruhe. Häufig bemerken die Betroffenen selber eine eiförmige Schwellung der Kniekehle (Abb. 9.9). Die Bakerzyste kann provoziert werden, wenn der Patient auf dem Rücken liegend das Bein streckt und mit einem Seil den Vorfuß dorsalwärts zieht (Abb. 9.10). Die Art des zugrundeliegenden Prozesses kann in der Regel durch Untersuchung des Punktates erfolgen, wobei man sich einer dicken Punktionskanüle bedienen sollte.

Nicht selten rupturiert die Bakerzyste, meist bei Anstrengungen, z. B. bei forcierten Streckungen im Kniegelenk. Es entsteht dann das Bild der Pseudothrombophlebitis mit Schwellung, Erwärmung und Druckdolenz der Wade bei leerer Kniekehle. Das Homannsche Zeichen ist dann positiv, und die Differentialdiagnose ist in der Tat manchmal nicht einfach. Jedenfalls muß dann eine Venographie durchgeführt werden. Auch ein Kontrastpneumoarthrogramm kann Klarheit schaffen.

Bei einer Ruptur der Bakerzyste wird man zunächst zu einer konservativen Behandlung mit Bettruhe, Hochlagerung und gegebenenfalls Kälte- oder Wärme-

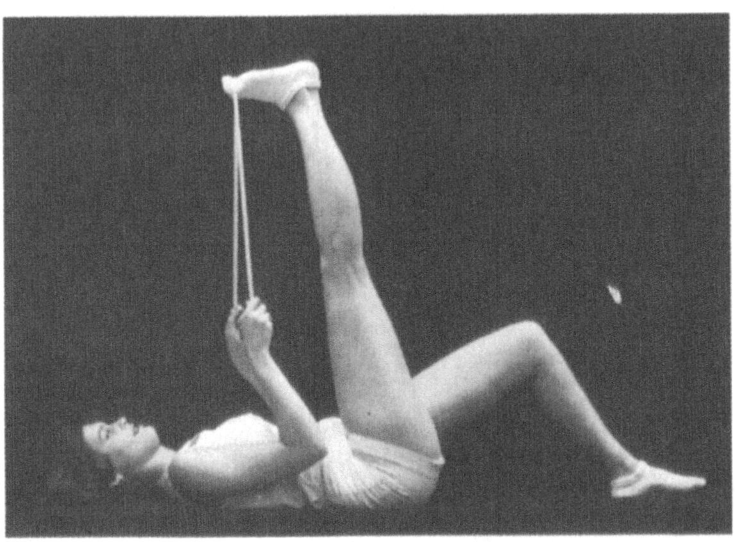

Abb. 9.10. Streckübungen der rückseitigen Beinmuskulatur sind nützlich bei myofaszialen Schmerzzuständen in dieser Region, aber auch im Kniegelenksbereich und zur Prävention der Bakerzyste.

anwendung raten. Eine gezielte Injektion mit einem Prokain-Steroid-Gemisch kann nützlich sein, ebenso wie die Medikation nichtsteroidaler Antiphlogistika. Nicht selten kommen Bakerzyste und venöse Stauung gleichzeitig vor, weil nämlich die Poplitealzyste den venösen Blutdruckstrom behindern kann.

Die unkomplizierte Kniekehlenzyste wird durch Punktion entleert und mit der kombinierten Lösung instilliert. Ein leichter Kompressionsverband wird angelegt, und ein isometrisches Quadrizepstraining wird durchgeführt. Eine chirurgische Indikation wird man von Fall zu Fall stellen müssen, besonders bei Rückfällen. Dabei muß die Kommunikation mit der Gelenkhöhle beseitigt werden. Wenn eine Systemkrankheit vorliegt, so muß diese sorgfältig behandelt werden.

Weitere Kniegelenksprobleme

Selten kommen Tenosynovitiden vor, die dann Schmerz und Schwellung in der Kniekehle verursachen, wobei der Druckschmerz am besten bei einer Beugung um 90° ausgelöst werden kann. Im Streckzustand läßt sich dann die Verspannung der betroffenen Muskulatur leicht nachweisen [29]. Auch hier empfiehlt sich die gezielte Injektion und ein gezieltes Bewegungsprogramm.

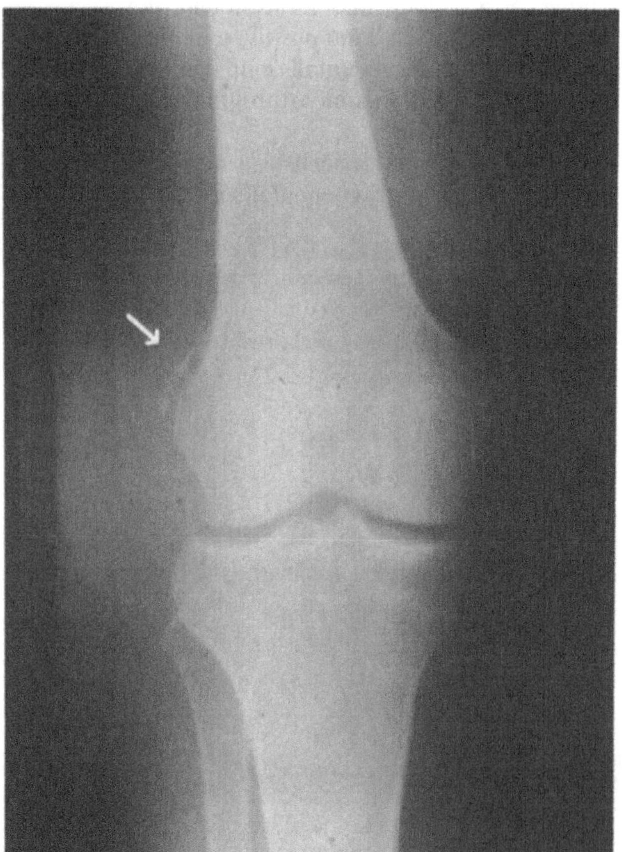

Abb. 9.11. Pellegrini-Stieda-Syndrom: Kalkdepots im Bereich des lateralen und medialen Seitenbandes; der Stiedasche Begleitschatten läuft parallel zur Oberfläche des Oberschenkelkondylus. Das Symptom kann Beschwerden verursachen, aber auch harmlos sein.

Das Pellegrini-Stieda-Syndrom

Nach einer Kniegelenksverletzung kommt es manchmal zu zunehmenden Schmerzen und einer Beugebehinderung. Die Beschwerden werden vom Bindegewebe in der Regel des Innenbandes ausgelöst und können zu einer Kalzifikation führen [11]. Ähnliche Veränderungen werden ja auch an anderen Gelenken, beispielsweise an den Ellbogen- und Sprunggelenken, beobachtet [13]. Eine symptomatische Synovialitis geht meistens spontan vorüber. Eine etwaige Kalkanlagerung ist röntgenologisch leicht zu erkennen. Meist sind Erwachsene betroffen. Die Kalzifikation entwickelt sich innerhalb von drei bis vier Wochen nach dem Unfall, vorwiegend am Condylus femoris medialis (Abb. 9.11). Anatomischer und röntgenologischer Befund korrelieren nicht mit der klinischen Symptomatik [11]. Der Schmerz pflegt im Laufe der Zeit (Monate oder Jahre) zu verschwinden. Nur in ungewöhnlich hartnäckigen Fällen wird man eine chirurgische Behandlung in Aussicht nehmen.

Das Iliotibialband-Syndrom

Das Lig. iliotibialis ist ein verdickter Abschnitt der Fascia lata und inseriert am äußeren Tibiakondylus. Die betroffenen Patienten klagen dann über Schmerzen am äußeren Knierand, besonders beim Laufen und Springen. Es wird hier auch ein umschriebener Druckschmerz geäußert. Man nimmt an, daß Reibungsvorgänge zu einer Entzündung führen. Der Schmerz verstärkt sich bei Belastung, besonders in einer Beugung von 30 bis 40°. Manchmal ist die Reibung auch palpabel, und Arzt und der Untersuchte haben das Gefühl, eine prall-elastische Konsistenz wahrzunehmen [30]. Eine Verbindung mit der Gelenkhöhle besteht nicht. Die Injektionstherapie sollte aus diagnostischen und Behandlungsgründen durchgeführt werden.

Knieschmerzen können auch bei Fußdeformitäten insbesondere bei Platt- und Hohlfuß auftreten. Hier ist zu prüfen, ob Versorgung mit geeignetem Schuhwerk oder auch mit Einlagen Nutzen stiften kann [31].

Das Plica-Syndrom

Die Synovialis bildet oft Falten und Zotten, die Plica genannt werden [32]. Eine solche Variation kommt nicht selten unterhalb der Quadrizepssehne vor, die sich bis zur medialen Gelenkwand erstreckt. Die Plica infrapatellaris ist eine relativ häufige Erscheinung, sie dehnt sich distal bis zum Infrapatellarfettkörper aus. Klinisch hat man dann oft das Bild des schnappenden oder auch haltlosen Gelenkes. Die Diagnose wird gesichert durch Arthroskopie oder Pneumoarthrographie. Man versucht zuerst eine konservative Behandlung mit Ruhe, nichtsteroidalen Antiphlogistika und isometrischem Muskeltraining. In seltenen Fällen wird eine Operation notwendig.

Literatur zu Kapitel 9

1. Grossmann, R. B., J. A. Nicholas: Common disorders of the knee. Orthop. Clin. North Am. **8**, 619–640 (1977).
2. James, S. L.: The knee. In: Musculoskeletal Disorders. edited by R. D. D'Ambrosia. Philadelphia, J. B. Lippincott (1977).

3. Burry, H. C.: The painful knee. Practitioner **215,** 46–54 (1975).
4. Johnson, R. P., B. J. Brewer: Internal derangement of the knee. Arthritis and Allied Conditions. 9th Ed. Edited by D. J. McCarty. Philadelphia, Lea & Febiger (1979).
5. Kim, H. J., F. Kozin, R. P. Johnson, R. Hines: Reflex sympathetic dystrophy syndrome of the knee following meniscectomy. Arthritis Rheum. **22,** 177–181 (1979).
6. Gordon, G. C.: Traumatic prepatellar neuralgia. J. Bone Joint Surg. **34B,** 41–44 (1952).
7. Hughston, J. C., J. R. Andrews, M. J. Cross, A. Moschi: Classification of knee ligament instabilities. J. Bone Joint Surg. **58B,** 159–172 (1976).
8. Dehaven, K. E., W. A. Dolan, P. J. Mayer: Chondromalacia patellae and the painful knee. Am. Fam. Physician **21,** 117–124 (1980).
9. Houston, C. S., L. E. Swischuk: Varus and valgus – no wonder they are confused. N. Engl. J. Med. **302,** 471–472 (1980).
10. Sharrard, W. J.: Aetiology and pathology of beat knee. Br. J. Ind. Med. **20,** 24–31 (1963).
11. Turek, S. L.: Orthopaedics: Principles and Their Application. 3rd Ed. Philadelphia, J. B. Lippincott (1977).
12. Kennedy, J. C., J. H. Roth, D. M. Walker: Posterior cruciate ligament injuries. Orthop. Digest. **7,** 19–31 (1979).
13. Duthie, R. B., A. B. Ferguson: Mercer's Orthopedic Surgery. 7th Ed. Baltimore, Williams & Wilkins (1973).
14. Kirk, J. A., B. M. Ansell, E. G. L. Bywaters: The hypermobility syndrome: Musculoskeletal complaints associated with generalized joint hypermobility. Ann. Rheum. Dis. **26,** 419–425 (1967).
15. Howorth, M. B.: General relaxation of the ligaments. Clin. Orthop. **30,** 133–143 (1963).
16. Zeman, S. C., M. W. Nielsen: Osteochondritis dissecans of the knee. Orthop. Rev. **7,** 101–112 (1978).
17. Trujeque, L., P. Spohn, A. Bankhurst et al.: Patellar whiskers and acute calcific quadriceps tendinitis in a general hospital population. Arthritis Rheum. **20,** 1409–1412 (1977).
18. Abernethy, P. J., P. R. Townsend, R. M. Rose, E. L. Radin: Is chondromalacia patellae a separate clinical entity? J. Bone Joint Surg. **60B,** 205–210 (1978).
19. Goodfellow, J., D. S. Hungerford, C. Woods: Patello-femoral joint mechanics and pathology. J. Bone Joint Surg. **58B,** 291–299 (1976).
20. Ismail, A. M., R. Balakrishnan, M. K. Rajakumar: Rupture of patellar ligament after steroid infiltration. J. Bone Joint Surg. **51B,** 503–505 (1969).
21. Grana, W. A., D. H. O'Donoghue: Patellar-tendon transfer by the slot-block method for recurrent subluxation and dislocation of the patella. J. Bone Joint Surg. **59A,** 736–741 (1977).
22. Hendryson, I. E.: Bursitis in the region of the fibular collateral ligament. J. Bone Joint Surg. **28,** 446–450 (1946).
23. Moschcowitz, E.: Bursitis of sartorius bursa: undescribed malady simulating chronic arthritis. JAMA **109,** 1362–1364 (1937).
24. Brookler, M. I., W. S. Mongan: Relief for the pain of anserina bursitis in the arthritic knee. Cal. Med. **119,** 8–10 (1973).
25. Quale, J. B., M. P. Robinson: An operation for chronic prepatellar bursitis. J. Bone Joint Surg. **58B,** 504–506 (1976).
26. Stuttle, F. L.: The no-name and no-fame bursa. Clin. Orthop. **15,** 197–199 (1959).
27. Lotke, P. A., M. L. Ecker, A. Alavi: Painful knees in older patients. J. Bone Joint Surg. **59A,** 617–621 (1977).
28. Dinham, J. M.: Popliteal cysts in children. J. Bone Joint Surg. **57B,** 69–71 (1975).
29. Halperin, N., A. Axer: Semimembranous tenosynovitis. Orthop. Rev. **9,** 72–75 (1980).
30. Renne, J. W.: The iliotibial band friction syndrome. J. Bone Joint Surg. **57A,** 1110–1111 (1975).
31. Lutter, L. D.: Foot related knee problems, presented to Am. Orthopaedic Foot Society, San Francisco. Orthop. Rev. **8,** 123–126 (1979).
32. Hardaker, W. T., T. L. Whipple, F. H. Bassett: Diagnosis and treatment of the plica syndrome of the knee. J. Bone Joint Surg. **62A,** 221–225 (1980).

10 Der Unterschenkel

Das schmerzhafte Schienbein

Chronische Schmerzzustände im Unterschenkel, insbesondere im Bereich der posteriormedialen Abschnitte der Tibia, der vorderen Kante des unteren Schienbeins oder der Region der Membrana interossea, kommen häufig bei Überbelastung infolge Wanderns und Laufens vor. Es handelt sich dabei um einen ziehenden Schmerz, der sich trotz Ruhe oft noch verschlimmert und manchmal auch mit einem Taubheitsgefühl in der 4. Zehe einhergeht, was als Überlastungssyndrom der Fußbeuger angesehen werden kann. Man muß auch an Ermüdungsbrüche oder Einrisse an den Muskel- und Sehnenstrukturen, aber auch an eine Claudicatio intermittens denken. Den Beschwerden liegen Zerrungen oder auch kleine Muskelhernien innerhalb der Faszien zugrunde [2]. Meist liegen auch Schwellungszustände vor, und es gibt sekundäre lokale Durchblutungsstörungen infolge einer sekundären Raumnot. Typisch für diesen ischämischen Schmerz ist eine Latenzzeit von 10 bis 12 Stunden nach ungewohnter Belastung oder auch nach einem lokalen Trauma.

Die Behandlung besteht in der akuten Phase in Hochlagerung und Kompressen, später in einem adaptierten Bewegungsprogramm. Auf geeignetes Schuhwerk muß geachtet werden. Langstreckenläufer müssen harte Pisten vermeiden. Bei unerwartet langwierigen Verläufen müssen entsprechende diagnostische Methoden wie Röntgen und Knochenszintigraphie eingesetzt werden [1, 9, 9a].

Andere Schmerzzustände und Funktionsstörungen im Bein

Mehr oder weniger ausgeprägte Risse in der Wandmuskulatur sind nicht selten, wofür der Begriff ,,tennis leg" gebräuchlich ist. Die Betroffenen empfinden dann einen plötzlichen Schmerz, der von einem Brennen im Unterschenkel gefolgt ist. Der Patient verliert den Halt und stürzt hin. Bei der Untersuchung wird eine Verschlimmerung des Schmerzes bei passiver Dorsalflexion im Sprunggelenk festgestellt. Diese Verletzung bedarf der Ruhigstellung in Plantarflexion des Sprunggelenkes für etwa drei bis vier Wochen. Dann tritt Physiotherapie mit Wärme, Massagen und Bewegungsübungen in ihr Recht [10].

Eine Spontanruptur der Sehne des M. posterior tibialis führt zu Schwellung und Schmerz oberhalb des Innenknöchels mit Verlust an Stabilität. Hier kommen aber auch Tendomyosen besonders nach Überanstrengung beim Wandern vor.

Die Osgood-Schlattersche Erkrankung

Insbesondere bei Knaben im Wachstumsalter findet man nicht selten Schmerz und Schwellung an der Tuberositas tibiae, vor allem im Zusammenhang mit Kontraktionen des M. quadrizeps. Nach dem 18. Lebensjahr wird diese Erkrankung kaum je beobachtet. Hinsichtlich der Ursache nimmt man traumatische Einflüsse, unter Umständen auch in Form wiederholter Mikrotraumen an [8]. Bei der Röntgenuntersuchung findet man u. U. aseptische Nekrosen oder auch Fissuren im Bereich der Tuberositas tibiae, meist mit Weichteilschwellungen. Manchmal ist das Röntgenbild auch normal.

Die Betroffenen müssen einen Tutor-Gips für einige Wochen tragen und dürfen dann nur vorsichtig belastet werden, am besten im Rahmen eines krankengymnastisch überwachten Übungsprogramms mit isometrischem Muskeltraining bei einer Belastung von 5 bis 10 kg je nach Alter und nach Ausmaß der Läsion. Häufig verbleibt eine Höckerbildung, die entfernt werden kann, wenn sie störend ist.

Wachstumsschmerzen

Der Begriff wurde von Deschamp im frühen 19. Jahrhundert geprägt. Er ist nach heutigen Vorstellungen nicht gerechtfertigt, weil diese Beschwerden meist nicht während der Periode des schnellen Wachstums auftreten. Die Schmerzen pflegen etwa mit acht Jahren zu beginnen und mit 12 Jahren zu verschwinden [12]. Es werden ziehende oder reißende, intermittierende Beschwerden vor allem in den Muskeln der Ober- und Unterschenkel angegeben, die mit Ruhelosigkeit einhergehen. Die Gelenkregionen sind ausgespart, die Beschwerden sind häufig bilateral [11]. Oft wachen die Kinder mit solchen Störungen aus dem Schlaf auf und finden Linderung im Umhergehen. Hilfreich können sein: feuchte Wärme, Hochlagerung und leichte Massagen. Die Beschwerden werden durch körperliche Aktivitäten verschlimmert.

Nach einer britischen Statistik von Naish und Apley haben etwa 5 % der Schulkinder solche Beschwerden [12]. Die mittlere Dauer beträgt drei Monate, die Geschlechter sind etwa in gleicher Zahl betroffen. In der Hälfte der Fälle ergab sich eine familiäre Anamnese mit rheumatischen Beschwerden, während in einer Kontrollgruppe nur 10 % der Angehörigen über rheumatische Schmerzen klagten. Bemerkenswert war hier auch der bei Eltern und Geschwistern in gleicher Weise vorgefundene vorwiegende Schmerztyp mit besonderem Betroffensein entweder am Tag oder in der Nacht. Auslösende Ursachen können Überbelastung und mechanische Faktoren wie Skoliosen und kleine Fußübel sein [12].

Die Diagnose „Wachstumsschmerzen“ kann nur eine Ausschlußdiagnose sein. Man muß immer auch an Traumafolgen, latente Infektionen, aseptische Nekrosen, Tumoren und Bindegewebskrankheiten sowie an Weichteilrheumatismen denken. Entsprechende röntgenologische, hämatologische und serologische Untersuchungen sind notwendig [11, 12]. Die Behandlung ist symptomatisch. Wenn die Muskulatur verspannt ist, müssen Lockerungsübungen durchgeführt werden, am besten nach vorausgehenden Wärmeanwendungen. Beim Nachweis von Trigger points können Kältesprays eingesetzt werden.

Auch schon im Kindesalter gibt es psychogene Schmerzen oder Gehstörungen [12, 14]. Besonders bei seelischen Belastungen durch Tod oder Trennung der Eltern oder anderer naher Angehöriger, Schmerzzuständen ähnlicher Art bei Eltern und Geschwistern, Schulschwierigkeiten und Differenzen mit Lehrern. Die logische Konsequenz hieraus ist die Einleitung psychosozialer Maßnahmen [14].

Nächtliche Krämpfe

Krämpfe im Bereich der Unterschenkel und der Füße sind häufig, und nicht immer werden sie dem Arzt vorgetragen. Sie können durch Überanstrengung verursacht werden, aber auch spontan auftreten. Man findet dabei keine objektivierbare Gefäßsymptomatik. Die Beschwerden kommen schon in der Kindheit, häufiger jedoch in der 2. Lebenshälfte vor. Es ist meist eine sorgfältige Untersuchung nötig, die sich auch auf kleine Fußübel, auf ein etwaiges Hyperlaxiditätssyndrom oder auch auf unzweckmäßige Schlafgewohnheiten erstrecken muß. Vor allem scheint auch das längere Sitzen mit übergeschlagenen Beinen von Nachteil zu sein. Möglicherweise spielen auch Kälteeinwirkungen (z. B. von einem kalten Fußboden) eine Rolle, wogegen man sich entsprechend schützen sollte.

Oft versuchen sich die Kranken mit Volksheilmitteln zu helfen, oder sie geraten in die Hände von Quacksalbern. Es ist eine Erfahrungstatsache, daß Chiningaben vor dem Schlafengehen hilfreich sein können. Die Anwendung dieses Mittels ist in der Regel nur für kurze Zeit notwendig. Bei Chininallergie oder Versagen kann man einen Versuch mit Diphenhydramin, oder mit Meprobamat oder einfachen Muskelrelaxantien, u. U. auch mit Vitamin E machen [15–17]. Physiotherapie ist nur dann von Nutzen, wenn strukturelle Veränderungen vorliegen. Manchmal nützen auch Streckübungen, die so ausgeführt werden, daß sich der Patient im Abstand von 50 bis 80 cm vor eine Wand stellt, sich mit den Händen abstützt und dann mit den Händen aufwärtskletternd bis zum Zehenstand streckt. Manchmal helfen auch abendliche warme Bäder oder alkoholische Getränke vor dem Schlafengehen.

Das Restless-leg-Syndrom

Ruhelosigkeit in den Beinen ohne Schmerzen, aber mit dem Bedürfnis einer dauernden Lageveränderung, ist meist psychogener Natur [18], kann aber auch organische Krankheiten begleiten. Hier sind dann niedrig dosierte trizyklische Antidepressiva angezeigt und krankengymnastische Behandlung empfehlenswert [17]. Es sind auch Streckübungen der Wadenmuskulatur vor der Bettruhe anzuraten (siehe Abb. 9.10).

Nächtlicher Bewegungssturm (Night starts)

Manche Menschen werden kurz nach dem Einschlafen durch spontane Kontraktionen der Gliedmaßen aufgeweckt, und die Betroffenen sind dann erschrocken und ängstlich. Selten wiederholt sich dieses Phänomen, nachdem der Betroffene wieder eingeschlafen ist. Die Ursache ist unbekannt. In der Regel genügt es, dem Patienten die Versicherung zu geben, daß das Störungsbild harmlos und nur von vorübergehender Natur ist.

Eine andere nächtliche Störung mit Schmerz und dem Gefühl der Schwellung tritt manchmal unterhalb des Wadenbeinköpfchens auf, meist verursacht durch spontane Kontraktionen der lokalen Muskulatur. Die Beschwerden können dann durch Streckung der betroffenen Muskulatur reproduziert werden. Hier hilft Ausgleichsgymnastik mit Übungen der Wadenmuskulatur (Abb. 9.10).

Die Reflexdystrophie

Wie schon im Kapitel 2 erörtert, kann dieses Störungsbild besonders am Anfang recht uncharakteristische Erscheinungen machen. Es pflegt in den unteren Extremitäten seltener vorzukommen. Die Schmerzqualität mit Klopfen und Brennen ist charakteristisch. Die Hautfarbe des distalen Unterschenkels und des Fußes wechselt von Rötung bis Zyanose, meist liegt ein Schwellungszustand vor. Röntgenologisch findet man in späteren Stadien eine fleckige Osteoporose. In therapeutischer Hinsicht versucht man eine perineurale Blockade, in hartnäckigen Fällen auch lumbale Sympathikusblockaden. Ein kurzer Kortisonstoß kann nützlich sein, ein wohldosiertes Übungsprogramm unter Anwendung von Sedativa auch.

Knotenbildungen

Die pseudorheumatoiden Knoten sind schon im Kapitel über die oberen Extremitäten erwähnt worden. Sie kommen auch in prätibialen Arealen schon bei Kleinkindern vor. Die Knoten sind schmerzlos und nicht mit Gelenkerscheinungen verbunden. Kürzlich wurde ein „versteckter" 19 S IgM-Rheumafaktor mit komplementbindenden Eigenschaften im Serum solcher Patienten wiederholt entdeckt [19]. Eine Behandlung ist nicht notwendig. Die „Segłerknoten" (Surfer's nodules) finden sich ebenfalls in der prätibialen Region. Sie werden durch eine Hyperextension des Sprunggelenkes und mit reibenden oder klopfenden Einwirkungen von außen erklärt. Sie können den Rheumaknoten sehr ähnlich sein. Sinngemäß können sich hier Myogelosen oder Bindegewebsverhärtungen entwickeln, wenn wiederholte Gewalteinwirkungen auf diese Region treffen.

Literatur zu Kapitel 10

1. Baugher, W. H., G. J. Balady, R. F. Warren, J. L. Marshall: Injuries of the musculoskeletal system in runners. Contemp. Orthop. **1,** 46–54 (1979).
2. Slocum, D. B.: The shin splint syndrome. Am. J. Surg. **114,** 875–881 (1967).
3. Garfin, S., S. J. Murbarak, C. A. Owen: Exertional anterolateral-compartment syndrome. J. Bone Joint Surg. **59A,** 404–405 (1977).
4. Matsen, F. A.: Compartmental syndromes. N. Engl. J. Med. **300,** 1210–1211 (1979).
5. Mubarak, S. J., A. R. Hargens, C. A. Owen et al.: The wick catheter technique for measurement of intramuscular pressure. J. Bone Joint Surg. **58,** 1016–1019 (1976).
6. Mubarak, S. J., C. A. Owen: Double-incision fasciotomy of the leg for decompression in compartment syndromes. J. Bone Joint Surg. **59,** 184–187 (1977).
7. Matsen, F. A.: Compartmental syndromes. Hosp. Pract. **15,** 113–117 (1980).
8. Turek, S. L.: Orthopaedics; Principles and Their Application. 3rd Ed. Philadelphia, J. B. Lippincott (1977).
9. Norfray, J. F., L. Schlachter, W. T. Kernahan et al.: Early confirmation of stress fractures in joggers. JAMA **243,** 1647–1949 (1980).

9a. Brady, D. M.: Running injuries. Clin. Symp. **324,** 2–36 (1980).

10. Pinals, R. S.: Traumatic arthritis and allied conditions. In: Arthritis and Allied Conditions. 9th Ed. Edited by D. J. McCarty. Philadelphia, Lea & Febiger (1979).
11. Peterson, H. A.: Leg aches. Pediatr. Clin. North Am. **24,** 731–736 (1977).
12. Naish, J. M., J. Apley: „Growing pains": A clinical study of non-arthritic limb pains in children. Arch. Dis. Child. **26,** 134–140 (1951).
13. Bates, T., E. Grunwaldt: Myofascial pain in childhood. J. Pediatr. **53,** 198–209 (1958).
14. Caghan, S. B., M. M. McGrath, M. G. Morrow, L. D. Pittman: When adolescents complain of pain. Nurse Pract. **3,** 19–22 (1978).
15. Ayres, S., R. Mihan: Nocturnal leg cramps (systremma). South. Med. J. **67,** 1308–1312 (1974).
16. Daniell, H. W.: Simple cure for nocturnal leg cramps. N. Engl. J. Med. **301,** 216 (1979).
17. Lee, H. B.: Cramp in the elderly. Br. Med. J. **2,** 1259 (1976).
18. Smythe, H. A.: Nonarticular rheumatism and psychogenic musculoskeletal syndromes. In: Arthritis and Allied Conditions. 9th Ed. Edited by D. J. McCarty. Philadelphia, Lea & Febiger (1979).
19. Moore, T. L., R. W. Dorner, J. Zuckner: Complement-fixing hidden rheumatoid factor in children with benign rheumatoid nodules. Arthritis Rheum. **21,** 930–934 (1978).

11 Sprunggelenk und Fuß

In Analogie zu dem Sprichwort „Kleider machen Leute“ kann man sagen „Schuhe machen Füße“. Es ist richtig, daß unzweckmäßiges Schuhwerk die kleinen Fußübel wie Hallux vulgus, Hammerzehen, Hühneraugen und plantare Warzen hervorrufen oder verstärken können. Es gilt die Regel, daß die Schuhe den Fuß schützen, aber nicht behindern sollen.

Viele Modetorheiten betreffen auch heute noch die weibliche Fußbekleidung, obwohl andererseits auch vernünftige Ideen schon Anhänger gefunden haben. Die normale Belastungszone sollte vor allem der Mittelfuß sein, und der Vorfuß sollte möglichst entlastet werden [3]. Bei Fußdeformitäten, welche etwa auch durch eine rheumatoide Arthritis hervorgerufen werden können, muß orthopädisches Schuhwerk nach Maß beschafft werden [4]. Der neutrale Schuh kann als Ausgangsbasis gelten, jedoch müssen die individuellen Besonderheiten der Fußarchitektur im Einzelfall Berücksichtigung finden.

Die Diagnose der meisten Fuß- und Sprunggelenkserkrankungen wird dadurch erleichtert, daß die Knochen ebenso wie die Gelenkverbindungen und die Bänder-

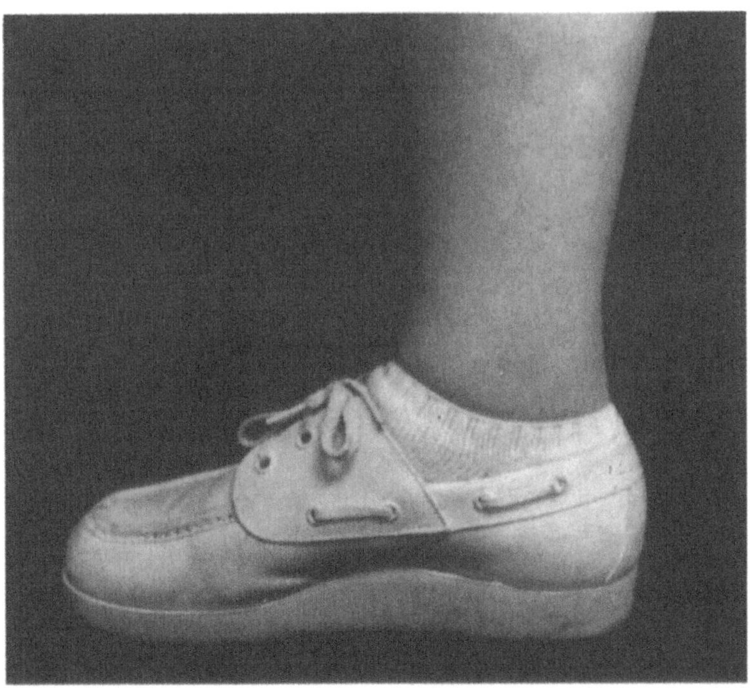

Abb. 11.1. Der neutrale Schuh: Beim herkömmlichen Schuh wird besonders die Ferse belastet. Beim Neutralschuh liegt die Hauptbelastungszone im Bereich der Metatarsophalangealgelenke. Die Sohle ist leicht gerundet; der Schuh ist besonders geeignet bei Metatarsalgien und rheumatoider Arthritis.

systeme der Inspektion und Palpation leicht zugänglich sind. Der Fuß besteht aus 28 Knochen und 57 Gelenken, die die Möglichkeit schaffen, auf jeder Oberfläche zu gehen, zu springen oder auch zu hüpfen. Das Längsgewölbe wird durch die artikulierenden Knochen aufrechterhalten [8].

Die Untersuchung. Es müssen örtliche Gegebenheiten gegenüber systemischen Bedingungen differenziert werden und traumatische, genetische und erworbene Veränderungen Berücksichtigung finden. Die Schmerzqualität kann eine Vorauswahl zwischen neuropathischen und statischen Beschwerden zulassen. Man muß aber auch die „Arbeitsbedingungen" des Fußes berücksichtigen.

Die bloße Inspektion des Fußes am sitzenden Patienten kann schon eine Menge von Aussagen machen, und sie muß Hautfarbe, Behaarung, Fußarchitektur und dermatologische Aspekte berücksichtigen. Beim stehenden Patienten kann der Arzt Rückgratverkrümmungen, Beckenschiefstand, Beinachsen und die spezielle Fußanatomie beurteilen. Der Plattfuß geht häufig mit Knickung und Valgusdeviation der Ferse einher. Dies sieht man am besten von hinten. Stellungsanomalien der Patella und der Tibia sieht man am besten von vorne. Die Beinachse soll zwischen der 2. und 3. Zehe münden. Am stehenden Kranken soll der Arzt vor allem Zehendeformitäten, speziell Hallux valgus und Metatarsus primus varus, beurteilen. Im Liegen läßt sich die Beschaffenheit der Plantarfaszie beurteilen. Dabei werden die Zehen mit der einen Hand dorsal flektiert, während die andere

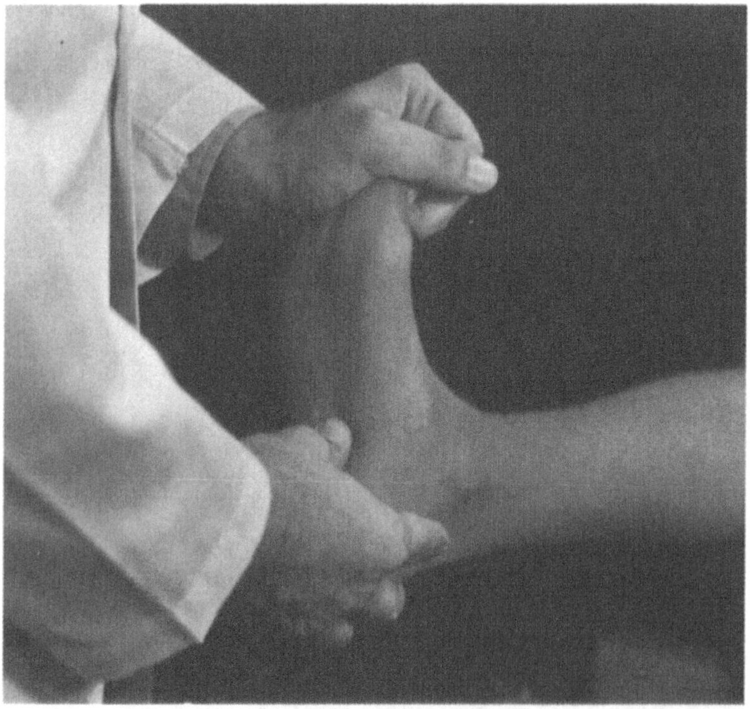

Abb. 11.2. Untersuchung der Plantarfaszie: Die Zehen werden in Extension nach oben gezogen, wodurch der Bänderapparat gestreckt wird. Nun ist die Faszie gut palpabel. Ein Seitenvergleich ist nötig.

Hand die Fußsohle abtastet, insbesondere den Bänderapparat. Man kann vor allem auch Faszienschrumpfungen fühlen (Abb. 11.2). Seitenvergleich ist nötig. Eine neurologische und angiologische Untersuchung rundet das Programm ab.

Weichteilprobleme des Sprunggelenkes

Zerrungen und Verrenkungen

Diese Läsionen kommen im Sprunggelenksbereich sehr häufig vor, die Außenseite ist mehr als die Innenseite betroffen. Man kann drei Schweregrade unterscheiden:

Typ I ist eine leichte Zerrung ohne Einrisse an Muskelfasern oder Bändern, vom

Typ II spricht man bei einer mittelschweren Verletzung mit teilweiser Läsion dieser Strukturen, und

Typ III ist der vollständige Bänderriß.

Die Typen II und III gehören sofort in orthopädische Versorgung. Bei Verrenkungen sind vor allem die Ligg. talufibolaris anterior et posterior sowie die Ligg. Calcanea fibularis betroffen [9]. Der Verletzte nimmt eine Schonhaltung ein und klagt über Haltlosigkeit. Die Supination ist dolent. Durch Palpation kann man erkennen, welche Abschnitte des Bandsystems betroffen sind. Auch das mediale Band (Lig. deltoideus) kann befallen sein. Meist sind Schwellung und Bluterguß vorhanden.

Der Typ I soll mit Ruhe und Kälteanwendung sowie Hochlagerung für etwa 48 Stunden behandelt werden. Durch eine Röntgenuntersuchung sichert sich der Arzt gegen das Übersehen einer Knochenbeteiligung ab. Selten sind spezielle Maßnahmen wie Arthrographie oder Belastungsaufnahmen notwendig [10].

Bei mittelschweren Verletzungen muß zuerst das Ödem durch Hochlagerung und feuchte Umschläge beseitigt werden, bevor fixierende Verbände angelegt werden. Bei Andauern der Schmerzen kann eine Kortikoidkristallsuspension in Procainlösung instilliert werden. Versäumnisse im akuten Stadium können zu einer Gelenkinstabilität führen mit der Folge, daß der Fuß bei jeder Gelegenheit umknickt [9, 11]. Sportlern sollte man raten, nach einer Sprunggelenksdistorsion eine elastische Sprunggelenksbandage zu tragen. Zur Rehabilitation kann man Gehen und Laufen in Achterfiguren empfehlen, deren Durchmesser immer enger werden sollte.

Die Tendinitis

Eine Sehnenscheidenentzündung kann durch eine akute Überanstrengung [12, 13] oder aber auch durch chronischen Mißbrauch oder durch unzweckmäßiges Schuhwerk entstehen. Scheuereffekte müssen vermieden werden.

Eine chronische unspezifische Tendinopathie kann mehrere Sehnen im Sprunggelenksbereich betreffen, ähnlich wie das für die Tenosynovitis des Handgelenks zutrifft [9, 11, 14]. So kann eine Sehnenscheidenentzündung der Sehnen der Mm. tibialis anterior, tibialis posterior und extensor digitorum longus durch Scheuereffekte entstehen. Es bilden sich dann manchmal zwiebelartige Schwellungszustände. Seltener kommen als Ursachen rheumatoide Arthritis, Xanthom oder Riesenzelltumoren in Frage [9, 15]. Mit einer Tuberkulose hat man kaum zu rechnen [14].

Die Röntgenuntersuchung läßt meist im Stich. Bei der Behandlung bedient man sich zunächst einer teilweisen Ruhigstellung durch Bandagen oder Klebeverbände und später einer angepaßten Physiotherapie. Manchmal ist ein Gipsverband notwendig. Für die Nachbehandlung kommen auch gezielte Injektionen in die Sehnenscheiden in Frage, seltener chirurgische Maßnahmen mit Exzision des Entzündungs- oder Narbengewebes.

Sehnenverlagerungen

Sie kommen am häufigsten an der Peroneussehne vor, und der Patient kann dann ein hörbares aber schmerzloses Schnappen wahrnehmen. Besonders betroffen sind ältere Kinder. Da das Gehen nicht behindert ist, bleiben die Veränderungen lange unerkannt [11]. Manchmal aber sind sie sichtbar als strangförmiges Gebilde über dem Außenknöchel [9, 11]. Manchmal sind Unterschenkel oder Sprunggelenk nachgiebig, wenn der M. peroneus longus sich verkrampft und eine Abduktion und Plantarflexion des Fußes auslöst [17]. Die Sehnenverlagerung kann traumatischer Natur, oft aber durch angeborene anatomische Variationen bedingt sein [9, 11]. Hin und wieder ereignet sich eine spontane Reposition, sonst muß man eingreifen. Nach der Reposition ist eine Ruhigstellung im Gipsverband für fünf bis acht Wochen notwendig. Nur selten bedarf es einer chirurgischen Vertiefung der Sehnengrube.

Veränderungen an der Achillessehne

Alterationen der Achillessehne können durch Überanstrengung, besonders bei Frauen, auftreten, die Schuhe mit hohen Absätzen tragen. Es wird dann ein Fersenschmerz geäußert [11], der sich durch Dorsalflexion vermehrt. Ein vorsichtiges Übungsprogramm sollte durchgeführt werden, was dadurch geschehen kann,

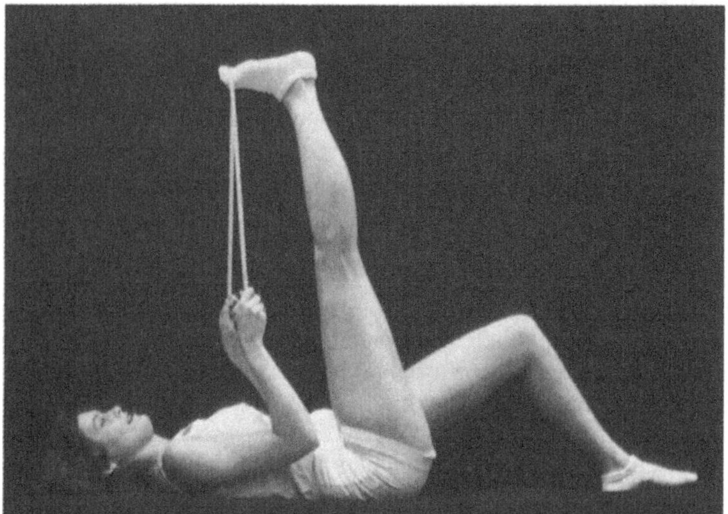

Abb. 11.3. Dehn- und Mobilisierungsübungen ohne Gewichtsbelastung sind oft hilfreich bei Muskel- und Sehnenschmerzen der unteren Gliedmaßen.

daß der Patient etwa einen Meter entfernt einer Wand gegenübersteht und sich mit den Händen dort abstützt. Die Fersen werden fest aufgesetzt, und die Füße sind um 15 bis 30° innenrotiert. Dann wandert der Patient mit den Händen nach oben, bis er in den Fersen eine ziehende Sensation wahrnimmt. Diese Position wird für eine bis zwei Minuten gehalten. Die Übungen sollten zweimal täglich 10- bis 15mal wiederholt werden. Sehnen und Wadenmuskeln können auch geübt werden mit einer etwa 1 m langen Schlinge, die am gestreckten Bein und am rechtwinklig gebeugten Sprunggelenk in die Plantarseite der Zehengrundgelenke eingelegt wird. Dann wird ein Zug ausgeübt, der etwa 1 Min. lang zweimal täglich ausgehalten wird (Abb. 11.3).

Man muß auch beachten, daß in dieser Region an der Oberfläche und in der Tiefe Schleimbeutel liegen, die ebenfalls affektiert sein können. Steroidinjektionen sollten hier aber nicht vorgenommen werden, da sie die Achillessehnenruptur fördern können. Manchmal sind orale, nicht steroidale Antiphlogistika hilfreich.

Die Ruptur der Achillessehne. Sie ereignet sich meist bei einer plötzlichen Anspannung der Wadenmuskulatur, besonders bei Männern über 30 Jahren, die nur selten Sport treiben. Der Patient nimmt ein hörbares Schnappen wahr und empfindet einen Schlag in der Wade. Er kann dann nicht mehr auf den Zehen stehen. Dieser Thompson-Test sichert auch die Diagnose. Beim sitzenden Kranken verursacht ein Kneten der Wade normalerweise eine Plantarflexion des Fußes, während diese Reaktion beim Achillessehnenriß aufgehoben ist. Chirurgische Behandlung ist nötig [2].

Die Adhäsivkapsulitis des Sprunggelenkes

Sie kommt meist nach Mittelfußfrakturen oder anderen schweren Traumen vor und verursacht Dauerschmerz und Einschränkung der Gelenkbeweglichkeit. Eine Arthrographie wird notwendig, wobei eine verminderte Kapazität des Gelenkes auffällt. Die Behandlung besteht in Instillationen von Kortikoidsuspensionen und einem straffen Physiotherapieprogramm [18].

Fersenschmerzen

Sie können ausgelöst werden durch Tendinopathie, Periostitis des Calcaneus, Apophysitis, retrokalkaneale Bursitis, Fersensporn, plantare Fasziitis und Neoplasien [9, 11, 19–22]. Bis zur Ferse können auch Schmerzen vom oberen Sprunggelenk oder auch vom Ischiasnerven ausstrahlen. Eine besondere Form der Tenopathie wird durch lokale Überlastung beim Tragen von modischem Schuhwerk mit hohen Absätzen beobachtet. Es sind sichtbare feste, knotige Veränderungen am Ansatzpunkt der Achillessehne. Dabei kann es sich um eine Exostose der Tuberositas superior calcanei handeln [21]. Sie sind meist beidseitig und oft asymptomatisch. Gelegentlich liegt diesem Geschehen auch eine chronische Bursitis zugrunde [23].

Von diesen „Pump Bumps" unterscheiden sich Rheumaknoten, die in der Regel etwas höher sitzen. Die Behandlung besteht in Vermeidung der Schädlichkeit durch Tragen eines geeigneten Fersenschutzes und in zweckmäßigem Schuhwerk. Im Falle einer Bursitis kann eine gezielte Injektion weiterhelfen. Nur selten ist die Resektion der Prominentia posterior des Calcaneus erforderlich [21] (Abb. 11.1).

Es gibt einige weitere Spielarten der Bursitis, die sich meist selbst limitieren. Unter dem Begriff „Winterferse“ oder Haglandsche Erkrankung versteht man eine chronische Bursopathie, die meist durch Scheuereffekte zustandekommt [11].

Eine Periostitis calcanei kann durch Entzündung wie Spondarthritis, Psoriasisarthritis, rheumatoide Arthritis oder Reitersche Erkrankung, aber auch durch ein Trauma hervorgerufen werden [22]. Hier kann eine geeignete Einlage im Schuh Nutzen stiften [11]. Der plantare Fersensporn kann größere Ausmaße erreichen und in die Plantarfaszie übergehen. Er tritt vor allem bei Abflachung des Längsfußgewölbes auf. Der Fersensporn ist oft asymptomatisch und wird manchmal zufällig entdeckt. Hier können Schuhe mit elastischen Sohlen oder Absätzen hilfreich sein. Im Bedarfsfalle sollte eine gezielte Anästhesie erfolgen [24].

Eine seltene Schmerzursache sind Fetthernien an der Fußinnenkante. Mit Gewichtsreduktion und Versorgung mit geeignetem Schuhwerk können sie behandelt werden [20]. Bei Kindern besteht die häufigste Ursache von Fersenschmerzen in einer Apophysitis, meist infolge von Überbelastungen. In ausgeprägten Fällen wird ein typischer Röntgenbefund mit Aufhellung und unregelmäßiger Strukturierung der häufig fragmentierten Apophyse gesehen. Die Behandlung besteht in der Verordnung von speziellen Einlagen, Schonung und – wenn nötig – lokaler Kortikosteroidinjektion [19].

Die „schwarze Ferse“ entsteht ein- oder beidseitig durch Hautblutungen bei Einwirkung von Scherkräften, meist in Ausübung bestimmter Sportarten. Schmerzen bestehen in der Regel nicht, und eine Behandlung ist nicht nötig [25].

Die Fasciitis plantaris

Sie ist eine der häufigsten Ursachen von Fußschmerzen [26]. Wie gesagt, kommt sie oft mit einem plantaren Fersensporn zusammen vor. Die tiefe Plantarfaszie besteht aus Sehnengewebe, das einerseits an der Tuberositas calcanei ansitzt und andererseits in die Gewebsstrukturen der Haut übergeht. Sie teilt sich in fünf Zungen, eine für jede Zehe [14]. Typisch ist der Fußsohlenschmerz, der beim Beginn des Gehens vermehrt Beschwerden macht. Man kann entlang des Faszienverlaufes am besten bei bimanueller Palpation einen umschriebenen Druckschmerz auslösen. Auch die Dorsalflexion der Zehen vermehrt den Schmerz und zeigt eine Rigidität. Es ist immer auch an eine entzündliche Systemkrankheit, aber auch an eine Hyperlaxidität oder an Plattfüße mit Valgusdeformität der Ferse zu denken.

Ätiologie. Die Beschwerden werden meist durch Überlastung beim Springen oder langem Stehen ausgelöst und ereignen sich oft in Verbindung mit Übergewicht und Plattfüßen [9, 24]. Diese entzündlichen Systemerkrankungen kommen bei etwa 10 % des Krankengutes vor, wobei auch die Gicht eine Rolle spielt. In der Hälfte der Fälle wird ein Fersensporn gefunden, doch kann man hieraus keine prognostischen Aussagen ableiten. Manchmal entsteht ein Fußsohlenschmerz auch nach Anwendung von Fluorpräparaten zur Therapie der Osteoporose [28].

Labor- und Röntgenuntersuchungen. Hier ist das Röntgenbild unerläßlich, und oft müssen spezielle rheumatologische, serologisch-immunologische Tests ausgeführt werden.

Die Behandlung sollte möglichst auf Ursachenfaktoren wie Übergewicht und Fußübel einwirken. Besondere Aufmerksamkeit ist der Auswahl eines zweckmäßigen Schuhwerks zu widmen, das dann noch zusätzlich mit speziellen Hilfsmitteln ausgerüstet werden kann. Einlagen sollten anfangs nur stundenweise getragen werden, um die Gewöhnung zu erleichtern. Werden typische Druckpunkte nachgewiesen, so tritt die gezielte Injektionsbehandlung in ihr Recht (Abb. 11.4).

Bei entzündlichen Systemkrankheiten ist ein Versuch mit nichtsteroidalen Antiphlogistika notwendig. Ein operativer Eingriff ist nur selten indiziert. In großen Statistiken werden nur 2 % genannt [24].

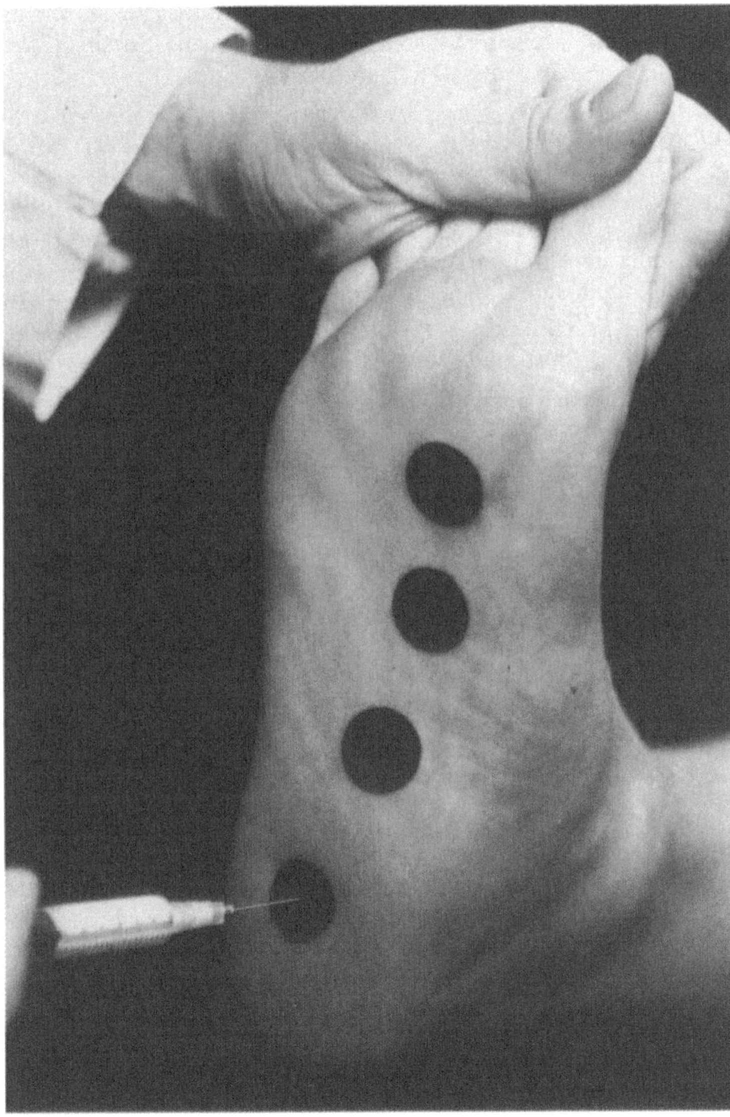

Abb. 11.4. Injektionstechnik bei Fußsohlenschmerzen und Plantarfasziitis.

Mittelfußschmerzen und Metatarsalgien

Relativ häufig sind Bänderzerrungen im Bereich des Kalkaneokuboidgelenkes, die ein typisches klinisches Bild zeigen. Ruhigstellung und Anlegung eines elastischen Verbandes über 48 Stunden schaffen meist in Kürze Beschwerdefreiheit.

Sehnenscheidenentzündungen der oberflächlichen Fußbeugesehnen kommen meist durch Reibungen an der Schuhzunge zustande, meist bei neuen Schuhen. Man kann dann den Hauptschmerzpunkt mit einem Stift markieren, die Schuhe anziehen und den Druckpunkt auf der Schuhinnenseite auf diese Weise aufzeichnen. Eine Schaumgummipolsterung kann dann zu beiden Seiten angeklebt werden, so daß die Druckstelle entlastet wird. Eine sogenannte Sesamoiditis ist wahrscheinlich ein sehr seltenes Ereignis. Meist handelt es sich doch um eine Bursitis [7].

Metatarsalgien

Sie kommen beim Mortonschen Neurom, aber auch bei anatomischen Varietäten, Fußmuskelschwächen, Trauma oder Entzündungen vor [2, 11, 14]. Nicht selten ist auch eine Schwäche des Lig. transversum, das das Querfußgewölbe aufrechterhält, vorhanden. Eine häufige Ursache ist der Metatarsus primus varus, bei welchem die Großzehe um die Längsachse nach innen rotiert ist. Häufig sind Hallux valgus und Hallux rigidus und gelegentlich eine Arthritis an der Sesambeingelenkverbindung [29]. Der 2. Metatarsalstrahl ist fest zwischen die drei Ossa cuneiforma fixiert und daher relativ immobil. Diese Region ist deswegen auch sehr störanfällig. Als Hilfsursachen gelten auch Übergewicht, Bänderschwäche und Fußballspiel [11]. Hier bilden sich auch oft dicke Hornschwielen [14].

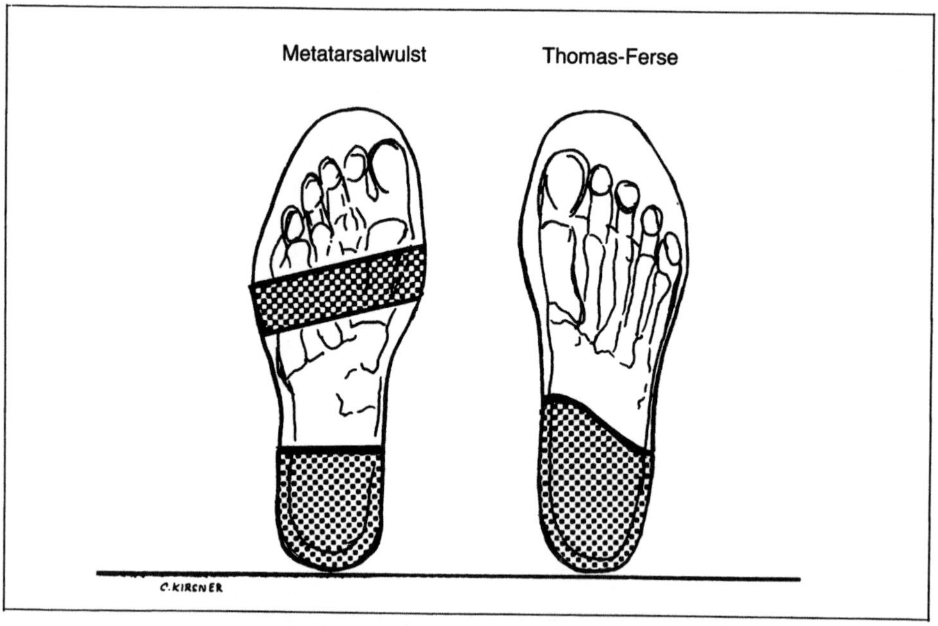

Abb. 11.5. Links: Schuh mit Metatarsalwulst, der die Belastung hinter die Metatarsallinie verschiebt. Richtiger Sitz ist entscheidend, das Hilfsmittel muß auf beiden Seiten getragen werden. Rechts: Schuh mit Thomas-Ferse: Er ist nützlich bei Plattfuß und Valgusdeformität der Ferse.

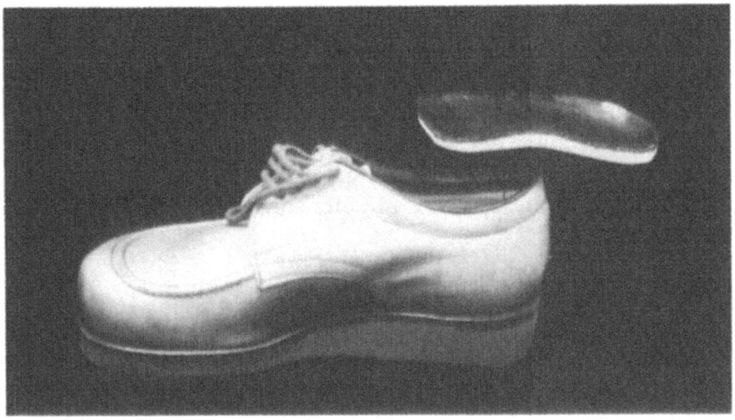

Abb. 11.6. Der extratiefe Schuh: Er hat in der Regel auch einen verbreiterten Zehenraum, so daß Vorfußdeformitäten bei rheumatoider Arthritis oder Hammerzehen günstig beeinflußt werden. Eine individuell modellierte Weichplastikeinlage kann zusätzlich nützlich sein.

Die Therapie muß diese Umstände berücksichtigen. Sogenannte Gesundheitssandalen und besonders auch solche mit Greifwulst sind zweckmäßig und ermöglichen ein Bewegungstraining. Greifübungen oder ein Bewegungstraining kann versucht werden. Es wird erleichtert, wenn man sich auf ein Telefonbuch stellt und den Zehen so ein freies Spiel ermöglicht. Schmerzhafte Schwielen können mit 20%iger Salizylsäure und Kollodium aufgelöst werden. Bei der Verordnung von Einlagen müssen die individuellen Besonderheiten der Fußanatomie sorgfältig beachtet werden. Der Arzt muß sich von dem einwandfreien Sitz der Einlagen überzeugen. Die selbst modellierenden Kunststoffeinlagen können Gutes leisten, sie erfordern aber einen tiefen Schuh mit breitem Vorfußteil (Abb. 11.6).

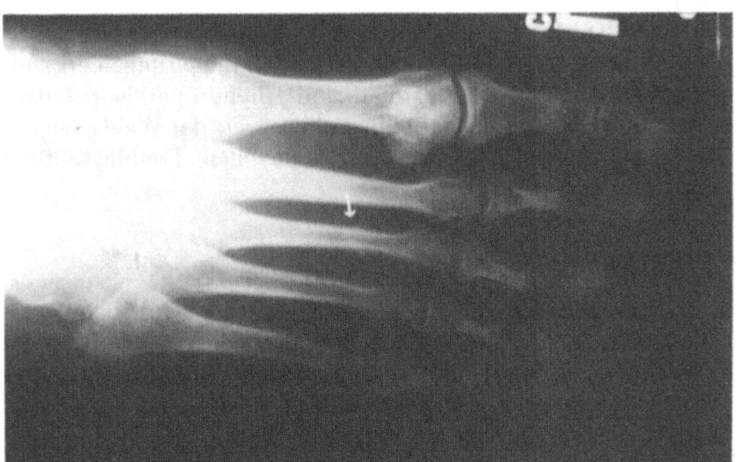

Abb. 11.7. Ermüdungsbruch (Marschfraktur): Schmerz und Schwellung im Mittelfußbereich bei jungen Männern ist verdächtig auf einen Ermüdungsbruch.

Nachher kann man sich mit eingeklebten Schaumgummistreifen helfen, die vorher nach der Lippenstiftmarkierung entsprechend ausgeschnitten werden. Der Schuh soll fest sitzen, um das Vorwärtsgleiten zu vermeiden. Die Sohle soll fest, aber nicht steif sein, und Kreppsohlen sind oft eine gute Lösung.

Bei chronischen Dauerbelastungen des Vorfußes kann es zu Zerrungen der Ligg. intertarsalia kommen, bei Tänzern auch zu einer Streßfraktur eines Sesambeines oder der Basis des 5. Metatarsalknochens, was zu einer schmerzhaften Ausbeulung des lateralen Fußrandes führt [34].

Ermüdungsfrakturen

Sie sind häufig proximal des Metatarsalköpfchens gelegen, und sie ereignen sich oft bei Soldaten, besonders bei Rekruten nach ihrem ersten langen Marsch. Sie kommen aber auch bei Langläufern und bei Hausfrauen vor und bei Personen mit einem kurzen 1. Metatarsalstrahl [14, 32, 34, 35]. Dann kommt es meist zu einem Bruch des 2. oder 3. Metatarsalschaftes. Klinisch stellen sich die Zeichen der Entzündung mit Vorfußschmerz und Schwellung ein. Diese Läsionen beginnen subakut und sind nicht so schmerzhaft wie Gichtattacken. Typische Röntgenzeichen können sich oft erst nach einigen Wochen einstellen (Abb. 11.7). Ein knöcherner Kallus erscheint nach drei bis vier Wochen und sichert dann die Diagnose [36]. Die Therapie besteht in entsprechender Stützung des Fußgewölbes, manchmal muß ein Gipsverband angelegt werden.

Schäden bei Läufern

Langstreckenläufer klagen häufig über Fußbeschwerden. Meist handelt es sich dabei um kombinierte Schäden durch Überlastung und Überanstrengung. Bei der sportärztlichen Untersuchung sollte deswegen vor allem eine sorgfältige Beurteilung der statischen Verhältnisse vorgenommen werden. Hierzu gehört insbesondere eine Beurteilung der vertikalen Bein- und Fußachse, der Beinlängen, des Bewegungsausmaßes und der Beschaffenheit der Fußgewölbe. Bei einer Studie an 180 Läufern [37], die Beschwerden hatten, wurden 232mal Veränderungen gefunden, wobei als auslösende Ursache in zwei Dritteln der Fälle Überlastungserscheinungen und beim Rest der Probanden einige anatomische Veränderungen erkennbar wurden, beispielsweise auch Tendinopathien und Chondropathia patellae. Langstreckenläufer sollten der Bodenbeschaffenheit ebenso wie der Wahl geeigneter Sportschuhe Rechnung tragen und auf einen sinnvollen Trainingsaufbau bedacht sein [37, 39].

Der bewegliche Plattfuß

Es handelt sich um das häufigste kleine Fußübel, das aber für sich keine Beschwerden verursachen braucht [5, 11, 14]. In diesem Falle ist auch nichts zu unternehmen, selbst dann nicht, wenn die Veränderungen erheblich sind. Die Betroffenen sollten aber Übergewichtigkeit vermeiden, da das eine das andere verschlimmert. Ein gewisser Trainingszustand ist sogar zweckmäßig, und er wird am einfachsten durch Wandern erreicht. Zur Dekompensation kommt es auch in Stehberufen oder nach längerer Bettlägerigkeit infolge einer Muskelhypotrophie [12]. Bei der klinischen Untersuchung fällt die Abflachung des Längsfußgewölbes besonders bei Belastung auf. Das Os naviculare erscheint prominent, der Calcaneus zeigt eine Valgus-Stellung (Abb. 11.8). Die Muskeln und Sehnen des lateralen Unterschenkels und auch die Achillessehnen können zur Verkürzung neigen, der Vorfuß schwingt nach außen. Manchmal kommt es zu Ödemen im Fußrücken, die sowohl schmerzhaft als auch schmerzlos sein können [14]. Die Beweglichkeitsprüfung zeigt, ob die beteiligten Gelenke flexibel oder rigide sind. Druckdolenz wird häufig über dem Os naviculare und über dem Lig. calcaneonaviculare inferior gefunden. Der Plattfußpatient rollt den Fuß nicht ab, er wendet beim Gehen den Vorfuß nach außen, um die Tarsalia oder Metatarsalia zu schonen [11]. Die Belastung eines normalen Schuhwerks ist dementsprechend, und häufig entwickeln sich Hühneraugen an der 5. Zehe. Ein Plattfuß kann nicht durch eine vordere, wohl aber durch eine hintere Draufsicht erkannt werden.

Ätiologie. Beim Neugeborenen und Kleinkind ist der Plattfuß physiologisch, besteht er über das erste Lebensjahr hinaus, können eine Hyperlaxidität des Bänderapparates, aber auch eine Fußmuskelschwäche vorliegen. Nur selten ist hier das Schuhwerk schuldig, in 70% der Fälle läßt sich eine Erblichkeit nachweisen [11].

Labor- und Röntgenuntersuchungen. Die beschriebene Fußdeformität kann auch Folgezustand einer rheumatoiden Arthritis sein. Beim Pes planus rigidus müssen spezielle Röntgeneinstellungen beachtet werden, um die kongenitalen Defekte oder die sekundären Synostosierungen zur Darstellung zu bringen.

Behandlung. Die gedankenlose Verordnung von Einlagen ist falsch. Das wichtigste ist die Bemühung, dem Patienten beizubringen, die Hauptbelastung allmählich auf den äußeren Fußrand zu verlagern [11]. Dies kann durch entsprechende Gestaltung des Fußbettes erreicht werden [14]. Das Fußbett muß dann von Zeit zu Zeit immer weiter adaptiert werden. Eine Fersenstütze nach Thomas wirkt der Valgisierung entgegen, so daß der Gesamtfuß mehr in Linie gehalten wird. Das Schuhoberteil soll geschmeidig sein, es sei denn, es läge ein Hallux rigidus vor. Die

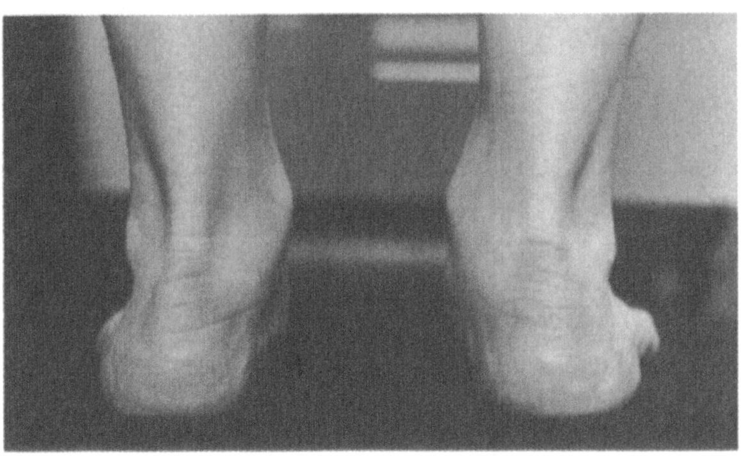

Abb. 11.8. Pes planus mit Valgusstellung der Ferse wird am besten sichtbar von hinten. Eine ausführliche Fußuntersuchung ist bei allen Beschwerden von seiten des Bewegungsapparates notwendig.

Untersuchung des Längsfußgewölbes sollte nur in Ausnahmefällen durch Einlagen erfolgen, vor allem aber muß man Sitz und Funktion solcher Hilfsmittel nach dem Gebrauch öfter kontrollieren. Von Nutzen können plastische Einlagen sein, jedoch sind diese Hilfsmittel nicht die erste, sondern die letzte Maßnahme. Sehr zu empfehlen sind dagegen Fußgymnastik mit Greifübungen und mit einem Rotationstraining in beiden Richtungen. Dies kann im Laufe der Zeit zu einer wesentlichen Kräftigung des Fußgefüges führen (Abb. 11.9).

Zehenprobleme

Der Begriff entzündeter Fußballen beinhaltet eine Schwellung des 1. Metatarsophalangealgelenkes. Er wird oft mißbräuchlich angewendet, da sich hier mancherlei Probleme lokalisieren können [12].

Der Hallux valgus

Es handelt sich dabei um eine sehr häufige Fußdeformität mit medialer Deviation der Großzehe, was oft zu einer Bursitis Anlaß gibt. Meist wird die 2. Zehe dorsalwärts abgedrängt und zur Hammerzehe umgestaltet [14]. Auch das Sesambein wird dann verlagert. Solche Veränderungen finden sich mehr bei Frauen und insbesondere bei solchen, die spitze Schuhe tragen. Meistens ist dann die Großzehe auch nach innen rotiert, nicht selten sucht der Betroffene den Arzt auf, nicht weil er Schmerzen, sondern weil er Schwierigkeiten beim Anpassen von Schuhen hat.

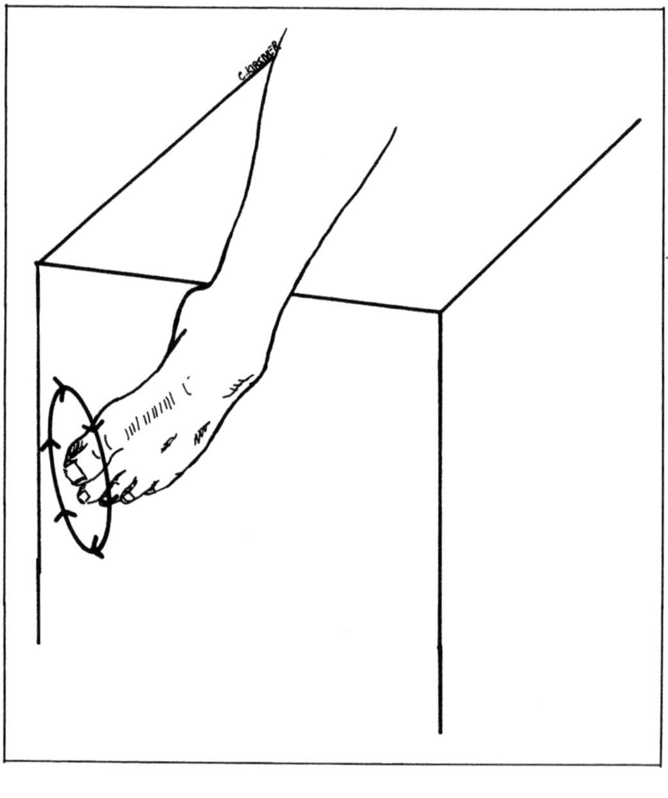

Abb. 11.9. Übungen zur Mobilisierung des Fußes und der Sprunggelenke: Drehbewegung des maximal gestreckten Fußes bei nach unten gebeugten Zehen in beiden Richtungen.

Hallux rigidus

Hierbei kommt es zu einer Einsteifung im Großzehengrundgelenk aus verschiedenen Gründen wie z. B. Trauma, Deformität oder Entzündung. Diese Veränderung verursacht meist noch mehr Beschwerden als der Großzehenschiefstand allein [29]. Der unkomplizierte Hallux valgus wird mit entsprechenden Hilfsmitteln wie erweitertes Zehenbett, Gebrauch von Zehenringen usw. behandelt. Schuhe mit hohen Absätzen oder sehr biegsamen Sohlen sollten vermieden werden. Die chirurgische Indikation sollte nicht aus kosmetischen, sondern nur aus rein medizinischen Gründen erfolgen, da in 15 bis 20 % der Fälle unbefriedigende Ergebnisse erreicht werden [2]. Der Gelenkersatz ist hier noch im experimentellen Stadium. Liegt eine Entzündung der adventitiellen Bursa vor, so empfiehlt sich die Anbringung eines Schaumgummistreifens in der Reibungszone. Bei warmem Wetter sollten offene Sandalen getragen werden. In Notfällen muß der Schuh durch einen Längsschnitt oberhalb der Sohle geweitet werden, alles in der Absicht, die Raumnot in dieser Konfliktzone zu beseitigen und damit den Scheuereffekt zu reduzieren [42]. Der Hallux rigidus verlangt Ruhigstellung durch eine dicke und rigide Sohle, u. U. mit einer Abrollauffütterung [11, 12]. In geeigneten Fällen kann man mit einer gezielten Procaininjektion rasche Erleichterung bringen, um dann anschließend vorsichtige Bewegungsübungen einzuleiten [2, 12]. In schweren und therapieresistenten Fällen ist eine Operation nötig [11].

Hammerzehen

Diese Deformierungen können auf einer Erbanlage beruhen, aber auch durch einen Hallux valgus oder unzweckmäßiges Schuhwerk erworben werden [1, 14]. Meist sind die Veränderungen beidseitig. Besonders betroffen ist in der Regel die 2. Zehe, die eine Beugekontraktur des proximalen Interphalangealgelenkes aufweist. Durch Scheuereffekte kommt es auch sekundär zu Schleimbeutelentzündungen und Kallusbildung mit Verdickung und Verbreiterung der Zehe [14]. Bei Kindern kann man die Anomalie mit elastischen Verbänden und geeigneten Schuhen beeinflussen. Ein Einschnitt über dem Reibungspunkt der Schuhkappe in X-Form kann Entlastung schaffen [42]. Normalerweise verursachen die Zehendeformitäten keine eigentliche Entzündung, und wenn eine solche auftritt, so muß man auch an Systemkrankheiten wie rheumatoide Arthritis, Psoriasisarthritis, Gicht oder Tumoren denken.

Neurale Engpaßsyndrome

Mit Zunahme der unphysiologischen Schuhmoden mit der entsprechenden Belastung haben auch die Engpaßsyndrome an Fuß und Unterschenkel zugenommen. Typisch ist ein Brennschmerz, der Tag und Nacht andauert, was aber oft erst auf Befragen von den Patienten geäußert wird.

Das Tarsaltunnelsyndrom

Es handelt sich dabei um eine Druckläsion des N. tibialis posterior beim Durchgang durch einen Tunnel unter dem M. flexorum retinaculi am Innenknöchel [26, 45, 46]. In diesem Retinaculum liegt die Loge der Flexorum digitorum longus und hallucis longus, des Gefäßbündels und der Nervi tibialis posterior sowie mediale, laterale und plantare Aufzweigungen [14] (Abb. 11.10). Die häufigsten Beschwerden sind ziehender und brennender Schmerz mit Taubheitsgefühl und Kribbeln, besonders im Fußsohlenbereich und in den Zehen, manchmal aber auch in der Ferse. Der Schmerz kann auch in die Wade ausstrahlen [14, 49].

Die Beschwerden dauern in der Nacht an und verschlimmern sich im Stehen. Die Patienten haben dann oft das Bedürfnis, die Schuhe zu wechseln. Der klinische Befund ist spärlich. Schwellungen oder Atrophien kommen praktisch nicht vor. Die Sensibilitätsprüfung ergibt inkonstante Befunde. Beim Tinel-Test wird der Nerv mit dem Finger oder dem Reflexhammer beklopft, was nicht selten zu einer Schmerzverstärkung führt. Wird eine straffe Binde angelegt, so kommt es oft durch venöse Stauung im Tarsaltunnel zu Verschlimmerung der Beschwerden [14]. Die relative Raumnot im Tarsaltunnel wird zur absoluten durch eine Tenosynovitis, die ihrerseits durch eine rheumatoide Arthritis oder durch andere Entzündungen ausgelöst werden kann [14]. Häufig sind aber auch Unfallfolgen nach Frakturen oder Dislokationen des Talus, des Kalkaneus oder des Innenknöchels [47, 48].

Eine diabetische Neuropathie kann ähnliche Beschwerden auslösen, ohne daß eine Einengung des betroffenen Nerven vorliegt. Die Diagnose wird durch die Bestimmung der Nervenleitgeschwindigkeit gesichert, die normalerweise 49,9 ± 5,1 m/s beträgt, und die Latenz vom Innenknöchel zum Adductor hallucis beträgt normalerweise 4,4 ± 0,9 m/s. Eine Verlängerung der Latenz auf 6,1 m/s für den N. plantaris medialis und 6,7 m/s für den lateralen Zweig ist beweisend für die Diagnose [14, 48, 53, 54], wobei allerdings Normalwerte die Diagnose nicht ausschließen.

Wahrscheinlich ist die beste Methode die Diagnosis ex juvantibus durch eine gezielte Injektion in den Tarsaltunnel (Abb. 11.11). Die Dauererfolge bei wiederholten Einspritzungen sind allerdings sehr unterschiedlich hoch, dann muß eine Dekompressionsoperation empfohlen werden [14, 49, 50]. Dies wird meist bei

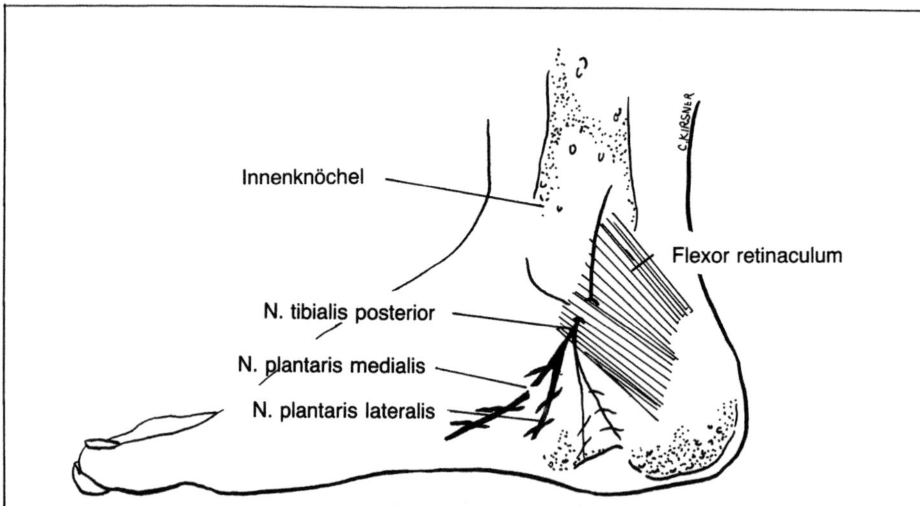

Abb. 11.10. Der Tarsaltunnel: Der N. tibialis posterior wird oft zwischen dem M. flexor retinaculum am Innenknöchel eingeengt. Es können aber auch mediale und laterale Äste des N. plantaris betroffen sein.

sekundären Knochendeformierungen nach Frakturen notwendig. Bei Schwellungszuständen anderer Art, also bei Systementzündungen, bei Myxödem, Schwangerschaft oder Amyloidose, muß das Grundleiden behandelt werden.

Die Kompressionsneuropathie des Peroneusnervenstammes

Eine Vorfußlähmung mit Unfähigkeit einer Dorsalflexion des Fußes kann durch eine Nervenkompression z. B. durch übereinandergeschlagene Beine, durch Kompression nach Narkosen oder durch direkte traumatische Einwirkungen zustande kommen. Auch enge Stiefel oder Gipsverbände können eine sensorische oder

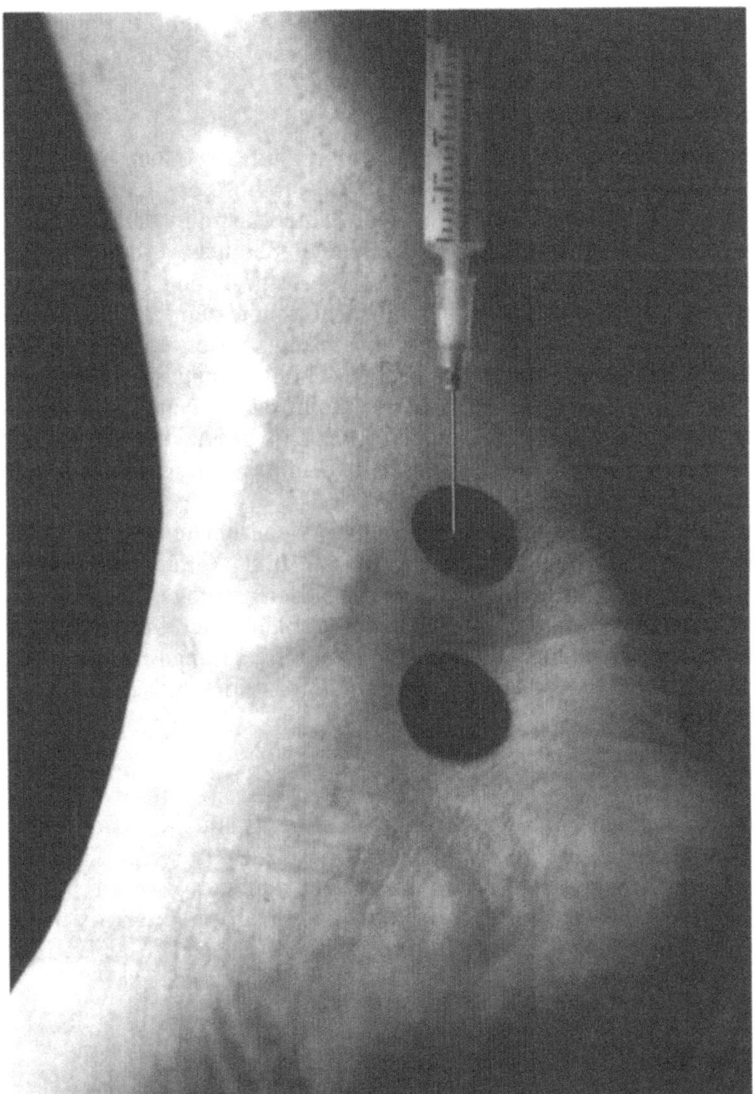

Abb. 11.11. Injektionssitus bei Tarsaltunnelsyndrom oder Tendinopathie des M. tibialis posterior.

motorische Störung des N. tibialis auslösen. Dann ist die Versorgung mit einer Peroneusfeder oder einem Peroneusschuh notwendig. Oft kommt es zu einer Remission der Erscheinungen innerhalb einiger Monate [46, 47].

Der Engpaß des Nervus plantaris

Bei einer forcierten Pronation oder bei Druckeinwirkung infolge eines Hallux rigidus, einer Tenosynovitis oder einer venösen Stauung kann der N. plantaris an der Medialseite des Fußes unterhalb des Lig. calcaneonaviculare komprimiert werden [46]. Der Betroffene klagt dann über Fersenschmerzen mit Taubheitsgefühl und Kribbeln meist in der Fußsohle. Auch hier wird man versuchen, mit einer gezielten Injektion die Beschwerden symptomatisch zu bessern und die anatomischen Ursachen durch orthopäidsche Maßnahmen zu beseitigen [47].

Das interdigitale plantare Neurom (Morton)

Ein Engpaßsyndrom mit oder ohne Neurom kommt häufig zwischen der 3. und 4. Zehe auf der Plantarseite vor. Hierbei ist die Anastomose des medialen und lateralen Zweiges des N. plantaris betroffen. Der Schmerz strahlt dann in die 3. und 4. Zehe aus. Auch andere Interdigitalräume können befallen werden. Typisch sind entsprechende subjektive Beschwerden wie Hyperästhesie oder Taubheitsgefühl mit Kribbeln und reißende oder brennende Vorfußschmerzen. Die Beschwerden werden durch Gehen besonders auf hartem Grund und durch Tragen von Schuhen mit hohen Absätzen verschlimmert. Bei der Untersuchung wird Druckdolenz in der Konfliktzone angegeben. Eine Nervenkompression kann auch durch eine Verlagerung des Metatarsalköpfchens oder durch Einwirkung des Lig. tarsale transversum zustande kommen. Bei chronischer Kompression entwickelt sich häufig ein Neurom [14, 46, 47, 50, 55].

Eine konservative Therapie ist möglich durch eine Wiederherstellung des Querfußgewölbes durch kommaförmige Schuheinlagen [47]. In 85 % der Fälle sind die Beschwerden einseitig, die Einlagen sollten aber beidseits getragen werden, um einen ungleichen Gang zu vermeiden [1]. Die Schuhe sollen einen breiten Zehenraum haben. Wenn auch gezielte Injektionen keine Besserung bringen, muß chirurgische Behandlung erwogen werden, insbesondere, wenn ein Neurom wahrscheinlich ist [14, 47].

Das Joplinsche Neurom

Hierbei handelt es sich um eine Perineuralfibrose des Ramus digitalis des N. plantaris nach Trauma oder Operation im Bereich des Großzehengrundgelenkes [2]. Es kommt dann zu Schmerzen und Parästhesien auf der Plantarseite der Großzehe. Der Tinel-Test kann positiv sein. Die Beschwerden bessern sich bei Ruhe oder nach Ausziehen der Schuhe. In hartnäckigen Fällen ist eine Exzision des betroffenen Nerven notwendig.

Nächtliche Krämpfe

Über diese Störungen ist schon in Kapitel 10 gesprochen worden. Sie können sich manchmal auf die Füße beschränken. In erster Linie wird man wieder nach lokalen Ursachen solcher Beschwerden suchen, die aber oft nicht entdeckt werden können. Die symptomatische Therapie besteht in warmen Fußbädern oder im Tragen feuchter Socken oder in Gaben von Chinin oder Diphenhydramin.

Literatur zu Kapitel 11

1. Mann, R. A.: Conservative treatment and office procedures. In: DuVries' Surgery of the Foot. 4th Ed. Edited by R. A. Mann, St. Louis, C. V. Mosby (1978).
2. Giannestras, N. J.: Foot Disorders; Medical and Surgical Management, 2nd Ed. Philadelphia, Lea & Febiger (1973).
3. Miller, W. E.: Nonoperative approach to foot problems. Orthop. Rev. **7,** 19–21 (1978).
4. Dagnall, J. C., J. J. Calabro: Chiropody (podiatry) and arthritis. Bull. Rheum. Dis. **23,** 692–695 (1972).
5. Jahss, M. H.: The abnormal plantigrade foot. Orthop. Rev. **8,** 31–34 (1978).
6. Cracchiolo, A.: The use of shoes to treat foot disorders. Orthop. Rev. **8,** 73–83 (1979).
7. Raymakers, R.: The painful foot. Practitioner **15,** 61–68 (1975).
8. Mayer, P. J.: Pes cavus: A diagnostic and therapeutic challenge. Orthop. Rev. **7,** 105–116 (1978).
9. Glick, J. M.: Traumatic injuries to the soft tissues of the foot and ankle. In: DuVries' Surgery of the Foot. 4th Ed. Edited by R. A. Mann. St. Louis, C. V. Mosby (1978).
10. Harrington, K. D.: Degenerative arthritis of the ankle secondary to long-standing lateral ligament instability. J. Bone Joint Surg. **61,** 354–361 (1979).
11. Duthie, R. B., A. B. Ferguson: Mercer's Orthopedic Surgery, 7th Ed. Baltimore, Williams & Wilkins (1973).
12. Mann, R. A., H. L. DuVries: Acquired nontraumatic deformities of the foot. In: DuVries' Surgery of the Foot, 4th Ed. Edited by R. A. Mann. St. Louis, C. V. Mosby (1978).
13. Lipscomb, P. R.: Nonsuppurative tenosynovitis and paratendinitis. Am. Acad. Orthop. Surg. Instructional Course Lectures, Vol. 7. Ann Arbor (1950).
14. Turek, S. L.: Orthopaedics; Principles and Their Application. 3rd Ed. Philadelphia, J. B. Lippincott (1977).
15. Johnston, J. O.: Affections of the foot. In: DuVries' Surgery of the Foot, 4th Ed. Edited by R. A. Mann. St. Louis, C. V. Mosby (1978).
16. Norris, S. H., H. J. Mankin: Chronic tenosynovitis of the posterior tibial tendon with new bone formation. J. Bone Joint Surg. **60,** 523–526 (1978).
17. Inman, V. T., R. A. Mann: Major surgical procedures for disorders of the ankle, tarsus, and midtarsus. In: DuVries' Surgery of the Foot, 4th Ed. Edited by R. A. Mann. St. Louis, C. V. Mosby (1978).
18. Goldman, A. B., M. C. Katz, R. H. Freiberger: Posttraumatic adhesive capsulitis of the ankle: arthrographic diagnosis. Am. J. Roentgenol. **127,** 585–588 (1976).
19. Sorrells, R. B.: Heel pain. J. Arkansas Med. Soc. **74,** 494–497 (1978).
20. Shelley, W. B., H. M. Rawnsley: Painful feet due to herniation of fat. JAMA **205,** 308–309 (1968).
21. Dickinson, P. H., M. B. Coutts, E. P. Woodward, D. Handler: Tendo achillis bursitis. J. Bone Joint Surg. **48,** 77–81 (1966).
22. Gerster, J. C., Y. Saudan, G. H. Fallet: Talalgia; a review of 30 severe cases. J. Rheumatol. **5,** 210–216 (1978).
23. Layfer, L. F.: "Last" bursitis – a cause of ankle pain. Arthritis Rheum. **23,** 261 (1980).
24. Furey, J. G.: Plantar fasciitis; the painful heel syndrome. J. Bone Joint Surg. **57,** 672–673 (1975).
25. Siebert, J. S., R. A. Mann: Dermatology and disorders of the toenails. In: Du Vries' Surgery of the Foot, 4th Ed. Edited by R. A. Mann. St. Louis, C. V. Mosby (1978).
26. Moskowitz, R. W.: Clinical Rheumatology. Philadelphia, Lea & Febiger (1975).
27. Campbell, J. W., V. T. Inman: Treatment of plantar fasciitis and calcaneal spurs with the UC-BL shoe insert. Clin. Orthop. **103,** 57–62 (1974).
28. Riggs, B. L., S. F. Hodgson, D. L. Hoffman, et al.: Treatment of primary osteoporosis with fluoride and calcium. JAMA **243,** 446–449 (1980).
29. Baxter, D. E., R. A. Mann: Bones of the foot and their afflictions. In: DuVries' Surgery of the Foot, 4th Ed. Edited by R. A. Mann. St. Louis, C. V. Mosby (1978).

30. Inmann, V. T., R. A. Mann: Principles of examination of the foot and ankle. In: DuVries' Surgery of the Foot, 4th Ed. Edited by R. A. Mann. St. Louis, C. V. Mosby (1978).
31. Milgram, J. E., M. A. Jacobson: Footgear; therapeutic modifications of sole and heel. Orthop. Rev. **7,** 57–62 (1978).
32. Epps, C. H.: Fractures of the forepart and midpart of the adolescent foot. Orthop. Rev. **7,** 63–69 (1978).
33. Bossley, C. J., P. C. Cairney: The intermetatarsophalangeal bursa – its significance in Morton's metatarsalgia. J. Bone Joint Surg. **62,** 184–187 (1980).
34. Gross, R. H.: Foot pain in children. Pediatr. Clin. North Am. **24,** 813–823 (1977).
35. Chapman, M. W.: Fractures and fracture-dislocations of the ankle and foot. In: Du Vries' Surgery of the Foot, 4th Ed. Edited by R. A. Mann. St. Louis, C. V. Mosby (1978).
36. Garcia, A., J. C. Parkes: Fractures of the foot. In: Foot Disorders: Medical and Surgical Management, 2nd Ed. Edited by N. J. Giannestras. Philadelphia, Lea & Febiger (1973).
37. James, S. J., B. T. Bates, L. R. Osternig: Injuries to runners. Am. J. Sports Med. **6,** 40–50 (1978).
38. Baugher, W. H., G. J. Balady, R. F. Warren, J. L. Marshall: Injuries of the musculoskeletal system in runners. Contemp. Orthop. **1,** 46–54 (1979).
39. Brady, D. M.: Running injuries. Clinical Symposium (CIBA) **32** (No. 4) 2–36 (1980).
40. Mann, R. A.: Biomechanics of the foot and ankle. Orthop. Rev. **7,** 43–48 (1978).
41. Giannestras, N. J.: Principles of bunion surgery. Orthop. Rev. **7,** 83–86 (1978).
42. Jacobson, M. A.: Simple footgear corrections useful in office emergencies. Orthop. Rev. **8,** 63–68 (1979).
43. Shields, M. N., RPT: Disorders of the foot. Postgraduate Clinical Seminar, 44th Annual Meeting. Am. Rheum. Assoc., Atlanta, May 28 (1980).
44. Goodwin, C., OTC: Personal communication.
45. Keck, C.: The tarsal tunnel syndrome. J. Bone Joint Surg. **44,** 180–182 (1962).
46. Kopell, H. P., W. A. L. Thompson: Peripheral Entrapment Neuropathies. Huntington, NY, R. E. Krieger (1978).
47. Curtiss, P. J.: Neurologic diseases of the foot. In: Foot Disorders; Medical and Surgical Management, 2nd Ed. Edited by N. J. Giannestras. Philadelphia, Lea & Febiger (1973).
48. Goodgold, J., H. P. Kopell, N. I. Spielholz: The tarsal-tunnel syndrome. N. Engl. J. Med. **273,** 742–745 (1965).
49. Wilemon, W. K.: Tarsal tunnel syndrome. Orthop. Rev. **8,** 111–118 (1979).
50. Mann, R. A.: Diseases of the nerves of the foot. In: DuVries' Surgery of the Foot, 4th Ed. Edited by R. A. Mann. St. Louis, C. V. Mosby (1978).
51. Janecki, C. J., J. L. Dovberg: Tarsal-tunnel syndrome caused by neurilemoma of the medial plantar nerve. J. Bone Joint Surg. **59,** 127–128 (1977).
52. McGill, D. A.: Tarsal tunnel syndrome. Proc. R. Soc. Med. **57,** 23–24 (1964).
53. Gretter, T. E., A. H. Wilde: Pathogenesis, diagnosis, and treatment of the tarsal-tunnel syndrome. Cleve. Clin. Q. **37,** 23–29 (1970).
54. Fu, R., J. A. DeLisa, G. H. Kraft: Motor nerve latencies through the tarsal tunnel in normal adult subjects. Arch. Phys. Med. Rehabil. **61,** 243–248 (1980).
55. Lassmann, G., H. Lassmann, L. Stockinger: Morton's metatarsalgia. Virchows Arch. [Pathol. Anat.] **370,** 307–321 (1976).

12 Fibrositissyndrom

Es ist schwer, eine klare und eindeutige Definition dieses Begriffes zu geben. Man versteht darunter verschiedenartige Beschwerdebilder, die mit ausgedehntem Schmerz und Steifheit einhergehen, wobei man aber typische lokalisierte myofasziale Druckdolenz auslösen kann. Die Beschwerden werden bei bestimmten Persönlichkeitstypen gefunden. Sie gehen mit Schlafstörungen einher und neigen zur Chronizität. Das Syndrom beginnt häufig in der Lebensmitte, obwohl es auch in jeder anderen Altersstufe vorkommen kann. Häufig ging der Symptomatik eine Lebenskrise, beispielsweise ein Autounfall, voraus.

Der Begriff der „Trigger-Zonen" oder „Trigger-Punkte" ist über 100 Jahre alt [2]. Er wurde von Travell und Mitarbeitern popularisiert [4], die auch seine Beeinflussung durch gezielte Procain-Injektionen befürwortet haben. Die Problematik von Trigger points wurde vor allem von Simons bearbeitet [2, 6]. Er zeigte, daß nur die gezielte Injektion oder die gezielte Infiltration wirksam ist.

Der Terminus „Fibrositis" wurde durch Gowers 1904 eingeführt [7], und er wurde zunächst für umschriebene Schmerzfelder gebraucht. Man dachte damals, daß die Schmerzpunkte an den Grenzflächen zwischen Faszien- und Sehnenverbindungen entstehen. Zunächst glaubte man, daß diese Strukturen durch Überbeanspruchung gereizt oder entzündet werden könnten. Der Entzündungsbegriff war also sehr weit gefaßt und ließ auch eine traumatische Entstehung zu. Insoweit war der Terminus Fibrositis austauschbar mit den Diagnosen, Fasziitis, Myofibritis, Myofasziitis, Muskelrheumatismus und Muskelkater [8].

Gegenwärtig ist der Begriff Fibrositis weichteilrheumatischen Schmerzzuständen vorbehalten, die folgende Charakteristika aufweisen:

Schmerz, Steifheit und Parästhesie. Die Schmerzfelder sind großräumig und meist in den zervikalen oder lumbalen Wirbelsäulenabschnitten lokalisiert. Die Beschwerden werden durch Müdigkeit, Spannung, Überarbeitung, Ruhigstellung und Kälteeinwirkung verschlimmert [1].

Wärme, Massagen, programmierte Aktivitäten und gestaltete Freizeit sind hilfreich. Die Intensität der Schmerzen kann von Tag zu Tag wechseln, aber sie verschwinden nie völlig, die Patienten haben keine „normalen" Tage. Der Schmerz am Körperstamm ist gewöhnlich bilateral und symmetrisch, wenn auch mit Seitendifferenzen. Krampfzustände in den Unterschenkeln kommen oft vor. Die Steifheit ist mehr diffus. Eine Gelenksteife ist nicht spezifisch. Dadurch unterscheiden sich solche Störungen von der klassischen Morgensteife bei der rheumatoiden Arthritis, die ja besonders die Gelenke betrifft. Nackenschmerz und Nackensteife verursachen Hinterkopfschmerzen und treten vor allem schon am frühen Morgen in Erscheinung. In den unteren Gliedmaßen werden häufig Parästhesien und Schwellungsgefühle wahrgenommen. Fingerringe sind morgens schwer abzuziehen, aber eine sichtbare Schwellung kann der Arzt nicht erkennen.

Trigger points. Zur Diagnose eines Fibrositissyndroms ist der Nachweis von drei oder mehr typischen Druckpunkten notwendig [1, 3, 6, 9, 10]. Ähnliche aber schmerzlose Spannungsfelder kommen auch bei beschwerdefreien Personen vor [11, 12]. Eine spezielle Bedeutung hat die Schmerzreproduktion durch die Palpation der Druckpunkte. Manchmal beobachtet man dabei eine lokalisierte oder generalisierte Muskelkontraktion [10, 13]. Dieses „Springzeichen" wird von manchen Autoren als klassisches Symptom des echten Trigger point angesehen [14]. Entsprechend lebhafte Muskelkontraktionen werden dann auch bei der intramuskulären Injektion beobachtet.

Typische Lokalisation für klassische Schmerzpunkte liegen nahe bei den Querfortsätzen der Halswirbel 4, 5 und 6, im Muskelbauch des M. trapezius, an der Knochenknorpelgrenze vor allem der 2. Rippe und etwa 1 cm lateral der Knochenknorpelgrenze auch der übrigen Rippen, am Ansatz des M. supraspinatus medial des Schulterblattrandes, im Muskelbauch des M. rhomboideus, des M. levators scapulae, 1 bis 2 cm distal des Epicondylus lateralis der Ellbogen, im oberen äußeren Quadranten der Gesäßmuskeln, besonders der Fascia glutealis, der lumbalen Interspinatusligamente auf jeder Seite der Lumbalwirbelkörper 4 und 5 und S 1, in den medialen und proximalen Abschnitten der Kniegelenke oberhalb der Seitenbänder, über dem Akromion und dem Trochanter major [3] (Abb. 12.1, 12.2).

Schlafstörungen. Hierüber kann der Beobachter besser berichten als der Betroffene. Typisch ist die Ruhelosigkeit in der ganzen Nacht. Der Patient schläft meist schnell ein, aber er wacht oft auf und fühlt sich am Morgen müder als am Abend zuvor. Der Schlaf bringt keine Ruhe. Moldofsky hat festgestellt, daß der Non-REM-Schlaf (non rapid eye movement) gestört ist und daß er durch Alpha-Rhythmen verdrängt wird [15]. Bei gezielter Störung des Non-REM-Schlafes können im Experiment klassische Druckpunkte ausgelöst werden [15, 16]. Die Kranken mit Fibrositissyndrom erreichen nicht den Tiefschlaf des Stadiums IV. Der Nachtschlaf ist nicht erholsam, obgleich eine ausgeprägte Müdigkeit vorhanden ist.

Persönlichkeitsstruktur. Es handelt sich meist um perfektionistische Persönlichkeiten mit Hast bei der Arbeit, zu Hause, bei Hobbys oder bei sozialen Aktivitäten. Sie halten ihre Terminpläne sehr streng ein und sind übermäßig pünktlich. Beruhigungsmittel lehnen sie ab, und sie machen sparsamen Gebrauch von Medikamenten und Alkohol [1]. Sie neigen zu Übertreibungen, wie in der Körperpflege so auch in der Frisur und der Maniküre. Meist sind sie von schlanker Gestalt und ihr Intelligenzquotient liegt über dem Durchschnitt. Das spannungsvolle Leben führt oft zu Depressionen, insbesondere in der Lebensmitte. Migräne ist ein typisches Vorkommnis in der Familie oder bei den Patienten selbst.

Laboruntersuchungen. Alle Laborwerte sind normal, so Blutbild, Blutsenkung, Serumproteine, Muskelenzyme und Rheumafaktoren oder andere immunologische Befunde. Die Diagnose eines Fibrositissyndroms sollte die genannten Kriterien berücksichtigen. Außerdem werden vegetative Stigmata häufig gefunden, so verstärkter Dermographismus [14], Gänsehaut (Kontraktion der Mm. erectores pylorum) [8], Cutis marmorata und Schweißneigung [9]. Das Abheben von Hautfalten über der Schulterblattregion kann dolent sein und mit Hyperästhesien einhergehen. Bei manueller Hautverschiebung wird oft eine betonte lokale Hyperämie ausgelöst [1].

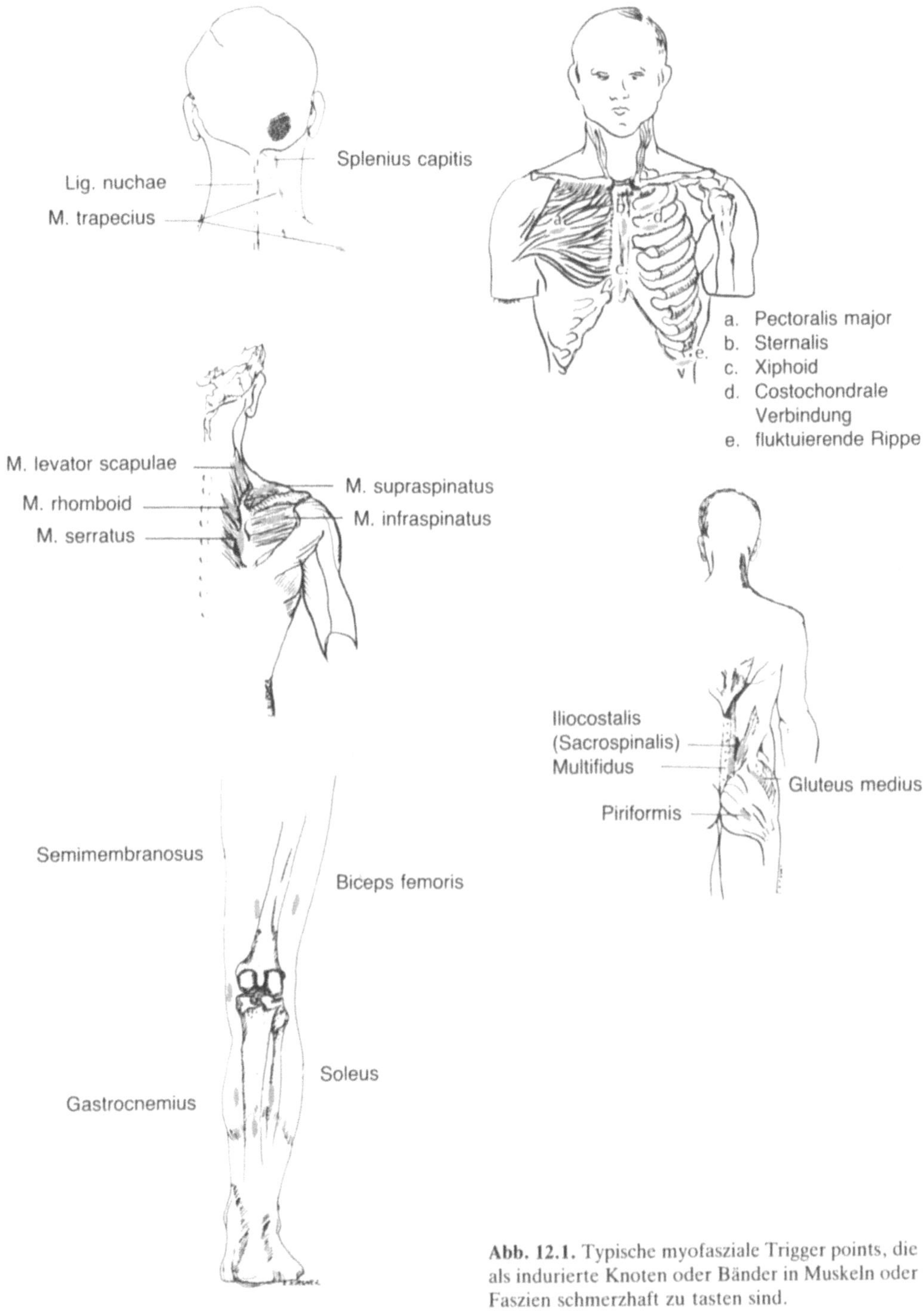

Abb. 12.1. Typische myofasziale Trigger points, die als indurierte Knoten oder Bänder in Muskeln oder Faszien schmerzhaft zu tasten sind.

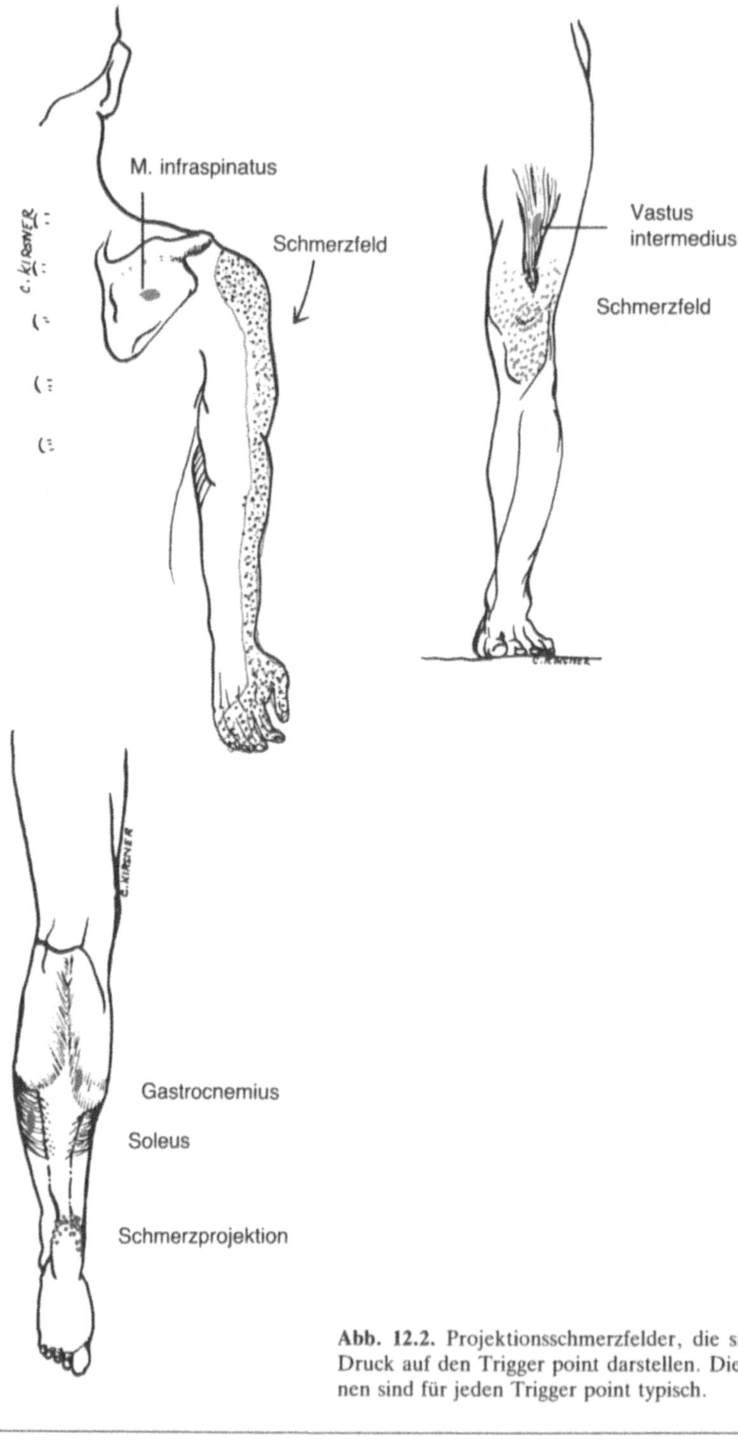

Abb. 12.2. Projektionsschmerzfelder, die sich bei Druck auf den Trigger point darstellen. Diese Zonen sind für jeden Trigger point typisch.

In der Regel fühlt sich der Betroffene während der Untersuchung belästigt, aber er gibt sich nicht deprimiert und läßt eine neurotische Verhaltensstörung nicht auf Blick erkennen. Die Gelenkbeweglichkeit ist normal, wenn auch unbestimmte unangenehme Sensationen geäußert werden. Die Prüfung der Griffstärke wird zögernd vorgenommen und langsam ausgeführt, wobei meist eine normale Muskelkraft zutage tritt [1].

Die fünf Kriterien sind geeignet, das Fibrositissyndrom von anderen Schmerzsyndromen zu unterscheiden, die lediglich simuliert werden oder die Ausfluß einer neurotischen Verhaltensstörung sind [1]. Das Fibrositis-Syndrom kann auch bei anderen Systemkrankheiten zusätzlich beobachtet werden, und so kann es vorkommen, daß unzweckmäßige, konservative oder operative Maßnahmen eingeleitet werden, die eigentlich nicht erforderlich wären. In solchen Fällen muß jedes Problem seine adäquate Therapie finden. So beispielsweise muß man auch bei Systemkrankheiten wie der rheumatoiden Arthritis oder beim SLE das sich überlagernde Fibrositissyndrom erkennen und sich hüten, eine nicht erforderliche aggressive Behandlung der Systemkrankheit zu veranlassen. Meist können dann sogar antiphlogistische oder analgetische Maßnahmen reduziert oder abgesetzt werden.

Ätiologie. Man muß annehmen, daß die Ursachen dieses Schmerzbildes komplexer Natur sind und durch das Zusammenspiel von örtlichen Faktoren und Reflexmechanismen sowie Schlafstörungen bei vegetativer Dysregulation zustande kommen. Vielleicht gibt auch die „Gate-Theorie" der Schmerzresistenz zusätzliche Verständnismöglichkeiten [1].

Falls ein Lokalbefund vorhanden ist, so sollte er nicht überbewertet werden. Die serologische Aufarbeitung des Biopsiematerials von Trigger points zeigen metachromatische Einlagerungen im Interfibrillärraum [17] sowie andere mukoide amorphe Einlagerungen zwischen den Muskelfaszikeln, Aggregationen und Mastzellen mit granulären Veränderungen in den Interzellularräumen [18]. Es wird auch über eine Erhöhung von Isoenzymen der Laktatdihydrogenase besonders der LD-3- bis -5-Fraktionen im Gewebe und im Serum berichtet [19].

Auch reflektorische Dysregulationen können eine Rolle in der Pathogenese spielen, was insbesondere seit der Veröffentlichung der Topographie der Trigger points durch Travell in der Diskussion ist. Es wird angenommen, daß sich Schmerzreflexe verselbständigen [9] oder daß sich der Schmerz-Krampf-Schmerz-Zyklus von Bonica [8] etabliert. Es ist denkbar, daß emotionaler Streß die Entstehung von Muskelspasmen mit örtlicher Vasokonstriktion hervorruft, was aber noch spekulativ ist [20]. Auch der elektromyographische Befund von motorischen Bursts unterstützt die These der reflexogenen Natur solcher Trigger points [22, 23]. Die Persistenz von Schmerz und Muskelkrampf geht einher mit der Behinderung der aktiven Muskeltätigkeit, mit einer Hyperämie und einer oberflächlichen oder tiefen Hyperalgesie. Dieser Wechsel kann aber auch abseits des Tiefenschmerzes gefunden werden [1].

In einer kontrollierten Studie konnte man zeigen, daß Patienten mit überhöhter Muskelspannung im Durchschnitt 50% mehr elektrische Aktivitäten bei Leistungen bestimmter Arbeit aufbrachten als normale Versuchspersonen. Die Betroffenen hatten auch eine falsche Einschätzung ihrer eigenen Muskelspannung. Dies kann ein Ansatzpunkt für die Therapie sein [24].

Man hat auch angenommen, daß die myofaszialen Druckpunkte mit den Akupunkturpunkten korrelieren [25]. Enkephaline, Endorphine und ähnliche Neurotransmitter sind möglicherweise mit diesen Phänomenen korreliert [1].

Die nachgewiesenen Schlafstörungen haben offenbar ihre Ursache nicht im Schmerz; vielmehr können, wie schon erwähnt, Trigger points durch Deprivation (Moldofsky) des Stadium-IV-Schlafes produziert werden [3, 15, 16]. Wahrscheinlich ist ein endogenes Arousal-System im Spiel, das durch Streßsituationen aktiviert wird. So entsteht ein sich selbst unterhaltender Zyklus von Schlafstörung – Schmerz – Müdigkeit [3, 13].

Bei vielen Patienten kommt die Kombination von Osteoarthritis und Fibrositissyndrom vor [14]. Eine Ursachenbeziehung läßt sich aber nicht herstellen. Deshalb muß man auch entsprechende Röntgensymptome kritisch hinsichtlich ihrer algogenen Funktion bewerten.

Labor- und Röntgenuntersuchungen. Bemerkenswert häufig findet man Verkalkungen der Rippenknorpel, doch ist es noch unklar, ob dies typisch für das Fibrositissyndrom ist [28]. Im übrigen entspricht dem Beschwerdebild kein röntgenologisches oder auch biochemisches Korrelat. Alle Laborparameter werden als normal befunden.

Differentialdiagnose. Ausdrücklich muß darauf hingewiesen werden, daß es sich nicht um ein Synonym für den psychogenen Rheumatismus handelt. Der Hauptunterschied liegt darin, daß man bei der Fibrositis typische Trigger points nachweisen kann und daß die Symptome von äußeren Einflüssen wie Wetter, Hitze, Kälte, Feuchtigkeit, Ruhe oder Belastung abhängig sind. Dagegen steht das Beschwerdebild des psychogenen Rheumatismus im Zusammenhang mit der seelischen Verfassung, und die Beschwerden wechseln mit Stimmungslage, Ablenkung, Ermüdung und Isolation. Bei der Untersuchung stellt sich oft ein „Touch-me-not"-Syndrom dar, d. h., die Patienten reagieren ungewöhnlich lebhaft auf Betastung oder bei Sensibilitätsprüfungen [29]. Ein Fibrositissyndrom kann auch bei hämatologischen, metabolischen, neurologischen und neoplastischen Erkrankungen auftreten [11, 14]. Typisch als Begleiterscheinung ist eine Myopathie bei Hypothyreose (Hoffmann-Syndrom) [21]. Diese Kranken leiden an schmerzhaften Muskelkrämpfen und an einer Verlangsamung der Muskelreaktionen [30]. Ähnliche Verhältnisse werden auch bei der Hypokaliämie gefunden, die manchmal durch Mißbrauch von Laxantien ausgelöst wird. Besonders wesentlich ist aber die Differentialdiagnose gegenüber den fünf nachgenannten Krankheiten:

a) Polymyalgia rheumatica. Diese Erkrankung findet man in der Regel im höheren Lebensalter. Sie geht einher mit Schmerzen und Steifheit im Nacken, Schulter- und Hüftgürtel und wird begleitet von einer enormen Blutsenkungsbeschleunigung [31]. Eine Arteriitis sollte ausgeschlossen werden.

b) Rheumatoide Arthritis. In frühen Phasen dieser Krankheit können Gelenkerscheinungen noch fehlen, und die Patienten klagen dann über Allgemeinbeschwerden wie Myalgien, Müdigkeit, Störungen des Allgemeinbefindens. Ähnliche Prämonitorien finden sich auch bei anderen Bindegewebskrankheiten [14]. Am meisten Verlaß ist noch auf die ARA-Kriterien, wobei mit Sorgfalt geprüft werden muß, ob es sich um eine Arthralgie oder eine echte Arthritis, d. h., um eine Synovialitis, handelt. Die Wirkung nichtsteroidaler Antiphlogistika kann nicht als

Differentialdiagnostikum eingesetzt werden, da wie gesagt beide Probleme miteinander – und ohne Ursachenzusammenhang – auftreten können.

c) Das Hypermobilitätssyndrom. Wie schon erwähnt, wird ein solcher Befund bei etwa 7 % der Schulkinder und 4 % der Erwachsenen beobachtet. Nicht selten kommt es hierbei zu einem generalisierten Schmerz, besonders nach Überanstrengung oder Physiotherapie. Öfter handelt es sich dabei um echte Gelenkbeschwerden [34], die dadurch entstehen, daß die Gelenke in unphysiologische Endstellung gebracht und so die Gelenke bzw. die bindegeweblichen Gelenkstrukturen überdehnt werden können.

d) Das idiopathische Ödem. Die Betroffenen zeigen häufig Morgensteifigkeit und Schwellungen der Hände mit diffusem Schmerz, Überwärmung und livider Verfärbung der Unterschenkel. Typisch ist auch eine Nykturie, oft im Zusammenhang mit großen Schwankungen des Körpergewichtes und ödematöser Verquellung der Augenlider oder des Gesichtes. Nach längerem Stehen können sich beachtliche Unterschenkelödeme entwickeln. Man findet oft eine mehr generelle Druckempfindlichkeit, doch werden die typischen Trigger points vermißt. Die Behandlung besteht in Kochsalzentzug, Gabe von Diuretika oder auch von Dextroamphetamin, worauf sich eine deutliche symptomatische Besserung einstellt [35].

e) Die dyskinetische Phase des Parkinsonismus. Frühe Parkinsonstadien können mit einem Fibrositissyndrom verwechselt werden, insbesondere dann, wenn die Erscheinungen im 4. oder 5. Lebensjahrzehnt auftreten [36].

Die Entscheidung kann aber durch weitere typische Parkinsonsymptome wie Ruhetremor, Zahnradphänomen, fehlende Mitbewegung der Arme, nächtlicher Speichelfluß oder Lidschluß beim Beklopfen der Nasenwurzel getroffen werden.

Behandlung. Nachweis von Trigger points, von denen aus der Schmerz reproduziert werden kann, ist für den Patienten eine große moralische Erleichterung, da er sich bis dahin unverstanden fühlen muß. Insbesondere sind es oft Familienmitglieder, die der Klagen der Betroffenen überdrüssig sind, zumal sie auch den Familienmitgliedern gegenüber keinen Befund aufweisen können. Der Arzt sollte deswegen auch dem Kranken und seinen Angehörigen gegenüber klarstellen, daß es sich nicht nur um psychogene Schmerzen handle [1].

Der Patient empfindet in der Regel eine Bedrohung seiner Gesundheit oder gar seiner Existenz, und deswegen ist es notwendig, ihm die Ursachen seiner Beschwerden zu erklären und ihm zu versichern, daß das Krankheitsbild behandlungsbedürftig und therapiefähig ist. Zunächst muß geklärt werden, ob es irgendwelche äußere Umstände gibt, die als Hilfsursachen in Frage kommen, wie lokale Überlastungserscheinungen, unzweckmäßige Haltungs- oder Schlafgewohnheiten. Von besonderer Bedeutung ist die Erstellung und Erfüllung eines gezielten aktiven Bewegungsprogramms. Die nachgewiesenen Druckpunkte werden mit anästhetischen Lösungen infiltriert. Schlafmittel sollten nicht verwendet werden, dagegen haben die Kranken oft Vorteil von Tranquilizern wie Meprobamat oder Diazepam, die detonisierend auf Hirnstamm und Muskulatur wirken [37]. Auch hier ist Amitriptylin in der Dosierung zwischen 25 und 100 mg zur Schlafenszeit oft ein wikungsvolles Schlafbahnungsmittel [1].

Man muß mit dem Patienten auch seine Lebens- und Arbeitsgewohnheiten besprechen und ihm darstellen, daß sein perfektionistisches Verhalten und seine

Ungeduld den psychophysischen Spannungszustand schaffen und unterhalten. Nützlich ist die Empfehlung an den Patienten, sich ein Hobby zuzulegen, das die einseitigen Belastungen im Beruf neutralisiert. Entspannungsübungen, gegebenenfalls auch im Biofeedback-Verfahren, können großen Nutzen bringen [24]. Die Physiotherapie sollte sich vor allem aktivierender Maßnahmen befleißigen, doch sind auch allgemeine oder örtliche Anwendungen von Kälte und Wärme häufig erleichternd, und sie erlauben auch eine bessere Durchführung der Bewegungstherapie.

Verlauf und weitere Empfehlungen. Man muß dem Betroffenen klarmachen, daß in der Regel erst nach Monaten eine deutliche Besserung bemerkbar wird. Ein völliges Verschwinden der Beschwerden ist nicht zu erwarten, aber je früher der Patient in Behandlung kommt, desto besser sind die Erfolgsaussichten [1, 14].

In der Anfangsphase der aktiven Bewegungstherapie kann sich noch eine vorübergehende Verschlechterung einstellen, die durch die Übungsbehandlung induziert ist. Hier muß dann Amitriptylin eingesetzt werden, das ja gleichzeitig einen sedierenden und stimulierenden Effekt hat. Auch diese zusätzlichen Maßnahmen müssen über längere Zeit durchgeführt werden.

Der Patient soll sich unter allen Umständen bemühen, nicht arbeitsunfähig zu werden, da eine sinnvolle Tätigkeit eine positive Ablenkung und eine physische und psychische Aktivierung bedeutet. Es ist eine Erfahrung, daß Patienten, die hier aus der ,,Spur" kommen, selten wieder zu voller Leistungsfähigkeit gelangen [1].

Die gezielte Therapie besteht in der Infiltration der Trigger points mit und ohne Kortikoidzusatz. Das Maximum einer Methylprednisondosis sollte 40 mg während einer Sitzung nicht überschreiten, wobei man diese Kristallsuspension in 1 bis 10 ml eines Lokalanästhetikums auflöst, unabhängig von der Menge des eingesetzten Steroides. Es gibt keine kontrollierten Untersuchungen darüber, ob die Steroidbeimischung entscheidende Vorteile hat.

Besonders wichtig ist auch der seelische Beistand für solche Patienten mit chronischem Schmerz, und die Autoren haben gute Erfahrungen mit der Gesprächstherapie gemacht. Man muß auch die Verhältnisse am Arbeitsplatz bedenken. Es ist ungünstig, wenn die Betroffenen beim Arbeitsvorgang stehen oder eine Zwangshaltung einnehmen müssen.

Wer aber einmal die Notwendigkeiten verstanden hat, pflegt mit erstaunlicher Konsequenz sein Übungsprogramm zweimal täglich abzuwickeln, und häufig wird er dann ohne Medikamente auskommen. Die Autoren überblickten jahrelange Verläufe: Während Streßsituationen kann eine medikamentöse Unterstützung nötig sein, und hier in der Regel wieder mit Amitriptylin. Völlige und andauernde Beschwerdefreiheit erreichen die Betroffenen aber meistens nicht, sehr im Gegensatz zu den großen Rheumaformen wie rheumatoide Arthritis oder Lupus erythematodes, wo es ja nicht selten zu dauerhaften Remissionen kommt [1].

Literatur zu Kapitel 12

1. Smythe, H. A.: Nonarticular rheumatism and psychogenic musculoskeletal syndromes. In: Arthritis and Allied Conditions. 9th Ed. Edited by D. I. McCarty. Philadelphia, Lea & Febiger (1979).
2. Simons, D. G.: Muscle pain syndromes – Part II. Am. J. Phys. Med. **55**, 15–41 (1976).

3. Smythe, H. A., H. Moldofsky: Two contributions to understanding of the "fibrositis" syndrome. Bull. Rheum. Dis. **28,** 928–931 (1977).
4. Travell, J., S. Rinzler, M. Herman: Pain and disability of the shoulder and arm. JAMA **120,** 417–422 (1942).
5. Edeiken, J., C. C. Wolferth: Persistent pain in the shoulder region following myocardial infarction. Am. J. Med. Sci. **191,** 201–210 (1936).
6. Simons, D. G.: Muscle pain syndromes – Part I. Am. J. Phys. Med. **54,** 289–311 (1975).
7. Gowers, W. R.: Lumbago: Its lessons and analogues. Br. Med. J. **1,** 117–121 (1904).
8. Bonica, J. J.: Management of myofascial pain syndromes in general practice. JAMA **164,** 732–738 (1957).
9. Travell, J., S. H. Rinzler: The myofascial genesis of pain. Postgrad. Med. **11,** 425–434 (1952).
10. Travell, J.: Myofascial trigger points: clinical view. In: Advances in Pain Research and Therapy, Vol. I. Edited by J. J. Bonica, D. Albe-Fessard. New York, Raven Press (1976).
11. Slocum, C. H.: Fibrositis. Clinics **2,** 169–178 (1943).
12. Copeman, W. S. C.: Aetiology of the fibrositic nodule: a clinical contribution. Br. Med. J. **2,** 263–264 (1943).
13. Smythe, H. A.: 'Fibrositis' as a disorder of a pain modulation. Clin. Rheum. Dis. **5,** 823–832 (1979).
14. Kraft, G. H., E. W. Johnson, M. M. LaBan: The fibrositis syndrome. Arch. Phys. Med. Rehabil. **49,** 155–162 (1968).
15. Moldofsky, H., P. Scarisbrick, R. England, H. Smythe: Musculoskeletal symptoms and non-REM sleep disturbance in patients with "fibrositis syndrome" and healthy subjects. Psychosom. Med. **37,** 341–351 (1975).
16. Moldofsky, H., P. Scarisbrick: Induction of neurasthenic musculoskeletal pain syndrome by selective sleep stage deprivation. Psychosom. Med. **38,** 35–44 (1976).
17. Brendstrup, P., K. Jespersen, G. Asboe-Hansen: Morphological and chemical connective tissue changes in fibrositic muscles. Ann. Rheum. Dis. **16,** 438–440 (1957).
18. Awad, E. A.: Interstitial myofibrositis: hypothesis of the mechanism. Arch. Phys. Med. Rehabil. **54:** 449–453 (1973).
19. Ibrahim, G. A., E. A. Awad, F. J. Kottke: Interstitial myofibrositis: serum and muscle enzymes and lactate dehydrogenase isoenzymes. Arch. Phys. Med. Rehabil. **55,** 23–28 (1974).
20. Bonica, J. J.: Neurophysiologic and pathologic aspects of acute and chronic pain. Arch. Surg. **112,** 750–761 (1977).
21. Fowler, W. M., R. G. Taylor: Differential diagnosis of muscle diseases. In: Musculoskeletal Disorders. Edited by R. D. D'Ambrosia. Philadelphia, J. B. Lippincott (1977).
22. Simons, D. G.: Electrogenic nature of palpable bands and "jump sign" associated with myofascial trigger points. In: Advances in Pain Research and Therapy, Vol. I. Edited by J. J. Bonica, D. Albe-Fessard, New York, Raven Press (1976).
23. Cobb, C. R., H. A. deVries, R. T. Urban et al.: Electrical activity in muscle pain. Am. J. Phys. Med. **54,** 80–87 (1975).
24. Fowler, R. S., G. H. Kraft: Tension perception in patients having pain associated with chronic muscle tension. Arch. Phys. Med. Rehabil. **55,** 28–30 (1974).
25. Melzack, R., D. M. Stillwell, E. J. Fox: Trigger points and acupuncture points for pain: correlations and implications. Pain **3,** 3–23 (1977).
26. Lawrence, J. S., J. M. Bremner, F. Bier: Osteoarthrosis: prevalence in the population and relationship between symptoms and x-ray changes. Ann. Rheum. Dis. **25,** 1–24 (1966).
27. Lawrence, J. S.: Disc degeneration: its frequency and relationship to symptoms. Ann. Rheum. Dis. **28,** 121–138 (1969).
28. Lovshin, L.: Personal communication.
29. Hench, P. S., E. W. Boland: The management of chronic arthritis and other rheumatic diseases among soldiers of the United States army. Ann. Rheum. Dis. **5,** 106–114 (1946).
30. Kahn, M. F.: Joint pain complaints linked to three commonly used medications. Orthop. Rev. **4,** 73 (1975).
31. Healey, L. A.: Polymyalgia rheumatica. In: Arthritis and Allied Conditions. 9th Ed. Edited by D. J. McCarty. Philadelphia, Lea & Febiger (1979).
32. Williams, R. C.: Clinical picture of rheumatoid arthritis. In: Arthritis and Allied Conditions. 9th Ed. Edited by D. J. McCarty. Philadelphia, Lea & Febiger (1979).

33. Carter, C., J. Wilkinson: Persistent joint laxity and congenital dislocation of the hip. J. Bone Joint Surg. **46,** 40–45 (1964).
34. Kirk, J. A., B. M. Ansell, E. G. L. Bywaters: The hypermobility syndrome; musculoskeletal complaints associated with generalized joint hypermobility. Ann. Rheum. Dis. **26,** 419–425 (1967).
35. Pinals, R. S., T. G. Dalakos, D. H. Streeten: Idiopathic edema as a cause of nonarticular rheumatism. Arthritis Rheum. **22,** 396–399 (1979).
36. St. John Dixon, A.: Soft tissue rheumatism: concept and classification. Clin. Rheum. Dis. **5,** 739–742 (1979).
37. Domino, E. F.: Centrally acting skeletal-muscle relaxants. Arch. Phys. Med. Rehabil. **55,** 369–373 (1974).
38. Lewit, K.: The needle effect in the relief of myofascial pain. Pain **6,** 83–90 (1979).

13 Der chronische Schmerz

Schmerz ist ein psychophysisches Ereignis, das nur dem betroffenen Individuum bewußt ist [2]. Er ist eine Grundqualität menschlicher Befindlichkeit wie Hunger, Angst und Sorge [3].

Schmerz wird nicht immer empfunden, auch wenn Verletzungen vorliegen [4]. Hierfür gibt es genügend Beispiele aus dem Krieg oder vom Sport. Ein Fußballspieler kann das Spiel ohne Schmerzwahrnehmung mit einer gebrochenen Rippe überstehen; erst dann, wenn er die Aufmerksamkeit wieder auf sich selbst lenkt, empfindet er den Schmerz. Auch die Schmerzschwelle ist sehr variabel [5]. Schmerz ist aber nicht nur ein peripheres Geschehen, wie am Beispiel des Phantomschmerzes deutlich gemacht werden kann. Schmerz kann auch durch Auto- oder Fremdsuggestion zustande kommen, andererseits gibt es auch Antischmerzimpulse, die vom Gehirn ausgehen und spinalwärts weitergeleitet werden.

Der Myofaszialschmerz

Das Problem der Trigger points ist eingehend untersucht worden. Diese Druckpunkte sind in Muskulatur oder Faszien gelegen [9] und sie korrelieren häufig mit Akupunkturpunkten. 1904 hat Gowers [11] am Beispiel der Lumbago deutlich gemacht, daß die Myalgie wie auch die Neuralgie spontan zustande kommen kann. Er hat den Begriff Fibrositis als generalisierten myofaszialen Schmerzzustand erkannt, dessen Wesensmerkmal die Trigger points sind. Gowers versuchte, das Problem der Entzündung auch auf die nichtbakteriellen Gewebsalterationen auszudehnen, deren Merkmale die Gewebsindurationen sind und die histologisch mit einer vermehrten Vaskularisierung einhergehen. Er hat auch erkannt, daß hier eine besondere Empfindlichkeit der Muskulatur gegenüber Kälteeinwirkung vorliegt und daß oft eine Morgensteife vorkommt. Die Trigger points können auch traumatischen Ursprungs sein, der andauernde Schmerz aber muß sich selbst unterhalten, was durch eine Sperre sympathischer Impulse zustande kommt. Dies führt zu Vasospasmen und zu einer erhöhten Aktivität sensorischer Nerven [11]. Emotionaler Streß kann sich Ausdruck in Muskelspasmen verschaffen und so einen Schmerz-Krampf-Schmerz-Zyklus einleiten. Elektromyographische Studien an Trigger points zeigen spontane Ausbrüche von Potentialen und Muskelkontraktionen [13, 14, 15, 16].

Die Gate-Kontroll-Theorie

Melzack und Wall haben 1965 die Gate-Kontroll-Theorie aufgestellt, die besagt, daß jede Synapse ein Tor für Schmerzimpulse darstellt, das geöffnet oder geschlossen werden kann.

Insbesondere in den Hinterhörnern des Rückenmarks kommt eine solche Modulation der Schmerzimpulse im Sinne einer Feedback-Kontrolle zustande. Aber auch andere Schaltstellen besitzen diese Fähigkeit [17]. Bei peripheren Läsionen werden zentral leitende Nervenzellen erregt, die gleichzeitig exzitatorische und inhibitorische Botschaften von anderen Abschnitten des Nervensystems erhalten. Absteigende Antischmerzimpulse kommen vom Hirnstamm und höheren Zentren wie beispielsweise dem Analgesiezentrum im Mesenzephalon [5, 8, 18–23]. Diese Zentren werden stimuliert durch gegenläufige Impulse wie beruhigendes Flüstern, Streicheln oder andere entspannende Sensationen. Die Schmerzwahrnehmung ist das Ergebnis des Zusammenspiels aller Reizzuflüsse zum Gehirn.

Die Gate-Kontroll-Theorie kann sicher in ihrer ursprünglichen Einfachheit nicht aufrechterhalten werden, doch hat sie durch ihre Anschaulichkeit unser Verständnis für die Schmerzproblematik erleichtert.

Neue Gesichtspunkte sind durch die Forschung über die endogenen Opioide gesetzt worden. Es handelt sich dabei um Neurotransmitter, die ihrer Chemie nach morphinähnliche Peptide sind und die vor allem im Zentralnervensystem produziert werden [26–32]. Diese Morphine und Enkephaline werden von Morphin-Antagonisten, z. B. Naloxon, blockiert [22]. Die Stoffe wirken aber nicht nur auf die Schmerzmodulation, sondern auch auf die Regulation von Affekten und Emotionen ein. Das Konzept von Schmerzperzeption und seine Modifikation durch emotionale Einflüsse hat einen faszinierenden Komplex neurochemischer Forschung eingeleitet [33].

Neurophysiologisch gesehen ist Schmerz also ein abnormes Feuern von spinalen Zellaggregaten und retikulärer Hirnstammformationen, so daß ein Dauerfeuern möglicherweise durch Kurzschlußschaltungen zustande kommt [34].

Emotionale Faktoren können Freisetzung von Substanzen induzieren, die das sympathische Nervensystem stimulieren [3]. Eine Ungleichgewichtigkeit in dieser Feedback-Regulation kann die besondere Empfindlichkeit der Schmerzrezeptoren erklären.

Es ist auch bekanntgeworden, daß eine Parallelität der Sekretion von endogenen Opioiden und dem ACTH in Streßsituationen gefunden wird. So kann man sich vorstellen, daß es sich eines Tages auch experimentell beweisen lassen muß, daß eine Assoziation zwischen einem ,,Basistemperament" der Persönlichkeit zu speziellen Krankheiten besteht [32].

Psychologische Faktoren beim chronischen Schmerz

Andauernder Schmerz kann eine vorübergehende Persönlichkeitsveränderung hervorrufen [35]. Sie besteht in der Regel in Neurotizismus und Depressivität. Aus diesem Verhalten kann man aber nicht auf Krankheitsverlauf und Prognose schließen [36–39]. In der Regel normalisieren sich die Verhaltensstörungen, wenn der Schmerz gelindert oder beseitigt wird [35]. Andere Merkmale, wie Angst, Feindseligkeit, Verleugnung, Schuldgefühle und Hysterie, können mit Veränderungen der Schmerzperzeption einhergehen [40]. Wegen der zahlreichen ins Spiel kommenden Faktoren ist hier ein Urteil schwierig. Man kann die Problematik erweitern und komplizieren, und so sind in einer Studie sechs Persönlichkeitstypen ermittelt worden, die beim chronischen Schmerz häufig angetroffen werden [38]. In einer anderen Studie gibt es Chirurgen, die die funktionelle Prognose eines Eingriffs abhängig machen von der Antwort auf die lapidaren Grundfragen: ,,Hat sich Ihr Appetit kürzlich verschlechtert?" – „Hat sich Ihr sexuelles Interesse verringert?" [41].

Eine besondere Rolle spielt in diesem Zusammenhang auch der Schuldbegriff, und es ist von wesentlicher Bedeutung, wie der Betroffene die Kausalität seines Schmerzbildes einschätzt. Sieht er übernatürliche Gewalten am Werk, so ist Vorsicht geboten, besonders aber, wenn die Schuld anderen, insbesondere dem Therapeuten, angelastet wird [42, 43]. Diese Patienten lehnen auch psychologische Beratung und Betreuung ab und zeigen eine skeptische Einstellung gegenüber einer rationellen Therapie. Es ist also wichtig, eine solche negative oder resignierende Haltung des Patienten zu erkennen [42].

Schmerz aus rein seelischer Ursache ist selten. Dies kommt vor bei Hysterie oder bei Phobien. Manchmal findet sich dabei ein verdecktes Zweckverhalten oder aber auch eine echte Psychose. Man muß auch zugeben, daß akute oder chronische Schmerzen zunächst unzweckmäßig behandelt werden. Der Therapeut darf sich daher nicht auf schematische Verfahren festlegen, zumal langwierige Therapien Geduld, Zeit und Finanzen des Kranken übermäßig strapazieren können.

Therapie

Die medikamentöse Behandlung

Die Gabe von oralen Schmerzmitteln kann beim Weichteilrheumatismus nur eine geringe Rolle spielen. Auch bei bestimmungsgemäßem Gebrauch droht immer eine Gewöhnung oder Abhängigkeit. In bezug auf die zur Diskussion stehende Problematik gibt es eigentlich nur zwei Stoffklassen, die sinnvoll eingesetzt werden können: Es handelt sich dabei um Skelettmuskelrelaxantien wie Meprobamat, Carisoprodol und Diazepam und um die trizyklischen Antidepressiva.

Die Relaxantien transformieren wahrscheinlich die Aktivitäten des Hirnstammes. Sie haben einen entspannenden Effekt und muskelrelaxierende Wirkung [47]. Mit Vorteil werden sie häufig zur Einleitung eines Physiotherapieprogramms gebraucht.

Bei Kranken mit chronischen Schmerzzuständen wie das Fibrositissyndrom haben die zyklischen Antidepressiva wie Amitriptylin, Imipramin, Desipramin, Doxepin und Protriptylin eine sichere Wirksamkeit gezeigt. Sie machen die üblichen Analgetika meist entbehrlich [48–50], obwohl es schwierig ist, den schmerzlindernden Effekt dieser Stoffklasse nachzuweisen [51]. Diese Mittel werden im allgemeinen gut vertragen, doch muß man auf Interaktionen achten, die vor allem mit Alkohol, Thyroxin und Cholinergica, Dicumarol und Beta-Blockern bestehen [52]. Kontraindikationen können sich auch ergeben wegen eines Glaukoms, einer Blasenschwäche oder einer bekannten Allergie gegen diese Substanzen. Gleichzeitige Verabreichung mit Monoaminooxydasehemmern ist nicht möglich. Selten kommen Erregungszustände, Schlaflosigkeit und Herzklopfen vor. Die Stimulierung des Appetits ist allerdings oft ein echtes Problem. Meist genügt es aber, solche Medikamente in kleinen Dosen vor dem Schlafengehen zu geben. Die Anfangsdosis soll niedrig sein, dann wird die Dosis erhöht, bis erholsamer Schlaf eingetreten ist. Danach kann man versuchen, die kleinstmögliche Dosis zu finden. In manchen Fällen genügt auch eine übertägige Verabreichung.

Die transkutane elektrische Nervenstimulation (TENS)

Es ist eine Erfahrungstatsache, daß manche Kranke mit chronischem Schmerz günstig auf die transkutane Nervenstimulation reagieren. Es gibt aber auch kritisch eingestellte Beobachter, die eine Plazebowirkung annehmen [53, 54]. Man muß bedenken, daß bei diesem Vorgehen der Patient aktiv in die Thrapie miteingeschaltet ist (Abb. 13.1). Er muß natürlich sorgfältig über den Sinn und die Anwendung des Verfahrens instruiert werden [53, 55]. Es ist jedoch bekannt, daß

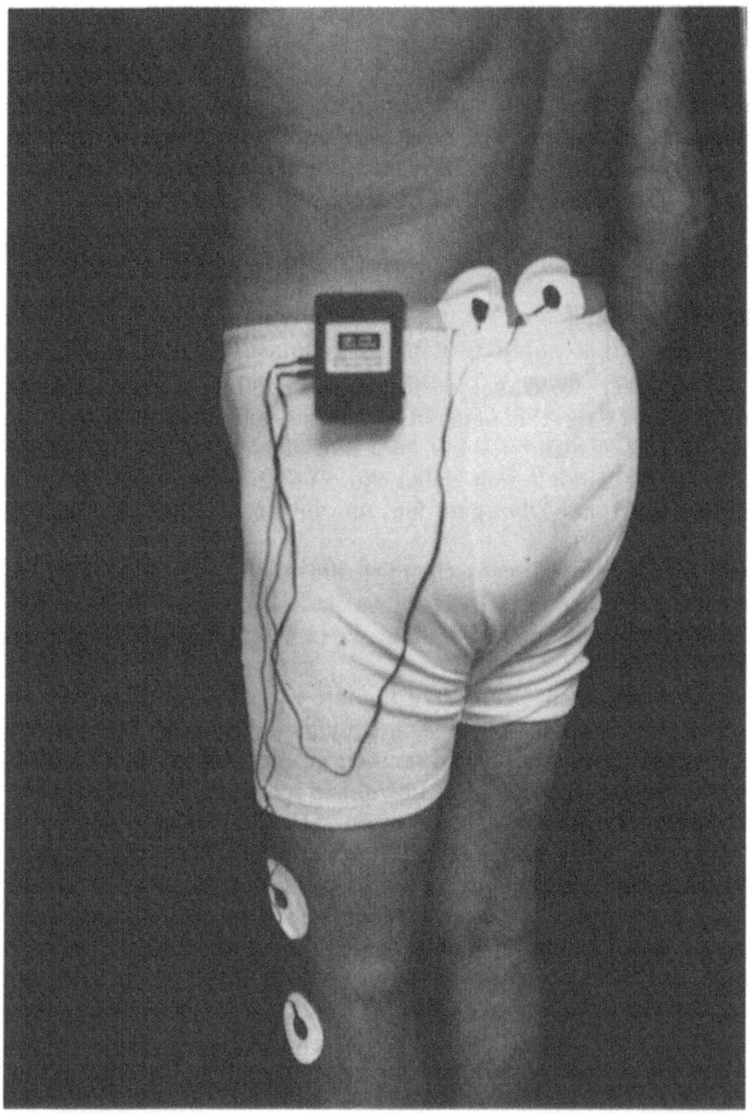

Abb. 13.1. Beispiel eines Gerätes zur transkutanen elektrischen Nervenstimulation mit Plazierung der Elektroden bei Ischias.

Plazebowirkungen echte therapeutische Effekte auslösen, indem sie das endogene Opioidsystem aktivieren [62, 63].

Implantierbare Stimulatoren kommen nur bei speziellen Indikationen in Frage [56, 64].

Die Akupunktur

Wie schon beschrieben, gibt es eine partielle topische Deckung der Akupunkturpunkte mit den Trigger points. Es gibt eine Reihe von Mitteilungen, die eine günstige Wirkung der kunstgerechten Akupunktur bezeugen ebenso wie bei einer Plazebo-Akupunktur. Insgesamt haben sich die enthusiastischen Erwartungen der Frühzeit der Akupunktur nicht erfüllt.

Das Biofeedback-Training

Mit den modernen technischen Mitteln kann man die Muskelspannung auch dem Patienten sichtbar machen, und auf diese Weise wird das Biofeedback-Training wesentlich erleichtert, da der Betroffene eine Selbstkontrolle ausüben kann [70]. Bei geeigneten Fällen kann man mit der Methode den Circulus vitiosus Schmerz – Muskelspasmus – Schmerz durchbrechen und man kann auch planmäßig einen geschwächten Muskel auftrainieren [52, 53]. Es ist auch gut dokumentiert, daß man mit solchen Methoden die Hauttemperatur etwa beim Raynaud-Phänomen steigern kann.

Andere Verfahren der Selbstentspannung wie Autogenes Training sind in vieler Hinsicht empfehlenswert [73]. Sie erleichtern die Übungsbehandlung und machen insoweit den Patienten unabhängig vom Therapeuten, was nicht selten das lädierte Selbstvertrauen aufbessert.

DMSO

Mit der lokalen Applikation von Dimethyl-Sulfoxid (DMSO) kann man eine örtliche Analgesie hervorrufen [75]. Belästigend ist ein knoblauchähnlicher Foetor ex ore, der auch Doppelblindversuche unmöglich macht. Im Tierversuch sind Augenschädigungen nachgewiesen, deswegen wurde in den USA das Mittel vom Markt genommen. Wahrscheinlich wird es aber bald wieder als rezeptpflichtig zugelassen. Hautreizungen kommen vor. Insgesamt ist eine endgültige Beurteilung noch nicht möglich.

Weitere Maßnahmen

Die Vielfältigkeit der Bedingungen und Umstände chronischer Schmerzzustände ist dargestellt worden. Daraus ergibt sich auch die Schwierigkeit, wirksame und sichere therapeutische Strategien zu entwickeln. Wenn ein Schmerzzustand länger als sechs Monate andauert, dann muß eine umfassende, überwiegend rationelle Therapie einsetzen, um den Patienten vor der Gefahr zu bewahren, daß seelisch destruktive Kräfte überhandnehmen [76]. Hier hat sich auch die Gruppenpsychotherapie bewährt, und man muß bemüht sein, das Selbstwertgefühl des Betroffenen zu erhalten oder wiederherzustellen [77].

Auch die operante Verhaltensbehandlung, wie sie von Fordyce [78] empfohlen wurde, ermöglicht es dem Kranken oft, besser mit seinem Schmerz umzugehen und auch seine Sozialangst abzubauen. So können die meisten der Patienten mit chronischen Schmerzen doch Erleichterung von ihren Gebresten finden und wieder aktive Mitglieder der Familie und der Gesellschaft werden, wobei aber auch alle Beteiligten vertrauensvoll zusammenwirken müssen.

Literatur zu Kapitel 13

1. Webster: The New American Webster Handy College Dictionary: New York, New American Library, Inc. (1972).
2. Merskey, H.: Psychiatric aspects of the control of pain. In: Advances in Pain Research and Therapy, Vol. I. Edited by J. J. Bonica, D. Albe-Fessard. New York, Raven Press (1976).
3. Bonica, J. J.: Neurophysiologic and pathologic aspects of acute and chronic pain. Arch. Surg. **112,** 750–761 (1977).
4. Wall, P. D.: On the relation of injury to pain: The John J. Bonica lecture. Pain **6,** 253–264 (1979).
5. Mayer, D. J., D. D. Price: Central nervous system mechanisms of analgesia. pain **2,** 379–404 (1976).
6. Lynn, B., E. R. Perl: A comparison of four tests for assessing the pain sensitivity of different subjects and test areas. Pain **3,** 353–365 (1977).
7. Sternbach R. A.: Evaluation of pain relief. Surg. Neurol. **4,** 199–201, (1975).
8. Melzack, R., J. D. Loeser: Phantom body pain in paraplegics: Evidence for a central "pattern generating mechanism" for pain. Pain **4,** 195–210 (1978).
9. Travell, J.: Myofascial trigger points: clinical view. In: Advances in Pain Research and Therapy, Vol. I. Edited by J. J. Bonica, D. Albe-Fessard. New York, Raven Press (1976).
10. Melzack, R., D. M. Stillwell, E. J. Fox: Trigger points and acupuncture points for pain: Correlations and implications. Pain **3,** 3–23 (1977).
11. Gowers, W. R.: Lumbago: Its lessons and analogues. Br. Med. J. **1,** 117–121 (1904).
12. Travell, J., S. Rinzler, M. Herman: Pain and disability of the shoulder and arm. JAMA **120,** 417–422 (1942).
13. Cobb, C. R., H. A. deVries, R. T. Urban et al.: Electrical activity in muscle pain. Am. J. Phys. Med. **54,** 80–87 (1975).
14. Simons, D. G.: Electrogenic nature of palpable bands and "jump sign" associated with myofascial trigger points. In: Advances in Pain Research and Therapy, Vol. I. Edited by J. J. Bonica, D. Albe-Fessard. New York, Raven Press (1976).
15. Simons, D. G.: Muscle pain syndromes–Part 1. Am. J. Phys. Med. **54,** 289–311 (1975).
16. Simons, D. G.: Muscle pain syndromes–Part 2. Am. J. Phys. Med. **55,** 15–42 (1976).
17. Melzack, R., P. D. Wall: Pain mechanisms: A new theory. Science **150,** 971–979 (1965).
18. Reynolds, D. V.: Surgery in the rat during electrical analgesia induced by focal brain stimulation. Science **164,** 444–445 (1969).
19. Dennis, S. G., R. Melzack: Pain-signalling systems in the dorsal and ventral spinal cord. Pain **4,** 97–132 (1977).
20. Bloom, F., D. Segal, N. Ling, R. Guillemin: Endorphins: Profound behavioral effects in rats suggest new etiological factors in mental illness. Science **194,** 630 (1976).
21. Liebeskind, J. C.: Pain modulation by central nervous system stimulation. In: Advances in Pain Research and Therapy, Vol. I. Edited by J. J. Bonica, D. Albe-Fessard. New York, Raven Press (1976).
22. Adams, J. E.: Naloxone reversal of analgesia produced by brain stimulation in the human. Pain **2,** 161–166 (1976).
23. Procacci, P.: A survey of modern concept of pain. In: Handbook of Clinical Neurology, Vol. 1. Edited by P. J. Vinken, G. W. Bruyn. Amsterdam, North-Holland (1969).
24. Wall, P. D.: Modulation of pain by nonpainful events. In: Advances in Pain Research and Therapy, Vol. I. Edited by J. J. Bonica, D. Albe-Fessard. New York, Raven Press (1976).
25. Nathan, P. W.: The gate-control theory of pain. Brain **99,** 123–158 (1976).
26. Pert, C. B., G. Pasternak, S. H. Snyder: Opiate agonists and antagonists discriminated by receptor binding in brain. Science **182,** 1359–1361 (1973).
27. Simon, E. J., J. M. Hiller, I. Edleman: Stereo-specific binding of the potent narcotic analgesic (^{3}H) etorphine to rat-brain homogenate. Proc. Natl. Acad. Sci. USA **70,** 1947–1949 (1973).

28. Terenius, L.: Characteristics of the receptor for narcotic analgesics and a synaptic plasma membrane fraction from rat brain. Acta Pharmacol. Toxicol. **33,** 377–384 (1973).
29. Guillemin, R.: Beta-lipotropin and endorphins: Implications of current knowledge. Hosp. Pract. **13,** 53–60 (1978).
30. Guillemin, R.: Endorphins, brain peptides that act like opiates. N. Engl. J. Med. **296,** 226–228 (1977).
31. Basbaum, A. I., H. L. Fields: Endogenous pain control mechanisms: Review and hypothesis. Ann. Neurol. **4,** 451–462 (1978).
32. Rosch, P. J.: Stress and illness. JAMA **242,** 427–428 (1979).
33. Bunney, W. E., C. B. Pert, W. Klee et al.: Basic and clinical studies of endorphins. Ann. Intern. Med. **91,** 239–250 (1979).
34. Luce, J. M., T. L. Thompson, C. J. Getto, R. L. Byyny: New concepts of chronic pain and their implications. Hosp. Pract. **14,** 113–123 (1979).
35. Bond, M. R.: Pain and personality in cancer patients. In: Advances in Pain Research and Therapy, Vol. I. Edited by J. J. Bonica, D. Albe-Fessard. New York, Raven Press (1976).
36. Crown, S.: Psychological aspects of low back pain. Rheumatol. Rehabil. **17,** 114–122 (1978).
37. Waring, E. M., G. M. Weisz, S. I. Bailey: Predictive factors in the treatment of low back pain by surgical intervention. In: Advances in Pain Research and Therapy. Vol. I. Edited by J. J. Bonica, D. G. Albe-Fessard. New York, Raven Press (1976).
38. Pilowsky, I., N. D. Spence: Is ilness behavior related to chronicity in patients with intractable pain? Pain **2,** 167–173 (1976).
39. Pheasant, H. C.: The problem back. Curr. Pract. Orthop. Surg. **7,** 89–115 (1977).
40. Millman, B. S.: Managing intractable pain: Resources and recourses. Drug. Ther. **8,** 65–80 (1978).
41. Forrest, A. J., S. N. Wolkind: Masked depression in men with low back pain. Rheumatol. Rehabil. **13,** 148–153 (1974).
42. Khatami, M., A. J. Rush: A pilot study of the treatment of outpatients with chronic pain: symptom control, stimulus control and social system intervention. Pain **5,** 163–172 (1978).
43. Diamond, M. D., A. J. Weiss, B. Grynbaum: The unmotivated patient. Arch. Phys. Med. Rehabil. **49,** 281–284 (1968).
44. Swanson, D. W., W. M. Swenson, T. Maruta, A. C. Floreen: The dissatisfied patient with chronic pain. Pain **4,** 367–378 (1978).
45. Swanson, D. W., W. M. Swenson, T. Maruta, M. C. McPhee: Program for managing chronic pain. Mayo Clin. Proc. **51,** 401–408 (1976).
46. Cailliet, R.: Chronic pain: is it necessary? Arch. Phys. Med. Rehabil. **60,** 4–7 (1979).
47. Domino, E. F.: Centrally acting skeletal-muscle relaxants. Arch. Phys. Med. Rehabil. **55,** 369–373 (1974).
48. Halpern, L. M.: Analgesic drugs in the management of pain. Arch. Surg. **112,** 861–869 (1977).
49. Duthie, A. M.: The use of phenothiazines and tricyclic antidepressants in the treatment of intractable pain. S. Afr. Med. J. **51,** 246–247 (1977).
50. Beaumont, G.: The use of psychotropic drugs in other painful conditions. J. Int. Med. Res. **4,** 56–57 (1976).
51. Ward, N. G., V. L. Bloom, R. O. Friedel: The effectiveness of tricyclic antidepressants in the treatment of coexisting pain and depression. Pain **7,** 331–341 (1979).
52. Rosenbaum, A. H., T. Maruta, E. Richelson: Drugs that alter mood: tricyclic agents and monoamine oxidase inhibitors. Mayo Clin. Proc. **54,** 335–344 (1979).
53. Rusk, H. A.: Rehabilitation Medicine, 4th Ed. St. Louis, C. V. Mosby (1977).
54. Swezey, R. L.: Rehabilitation aspects in arthritis. In: Arthritis and Allied Conditions, 9th Ed. Edited by D. J. McCarty. Philadelphia, Lea & Febiger (1979).
55. McKelvy, P. L.: Clinical report on the use of specific TENS units. Phys. Therapy **58,** 1474–1477 (1978).
56. Eriksson, M. B. E., B. H. Sjolund, S. Nielzen: Long term results of peripheral conditioning stimulation as an analgesic measure in chronic pain. Pain **6,** 335–347 (1979).
57. Thorsteinsson, G., H. H. Stonnington, G. K. Stillwell, L. R. Elveback: The placebo effect of transcutaneous electrical stimulation. Pain **5,** 31–41 (1978).
58. Sternbach, R. A., R. J. Ignelzi, L. M. Deems, G. Timmermans: Transcutaneous atrial analgesia: a follow-up analysis. Pain **2,** 35–41 (1976).

59. Timmermans, G., R. A. Sternbach: Human chronic pain and personality: A canonical correlation analysis. In: Advances in Pain Research and Therapy, Vol. I. Edited by J. J. Bonica, D. Albe-Fessard. New York, Raven Press (1976).
60. Schuster, G. D., M. C. Infante: The efficacy of TENS; noninvasive postoperative analgesia. Orthop. Rev. **8,** 143–149 (1979).
61. Serrato, J. C.: Pain control by transcutaneous nerve stimulation. South Med. J. **72,** 67–71 (1979).
62. Levine, J. D., N. C. Gordon, H. L. Fields: The mechanism of placebo analgesia. Lancet **2,** 654–657 (1978).
63. Benson, H., M. D. Epstein: The placebo effect: A neglected asset in the care of patients. JAMA **232,** 1225–1227 (1975).
64. Long, D. M.: Electrical stimulation for the control of pain. Arch. Surg. **112,** 884–888 (1977).
65. Murphy, T. M., J. J. Bonica: Acupuncture analgesia and anesthesia. Arch. Surg. **112,** 896–902 (1977).
66. Kepes, E. R., M. Chen, M. Schapira: A critical evaluation of acupuncture in the treatment of chronic pain. In: Advances in Pain Research and Therapy, Vol. I. Edited by J. J. Bonica, D. Albe-Fessard. New York, Raven Press (1976).
67. Waylonis, G. W.: Long-term follow-up on patients with fibrositis treated with acupuncture. Ohio State Med. J. **73,** 299–302 (1977).
68. Peck, C. L., G. H. Kraft: Electromyographic biofeedback for pain related to muscle tension. Arch. Surg. **112,** 889–895 (1977).
69. Jacobs, A., G. S. Felton: Visual feedback of myoelectric output to facilitate muscle relaxation in normal persons and patients with neck injuries. Arch. Phys. Med. Rehabil. **50,** 34–39 (1969).
70. Kottke, F. J.: Therapeutic exercise. In: Handbook of Physical Medicine and Rehabilitation, 2nd Ed. Edited by F. H. Krusen. Philadelphia, W. B. Saunders (1971).
71. Shapiro, D., G. E. Schwartz: Biofeedback and visceral learning: clinical applications. Semin. Psychol. **4,** 171–183 (1972).
72. DeVries, H. A., R. K. Burke, R. T. Hoppert, J. H. Sloan: Efficacy of EMG biofeedback in relaxation training. Am. J. Phys. Med. **56,** 75–81 (1977).
73. Grzesiak, R. C.: Relaxation techniques in treatment of chronic pain. Arch. Phys. Med. Rehabil. **58,** 270–272 (1977).
74. deJong, R. H.: Central pain mechanisms. JAMA **239,** 2784 (1978).
75. Penrod, D. S., B. Bacharach, J. Y. Templeton: Dimethyl sulfoxide for incisional pain after thoracotomy. Ann. N.Y. Acad. Sci. **141,** 493–495 (1967).
76. Hirschfeld, A. H., R. C. Behan: The accident process: etiological considerations of industrial injuries. JAMA **186,** 193–199 (1963).
77. Steinhart, M. J.: Conversion hysteria. Am. Fam. Pract. **21,** 125–129 (1980).
78. Fordyce, W. E.: An operant conditioning method for managing chronic pain. Postgrad. Med. **53,** 123–128 (1973).
79. Licht, S.: History. In: Therapeutic Exercise. 3rd Ed. Edited by J. V. Basmajian. Baltimore, Williams & Wilkins (1978).

14 Die gezielten Injektionen

Erfahrungen aus über zwei Jahrzehnten zeigen, daß die gezielten Injektionen mit Anästhetika oder Kortikoidkristallsuspensionen sowohl wirksam als auch sicher sind [1]. So berichtet Hollander über mehr als 100000 Injektionen bei 4000 Patienten. Aus der Mayo-Klinik wird über mehr als 3000 Injektionen pro Jahr ohne Zwischenfälle berichtet. Man kann durch diese Maßnahmen in der Regel rasche Besserung bringen und häufig eine chirurgische Behandlung vermeiden [5–7], wie z. B. beim schnellenden Finger, der auf einer stenosierenden Tenosynovitis beruht. Die Injektionstechnik ist in den einzelnen Kapiteln dargestellt worden. Die Autoren bevorzugen eine Kombination eines Kortikosteroids mit einem Lokalanästhetikum, obwohl in einigen Beipackzetteln erwähnt ist, daß Kombinationen vermieden werden sollten. Der Vorteil liegt offenbar darin, daß das wirksame Steroid verdünnt und durch Vergrößerung des Volumens eine größere Verbreitung im Gewebe erreicht werden kann. Dabei kommt es selten zu einer Gewebsatrophie. Die Anwendung von Prokainderivaten ohne Steroide ist ebenfalls möglich, dann aber sind öftere Injektionen notwendig, auch wenn man solche Stoffe mit Depotwirkung einsetzt [8, 9]. Ein Vorteil der Kombinationsanwendung liegt auch darin, daß damit nur der Hauptdruckpunkt infiltriert werden muß und daß – wohl durch die systemische Wirkung – die anderen Trigger points damit günstig beeinflußt werden.
Die gezielte Injektionsbehandlung – mit oder ohne Steroide – erleichtert auch die notwendige Übungstherapie.

Indikationen

Gezielte Injektionen sind weitläufig bei vielen traumatischen, entzündlichen und/oder degenerativen Prozessen des Bewegungsapparates angezeigt, besonders dann, wenn lokaler Druckschmerz besteht oder Trigger points nachgewiesen werden. Die Methode kann auch zur Diagnostik ex juvantibus benutzt werden, insbesondere bei Verdacht auf Bursitis, Tendinitis oder Engpaßsyndrom.

Kontraindikationen

Es ist vor allem eine Allergie gegen Lokalanästhetika bekannt, wozu zu bemerken ist, daß Lidokain und seine Derivate weniger Allergien hervorrufen [11]. Bei Verdacht auf bakterielle Infektionen darf nicht injiziert werden, und Spritzen, insbesondere mit Steroidbeimischung in das Sehnengewebe, sind zu vermeiden, da danach Sehnenrisse beobachtet wurden. Dies hängt aber weniger mit der Wirkung des Anästhetikums oder des Steroids zusammen als vielmehr damit, daß die Betroffenen nach einer solchen Behandlung Besserung verspüren und sich dann Überanstrengung zumuten, was vor allem für Sportler zutrifft [12].

Risiken

Weiter müssen auch die allgemeinen Gegenindikationen der Steroide wie Ulkusleiden, Diabetes oder Behandlung mit Koagulantien berücksichtigt werden. Beim Diabetes kommt es nur in den ersten zwei Tagen zur vorübergehenden Verschlechterung der Stoffwechsellage, während eine bleibende Verschlimmerung nicht anzunehmen ist. Auch das Ulkusleiden ist nur eine relative Kontraindikation, während bei akuten lokalen oder systemischen Infektionen sowie bei der Möglichkeit thromboembolischer Komplikationen mehr Zurückhaltung geübt werden sollte [8].

Komplikationen können durch falsche Injektionstechnik etwa in Gefäßlumina oder in Nervenstämme eintreten. Wie schon gesagt, sollten Steroidinjektionen in Nähe des Sehnengewebes nur mit Vorsicht und mit der Verordnung mindestens einer Woche Schonung vorgenommen werden. Aus Tierversuchen ist bekannt, daß solche Einspritzungen zu einer Desorganisation des Kollagens und zu einem Verlust von 35 % der Belastungsfähigkeit führen. Diese Veränderungen heilen aber in zwei Wochen wieder aus [15].

Injektionen in die Achillessehnen sollten aber unter allen Umständen vermieden werden, schon allein deswegen, weil eine Ruptur dieser Sehne besonders unangenehme Folgen hat.

Lokalanästhetika (siehe Tabelle 14.1). Am meisten gefürchtet sind bei der Anwendung von Lokalanästhetika zentral-nervöse oder kardio-vaskuläre Reaktionen nach zufälliger intravenöser Verabreichung. Das Ausmaß solcher Nebenwirkungen ist abhängig vom Blutspiegel.

Als Nebenwirkungen stellen sich dar: Kopfschmerzen, Schwindel, Seh- und Hörstörungen, verwaschene Sprache, Muskelzittern besonders im Gesicht [11].

Am meisten kommen Verlängerungen der Überleitungszeit mit Bradykardie vor, und an den glatten Muskeln können sich Spasmen einstellen. Selten ereignet sich eine Anaphylaxie, die zu tonisch-klonischen Krämpfen, Blutdruckabfall und Abflachung der Atmung führt. Diese Reaktionen beginnen in der Regel fünf bis zehn Minuten nach der Injektion, manchmal aber auch erst Stunden später. Solche Komplikationen treten selten mit der Kortikoidmischspritze auf. Auf alle Fälle sollte man zu raschem Handeln bereit sein und für den Notfall ein lösliches Kortikoid, Diazepam und Epinephrin bereithalten [8, 11].

Häufiger kommen vasovagale Reaktionen bei Patienten mit vasomotorischer Instabilität vor. Sie treten innerhalb von Sekunden nach der Injektion auf. Die Kranken werden blaß und ängstlich und klagen über Schwindel und Schweißausbrüche. Der Puls ist langsam, aber der Blutdruck bleibt normal. Eine Brechampulle mit Ammoniak sollte für solche Zwischenfälle bereitgehalten werden.

Selten wird eine lokale Muskelschädigung beobachtet, die aber in der Regel rückbildungsfähig ist [11]. Lokale Nervenschädigungen kommen nur vor, wenn eine beträchtliche Menge des Lokalanästhetikums in einen Nervenstrang injiziert wurde.

Kortikosteroide. Systemische Auswirkungen lokaler Injektionen sind nicht zu fürchten, wenn der Abstand zwischen zwei Injektionen sechs Wochen oder mehr beträgt oder wenn weniger als acht Injektionen im Jahr vorgenommen werden [18]. Eine Nebennierenrindensuppression kann vorkommen, sie ist aber nur

Tabelle 14.1. Zur Zeit gebräuchliche Lokalanästhetika

Mittel	erhältliche Konzentration	Wirkungsdauer i. Minuten
Procain		
(Novocain®)	1–2 mg/ml	50
Lidocain		
(Xylocain®)	10–15–20 mg/ml	100
(Dilocain)		
(L-Cain)		
(Nervocain)		
(Nulicain)		
Carticain		
(Ultracain®)		
Chloroprocain		
(Nesacain®)	10–20 mg/ml	60
Mepivacain		
(Scandicain®)	10–10 mg/ml 100	
Prilocain		
(Xylonest®)	10–20–30 mg/ml	60
Bupivacain		
(Carbostesin®)	2,5–5 mg/ml	175
Etidocain		
(Duranest®)	2,5–5–10 mg/ml	200

vorübergehender Natur [19]. Infektionen im Injektionsbereich sind seit dem Gebrauch von Einmalspritzen und -nadeln selten geworden. Eine lokale Atrophie oder eine Depigmentation der Haut kommt vor [8, 20]. Die Atrophie regeneriert in der Regel spontan innerhalb von Wochen oder Monaten. Eine Hitzewallung mit Rötung des Gesichts (flare) ereignet sich bei ein bis zwei Prozent der Kranken und kann durch Kältepackungen gebessert werden [21]. Menstruationsstörungen kommen nach parenteraler Anwendung von Triamcinolonpräparaten vor, ebenso Spannungsgefühle in der Brust und Hitzewallungen. Kortikoide zur gezielten Injektion sollten nur in gelöster Form gegeben werden, wobei die Dosis abhängig ist von der Größe des Injektionsfeldes und der Anzahl der Injektionsstellen. Die Tabelle 14.2 gibt hierüber einen Anhalt. Die Autoren bevorzugen Procain- oder Lidocain in 1%iger Lösung und Methylprednisolonacetat oder Triamcinolonacetonid. Jede andere Kombination ist aber grundsätzlich möglich. Es wird nicht geraten, dem Lokalanästhetikum Epinephrin beizumischen.

Technik

Vor der gezielten Injektion muß der Trigger point genau ausgemacht und bestimmt werden, wozu man sich auch der Schutzhülse einer Injektionskanüle bedienen kann [22]. Der Punkt wird gegebenenfalls markiert. Auf sterile Arbeitsweise soll man bedacht sein.

Vor dem Gebrauch von Jodlösungen muß man sich vergewissern, daß eine Jodallergie nicht vorliegt. Viele Kliniker gebrauchen sterile Handschuhe, die Autoren aber pflegen dies nicht zu tun. Manchmal genügt ein steriler Fingerling. Selten wird man eine Hautanästhesie etwa mit Aethylchlorid notwendig haben.

Tabelle 14.2. Intraläsional applizierbare Glukokortikoide: (1) Kristallsuspension (Depot), (2) wasserlösliches Kortikoid

Kortikoid[1])	erhältliche Konzentrationen[2])	übliche Dosierungen[2])	Äquivalenzdosis (mg)[2])
Hydrokortisonazetat (1) (z. B. Hydrokortison Hoechst®)	25 mg/ml	25–125 mg	30,0
Prednisolonazetat (1) (z. B. Decortin®-H-Kri.)	20–25 mg/ml	10–25 mg	
Prednisolonhemisukzinat (2) (z. B. Solu-Decortin®-H)	10–25–50–125 mg/ml	10–25–50–250 mg	7,5
Methylprednisolonazetat (1) (z. B. Urbason®-Kri.)	40 mg/ml	20–40 mg	6,0
Methylprednisolonhemisukzinat (2) (z. B. Urbason®-solubile)	20–40 mg/ml	20–40 mg	
Triamcinolonazetonid (1) (z. B. Volon® A)	10–40 mg/ml	10–40–80 mg	6,0
Dexamethasonazetat (1) (z. B. Fortekortin®-Kri.)	4–8 mg/ml	4–8 mg	1,5
Dexamethasondihydrogenphosphat (2) (z. B. Fortekortin®-Mono-Ampullen)	4–8 mg/ml	4–8–40 mg	
Betamethasonazetat + -dihydrogenphosphat (1) + (2) (z. B. Celestan® Depot)	3+4 = 7 mg/ml	3+4 = 7 mg	1,0
Betamethasondihydrogenphosphat (2) (z. B. Celestan® solubile)	4 mg/ml	4–20 mg	

[1]) ein Beispiel, im übrigen siehe auch blaue Seiten der Roten Liste
[2]) Die Werte beziehen sich auf den Stand Juli 1983, BRD.

Für tiefe Injektionen, wie solche in den M. piriformis, in die Bursa trochanterica, braucht man eine etwa 10 cm lange Nadel, während für andere Zwecke kleinere Nadeln ausreichen. Häufig gelingt die Nadelprobe, d. h., das Anstechen des Trigger point löst den charakteristischen Schmerz aus. Über das Problem der Kortikoidbeimischung zum Lokalanästhetikum ist in den vorausgehenden Abschnitten geschrieben worden. Fünf Prozent aller Patienten haben auf eine Infiltration mit einem Lokalanästhetikum ohne Kortikoid keine Besserung erfahren. Der Gebrauch einer Impfpistole hat sich aus verschiedenen Gründen nicht bewährt [8].

Es versteht sich von selbst, daß die Injektionsbehandlung nur einen Teil des gesamten Therapieprogramms ausmacht. Eine kritische Indikationsstellung ist auch hier notwendig, und die Infiltrationen sollten vermieden werden bei [8]:

1. unklarer Diagnose oder ungewöhnlicher Lokalisation des Schmerzpunktes,
2. bei fortgeschrittenen oder unbeeinflußbaren Veränderungen oder
3. bei Umständen, die andere grundsätzliche Probleme aufwerfen, wie ungeklärte Systemkrankheiten oder andere offene diagnostische Fragen,

4. bei bekannter Unwirksamkeit oder Hypersensitivität gegenüber Procainderivaten,
5. bei subjektiven Schmerzzuständen ohne objektiven Befund oder konstitutionell niedriger Schmerzschwelle,
6. bei Verdacht auf Infektion im Injektionsgebiet,
7. bei Zwischenfällen bei vorausgegangenen Procain- oder Kortikoidinjektionen.

Mehr als zwei Injektionen, insbesondere mit Kortikoidbeimischungen, sollten nicht hintereinander durchgeführt werden.

Literatur zu Kapitel 14

1. Moskowitz, R. W.: Clinical Rheumatology. Philadelphia, Lea & Febiger (1975).
2. Fitzgerald, R. H.: Intrasynovial injection of steroids; uses and abuses. Mayo Clin. Proc. **51,** 655–659 (1976).
3. Hollander, J. L., R. A. Jessar, E. M. Brown: Intra-synovial corticosteroid therapy: A decade of use. Bull. Rheum. Dis. **11,** 239–240 (1961).
4. Finder, J. G., M. Post: Local injection therapy for rheumatic diseases. JAMA **172,** 2021–2030 (1960).
5. Alexander, S. J.: Cost containment in carpal tunnel syndrome. Arthritis Rheum. **22,** 1415–1416 (1979).
6. Phalen, G. S.: Soft tissue affections of the hand and wirst. Hosp. Med. **7,** 47–59 (1971).
7. Clark, D. D., J. H. Ricker, M. S. MacCollum: The efficacy of local steroid injection in the treatment of stenosing tenovaginitis. Plast. Reconstr. Surg. **51,** 179–180 (1973).
8. Steinbrocker, O., D. H. Neustadt: Aspiration and Injection Therapy in Musculoskeletal Disorders. New York, Harper and Row (1972).
9. Swezey, R. L.: Rehabilitation aspects in arthritis. In: Arthritis and Allied Conditions. 9th Ed. Edited by D. J. McCarty. Philadelphia, Lea & Febiger (1979).
10. Brown, B. B.: Diagnosis and therapy of common myofascial syndromes. JAMA **239,** 648 (1978).
11. Covino, B. G., H. G. Vassallo: Local Anesthetics: Mechanisms of Action and Clinical Use. New York, Grune and Stratton (1976).
12. Sweetnam, R.: Corticosteroid arthropathy and tendon rupture. J. Bone Joint Surg. **51,** 397–398 (1969).
13. Rotstein, J., R. A. Good: Steroid pseudorheumatism. Arch. Intern. Med. **99,** 545–555 (1957).
14. Shafer, N.: Pneumothorax following "trigger point" injection. JAMA **213,** 1193 (1970).
15. Kennedy, J. C., R. B. Willis: The effects of local steroid injections on tendons: A biomechanical and microscopic correlative study. Am. J. Sports Med. **4,** 11–21 (1976).
16. Gottlieb, N. L., W. G. Riskin: Complications of local corticosteroid injections. JAMA **243,** 1547–1548 (1980).
17. Ismail, A. M., R. Balakrishna, M. K. Rajakumar: Rupture of patellar ligament after steroid infiltration. J. Bone Joint Surg. **51B,** 503–505 (1969).
18. Hollander, J. L.: Arthrocentesis and intrasynovial therapy. In: Arthritis and Allied Conditions. 9th Ed. Edited by D. J. McCarty. Philadelphia, Lea & Febiger (1979).
19. Reeback, J. S., J. Chakraborty, J. English et al.: Plasma steroid levels after intraarticular injection of prednisolone acetate in patients with rheumatoid arthritis. Ann. Rheum. Dis. **39,** 22–24 (1980).
20. Cassidy, J. T., G. G. Bole: Cutaneous atrophy secondary to intra-articular corticosteroid administration. Ann. Intern. Med. **65,** 1008–1018 (1966).
21. McCarty, D. J., J. M. Hogan: Inflammatory reaction after intrasynovial injection of microcrystalline adrenocorticosteroid esters. Arthritis Rheum. **7,** 359–367 (1964).
22. Finkel, R. I.: Personal communication.

15 Der Übungsplan

Weichteilrheumatische Beschwerden finden sich ebenso oft bei Patienten, die völlig untrainiert sind und einen schlaffen Muskeltonus haben, wie auch bei Sportlern mit Überlastungserscheinungen des Bewegungsapparates.

Das Ziel des Übungsprogrammes sollte sein, einen vernünftigen Ausgleich sowohl in lokaler als auch in allgemeiner Hinsicht herbeizuführen. Dabei müssen die individuellen Besonderheiten berücksichtigt werden [3]. Der Arzt sollte eigene Kenntnisse hinsichtlich Technik und Wirkungsweise rehabilitativer Maßnahmen haben. Einer Übungsbehandlung sollte immer eine Entspannungstherapie vorausgehen. Bei allen Maßnahmen muß auch an die erwünschte oder komplizierende Mitwirkung der Antagonisten gedacht werden [2]. Der Patient soll informiert und zu eigener Initiative veranlaßt werden. Man kann ihm sagen, daß der Muskel zuerst geringer und dann stärker werden muß. Bänder und Kapselstrukturen neigen zur Schrumpfung, wenn sie nicht in normaler Weise beansprucht werden.

Flexibilität ist die Fähigkeit, Spannung auszuhalten und zu entspannen. Sie bedeutet koordinierte Muskel- und Gelenkaktionen. Die Beweglichkeit nimmt bei Knaben vom 6. bis zum 10. Lebensjahr zu, um dann wieder abzunehmen. Bei Mädchen erreicht sie ihren Höhepunkt im Alter von 12 Jahren. Leichtathleten sind im allgemeinen sehr geschmeidig in ihren Bewegungen, während Schwerathleten wenig flexibel sind. Ab dem 25. Lebensjahr nimmt die Gelenkigkeit im allgemeinen ab und der Verlust an Flexibilität führt zu Muskelverspannungen und zur Neigung zu Weichteilrheumatismen.

Grundsätze der Übungstherapie

1. Entwickle ein Gefühl für gute Körperhaltung.
2. Entspanne die nicht beanspruchte Muskulatur, um geschmeidige Bewegungsabläufe zu erreichen.
3. Die Muskulatur muß dann gekräftigt werden, wenn Körperhaltung oder lädierte Funktion dies verlangen.
4. Versuche eine gute allgemeine Beweglichkeit zu erreichen und zu erhalten, was sich auch auf die Funktion der Gelenke bezieht.

Das angestrebte Ziel des Übungsplanes müssen Therapeut und Patient klar vor Augen haben, und man kann sich dabei an verschiedenen standardisierten Bewegungsfunktionstests orientieren.

Bewegungsübungen kann man einteilen in passive, aktive, aktiv unterstützte und resistive Maßnahmen. Diese Begriffe sollen das Ausmaß der Eigeninitiative des Kranken und der Mitwirkung des Therapeuten anzeigen. Führt der Therapeut die Bewegung aus, so ist dies ein passives Verfahren, macht der Betroffene die Bewegung, und der Therapeut unterstützt seine Bemühungen, so spricht man von aktiv-unterstützter Übung, kommt der Patient ohne die Mitwirkung des Arztes aus, so spricht man von einer „aktiven" Übung.

Wird die Übung gegen ein Gewicht oder einen Widerstand durchgeführt, so handelt es sich um eine resistive [2]. Im Grunde kann man mobilisierende und kräftigende Verfahren unterscheiden. Das Kräftigungsprogramm kann in statischen oder isometrischen, in dynamischen oder isotonischen oder in isokinetischen Übungen bestehen. Es handelt sich also sinngemäß um resistive Übungen ohne Gelenkbewegung (statisch-isometrisch), mit Gelenkbewegung und gegen Widerstand (dynamisch oder isotonisch) oder um Übungen gegen eine Maschine, die das Übungsprogramm hinsichtlich Zeit und Ausmaß' der Beweglichkeit bestimmt (isokinetisch) [6].

Es gibt auch verschiedene Verfahren hinsichtlich der Intensität des Übungsprogrammes. Im DeLorme-System wird die Belastung graduell gesteigert, während in der modifizierten DeLorme-Technik (Oxford) mit einem maximalen Widerstand begonnen wird, um dann die Belastung schrittweise zu reduzieren. Auch Dauer und Häufigkeit der Übungen müssen verordnet werden. Die Einschaltung von Geräten ist deswegen oft von Vorteil, weil das Ausmaß von Leistungsfähigkeit direkt und objektiv bestimmt werden kann [6].

Nochmals soll unterstrichen werden, daß ein Muskeltraining eine extrem komplexe Maßnahme ist und daß es deswegen auch verschiedenartige Techniken gibt, um zum Ziel zu kommen. Es muß also immer ein ganz individueller Plan gemacht werden.

Besondere Bedeutung kommt der Eigeninitiative des Patienten zu, d. h., er muß das erlernte oder beabsichtigte Programm auch regelmäßig zu Hause üben, und von Zeit zu Zeit muß der Arzt sich selbst vom Fortschritt des Verfahrens überzeugen.

Das Therapieprogramm kann aber auch falsch aufgestellt werden, und es gibt auch Therapieschäden durch die Anwendung falscher Mittel bei falscher Diagnose oder auch Überanstrengungserscheinungen. Eine gewisse Reaktion ist natürlich zu erwarten. Die Beschwerden nach der Gymnastik sollten aber nicht länger als 20 Min. andauern. Manche Therapeuten aber dehnen diese Spanne bis auf drei Stunden aus [1]. Besser sind mehrfach am Tag wiederholte kurze Übungsperioden als eine einmalige, allzu lange Sitzung.

Meist genügt eine Übungszeit von 10 Min. zweimal täglich. Bei Überlastungserscheinungen wird auch die lokale Zirkulation gestört, was nachteilig sein kann. Manchmal aber muß auch die Kräftigungsübung bis zur Ermüdung gehen, zumal bei der Kräftigungsgymnastik in der Regel nicht solche Belastungsbeschwerden entstehen wie bei Mobilisierungsübungen bei eingesteiften Gelenken. Dem Übungsprogramm kann eine örtliche Anwendung von Wärme oder Kälte vorausgehen [2].

Diathermie ist eine vergleichsweise kostspielige Form der Wärmeanwendung. Ultraschall erleichtert häufig die Beweglichkeit und Geschmeidigkeit der Weichteile. Biofeedbacktraining und subkutane Nervenstimulation bewirken oft eine allgemeine Entspannung und somit eine Erleichterung des Übungsprogramms. Am allerwichtigsten ist aber das therapeutische Bündnis zwischen Arzt, Patienten und Physiotherapeuten. Dies wird am besten erreicht durch Information und Motivation und am ehesten kann demjenigen Patienten geholfen werden, der sich selbst helfen will.

Literatur zu Kapitel 15

1. Rusk, H. A.: Rehabilitation. Medicine. 4th Ed. St. Louis, C. V. Mosby (1977).
2. Swezey, R. L.: Rehabilitation aspects in arthritis. In: Arthritis and Allied Conditions. 9th Ed. Edited by D. J. McCarty. Philadelphia, Lea & Febiger (1979).
3. Daniels, L., C. Worthingham: Therapeutic Exercise for Body Alignment and Function. 2nd Ed. Philadelphia, W. B. Saunders (1977).
4. Allman, F. L.: Exercise in sports medicine. In: Therapeutic Exercise. 3rd Ed. Edited by J. V. Basmajian. Baltimore, Williams & Wilkins (1978).
5. Moore, M. L.: Clinical assessment of joint motion. In: Therapeutic Exercise. 3rd Ed. Edited by J. V. Basmajian. Baltimore, Williams & Wilkins (1978).
6. DeLateur, B. J.: Exercise for strength and endurance. In: Therapeutic Exercise. 3rd Ed. Edited by J. V. Basmajian. Baltimore, Williams & Wilkins (1978).
7. DeLorme, T. L.: Restoration of muscle power by heavy-resistance exercises. J. Bone Joint Surg. **27,** 645–667 (1945).
8. DeLorme, T. L., A. L. Watkins: Techniques of progressive resistance exercise. Arch. Phys. Med. **29,** 263–273 (1948).
9. Zinovieff, A. N.: Heavy-resistance exercises; the "Oxford technique". Br. J. Phys. Med. **14,** 129–132 (1951).
10. Liberson, W. T.: Brief isometric exercises. In: Therapeutic Exercise. 3rd Ed. Edited by J. V. Basmajian. Baltimore, Williams & Wilkins (1978).
11. Gersten, J. W.: Effect of ultrasound on tendon extensibility. Am. J. Phys. Med. **34,** 362–369 (1955).

Sachwortverzeichnis

GPSR Compliance

The European Union's (EU) General Product Safety Regulation (GPSR) is a set of rules that requires consumer products to be safe and our obligations to ensure this.

If you have any concerns about our products, you can contact us on ProductSafety@springernature.com

In case Publisher is established outside the EU, the EU authorized representative is:

Springer Nature Customer Service Center GmbH
Europaplatz 3
69115 Heidelberg, Germany

Batch number: 10577969

Printed by Printforce, the Netherlands